U0262055

重塑超级大脑

Rewire Your Super Brain

打造你的巅峰状态

朱丽艳◎著
徐晶婵◎绘

中国社会科学出版社

图书在版编目（CIP）数据

重塑超级大脑：打造你的巅峰状态 / 朱丽艳著 .
—北京：中国社会科学出版社，2020. 9（2021. 3 重印）
ISBN 978 – 7 – 5203 – 6710 – 3

Ⅰ . ①重…　Ⅱ . ①朱…　Ⅲ . ①脑神经—神经科学—普及读物　Ⅳ . ① R338.2–49

中国版本图书馆 CIP 数据核字（2020）第 113265 号

出 版 人　赵剑英
责任编辑　喻　苗
责任校对　周晓东
责任印制　王　超

出　　版　中国社会科学出版社
社　　址　北京鼓楼西大街甲 158 号
邮　　编　100720
网　　址　http：//www. csspw. cn
发 行 部　010 – 84083685
门 市 部　010 – 84029450
经　　销　新华书店及其他书店

印刷装订　北京君升印刷有限公司
版　　次　2020 年 9 月第 1 版
印　　次　2021 年 3 月第 2 次印刷

开　　本　710 × 1000　1/16
印　　张　16
字　　数　221 千字
定　　价　68. 00 元

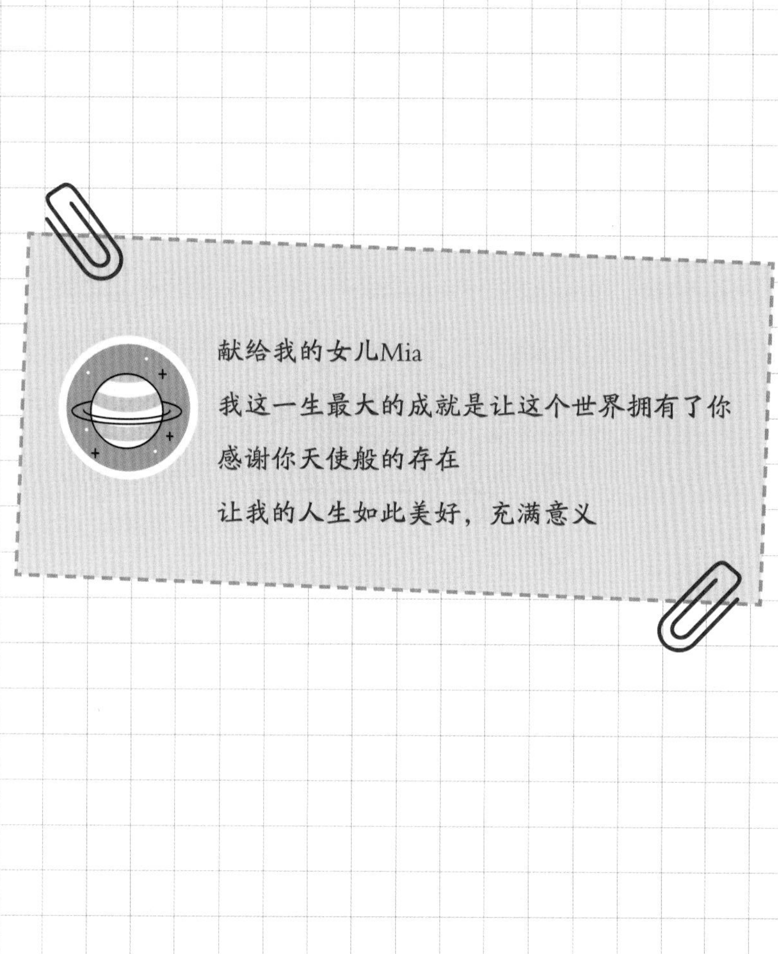

献给我的女儿Mia

我这一生最大的成就是让这个世界拥有了你

感谢你天使般的存在

让我的人生如此美好，充满意义

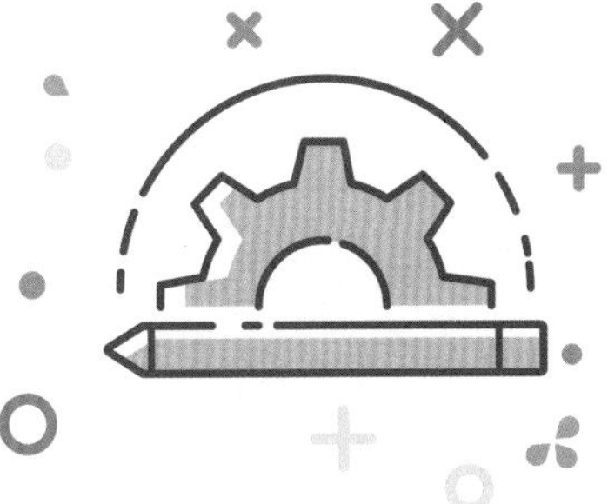

线上课程部分
粉丝评论

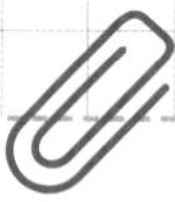

黄传星Wendy　听了Elise老师的课，如梦中醒来～原来大脑也如身体肌肉一样具有可塑性，习惯了在大脑疲惫时和清晨打开老师的课，开启元气满满的一天。

郭馨元Sharon　学习了老师的课，才知道原来走路，多喝水，发呆，大笑，拥抱等这些我们习以为常的事，有效合理利用可以最大限度地激发自己的潜能，自己也开始慢慢培养这些微习惯，并从中受益！

周玲娅　其实仔细想想，我们每天涂好几层护肤品，也几乎要每天化妆，穿衣服也要买好的，睡觉也要用真丝蚕丝的被子，但是对于每天都在用，而且是人体最重要的、决定我们一切行为的大脑却不怎么保养，一直在索取甚至压榨，这么一想真的好恐怖（惊悚），尤其是现在这个用脑社会，比拼的就是大脑！一定要重视起来才行！

法　秋　一直有这个担心和疑虑，所以这门课真的对我挺重要的，买了之后听了下全是干货，老师厉害（赞）声音也好听！已经买来送人了！希望大家也能好好对待自己的大脑啊！比保养皮肤重要多了！

农　富　之前有听Elise老师的线下分享，对于大脑的认知让我大开眼界，思考了一些从来没有想过的问题，看到线上课程立马来补补脑子。

舌炎启　因为朋友推荐，听到了这门课程，条条清晰的大脑重塑方法，刷新了我对大脑的认知，对我当下的工作生活起到非常正面的影响，感谢Elise老师！

嵇　娴　一直感觉常常失眠的自己正在慢慢变蠢，确实常常忘事，而且学习状态一直不在线，听到老师的课真的觉得好幸运，感恩！

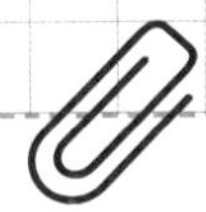

盖志邦　注重健身却从未意识到大脑也需要保养和训练，朋友推荐来的，听完发刊词就很有兴趣好好了解了，希望能学到东西。

党竹嘉　这个课程蛮有意思的：内容选题非常独特；知识点多，很硬核，很有科技含量；老师形象好和声音好听；课程音频+文字+图片的形式也很棒。根据我在各个不同平台听课的经验，直觉感觉这个课会大卖。一口气听完了老师目前上线的几节课，好想把自己的大脑用高科技去扫描一下，给大脑做个体检。最近经常忘事，原来大脑也是可以保养的。期待真的能够"重塑大脑，升级人生"。老师记得及时更新课程哦，已经迫不及待要听新的课程了。

璩之政　只知道健身的人飘过，原来大脑还能养？开眼了。

上星建　老师的讲解好清晰啊，加入了很多有趣的比喻，真的是很有质量的课程！

汤　晶　皮质醇过高会导致发胖，而且通常脂肪都是堆积在腹部！一直对如何控制大脑、控制情绪，最后达到减肥的目的充满好奇。对接下来的课程充满期待。

冉政德　爬行脑、情绪脑、思考脑，我得反省一下自己，好像用爬行脑和情绪脑用得比较多。老师的声音好好听，这么温柔。好期待能见真人！

却莉芳　哈哈原来核桃补脑不是瞎说的，老师分块逐一解释，论证命题，很学术也很实用，赞！

訾康顺　课程声音内容都让人听着很舒服，听完之后感觉整个人都放松下来了，超级赞，等待更新。

鞠民国　以前看最强大脑真的特别惊叹，那些人的脑子到底是怎么长的？记忆力、思辨力、判断力爆表，简直了！后来发现他们很多都经过一定的脑力训练。接触了Elise老师这个课进一步意识到，真的要重视自己的大脑塑造。

邵　眉　非常喜欢，要反复听，争取学以致用。

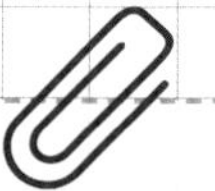

方　俊　看得出老师很用心！太值了（赞）。

许菁丹　听了老师的讲课，很有收益，科学！心情平静很多！谢了——

充茜梦　打开了新世界的大门。重塑大脑，重塑人生。

俟　婕　除了在软件上改变大脑，硬件升级也很重要！真的很需要这样的科学知识，来帮助我们成为更好的自己！

熊娴丹　改变常规，过更丰富的生活！

袁冠清　是时候开启全方位的大脑改造生活方式了！

阎斌功　Elise老师讲得太好了！原来神经科学离我们这么近！谢谢！

宗昌航　去体验，去开心，去爱！说得太太太好了！

臧超健　老师布置的作业都很特别，很好玩呢！

阙露翠　爱上神经科学。

离艳欣　感谢Elise老师把深奥的科学术语解释得浅显易懂！

秦永言　从今天起为了大脑好好生活。

胡　梦　拒绝成为沙发土豆！重塑我的大脑！

贾晓欢　因老师爱上神经学，加油重塑我的超级大脑！

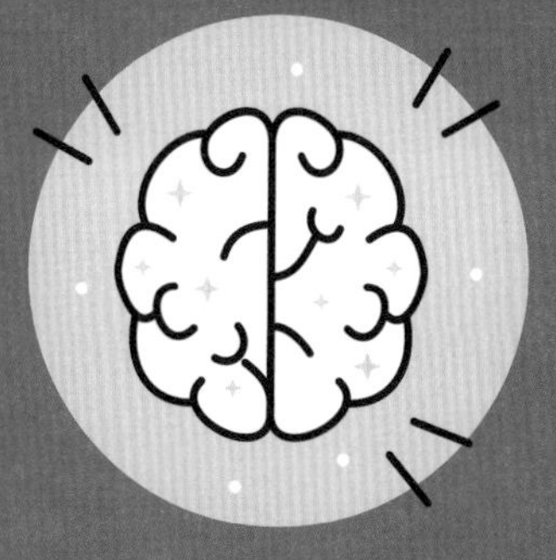

序 一

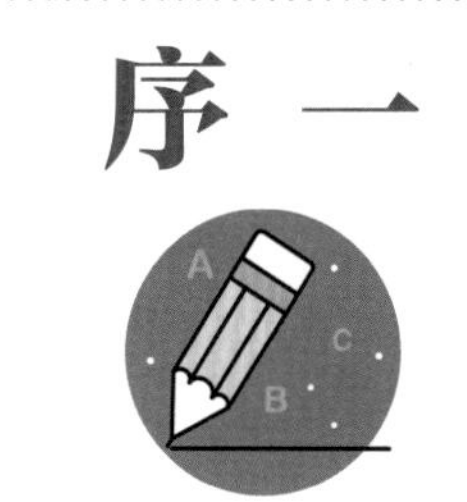

女性的大脑和男性的大脑有什么区别？

沟通的时候如何调动情绪，获得最佳沟通效果？

什么激素水平的人能够成为最优秀领导人？

当我们陷入爱河时，是我们的心还是我们的大脑在发生变化？

好的身材可以靠“吃”和“想”出来吗？

怎么样才能像重塑肌肉一样重塑我们的超级大脑？

人工智能和神经科学有什么关系？

这些有意思的话题，都是在我认识Elise之后才开始涉猎的，她为我打开了一扇奇妙的大门。

我是通过朋友介绍认识Elise的，朋友说这个人你一定要认识，她研究的课题太有趣了。于是我邀请Elise加入我们睿问组织的“SPO全球她领袖联盟”，一个汇聚了中国最多精英女性的社群。后来发现我们两家原来住得很近，我们也都有一个可爱的女儿，于是我们见了越来越多次面，从她那里学到越来越多关于神经科学和组织心理学的知识。作为一个终身学习者和中国最大的职业女性平台睿问She Power的创始人，学习对我来说，是会上瘾的，跟Elise学习这么有趣的话题，就更会上瘾。

后来，我觉得光我自己知道这些很棒的内容不够，我希望有更多人能够受益，于是我开始邀请Elise参加我们在各个地方举办的“她领袖”系列峰会，无论走到哪里，Elise都是最受欢迎的分享者。后来我又觉得光线下每次触达几千人不够，我们要发挥互联网传播的优势，把最好的内容带给中国的职业女性及更多的人，于是我们在睿问APP里上线了由Elise主讲的《重塑超级大脑——打造你的巅峰状态》的系列音频课程，通过课程讲解要让自己的大脑处在巅峰状态，保证可持续的高绩效高输出需要怎么做。比如要吃什么？怎么运动？怎么安排睡眠？怎么进行正念训练？怎么调配好让大脑达到巅峰状态的魔法药水？等等精彩内容。课程一经推出，获得巨大的反响，再次说明，好的内容和产品自带流量。

现在Elise出书了，为她感到骄傲，也为更多读者能够了解更多关于神经科学的知识而高兴。希望大家都和我一样，通过Elise打开一扇新奇世界的大门。

睿问She Power创始人兼CEO
零背景“人脉女王”
邱玉梅Daisy

序 二

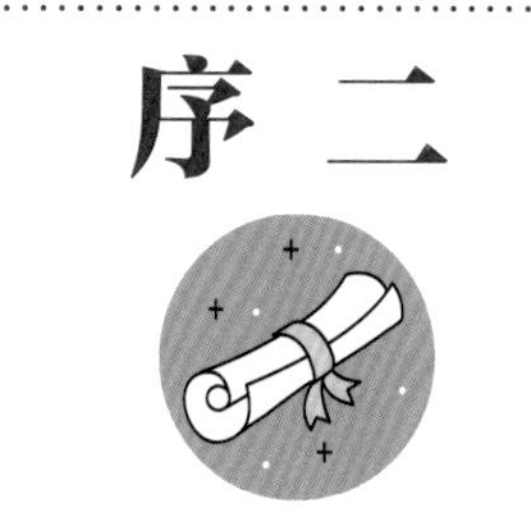

“神经科学，那么高大上的话题！”

自2017年在中国举办神经科学领导力峰会开始，这是我最经常听到的评价。

虽然我会认为但凡每个活着的人，只要有个身体，只要脖子上也都顶着颗脑袋，那么神经科学与我们的关系，就应该是“矮小近”吧。没理由我们能够博古论今夸夸其谈地分析“为人处世”之道，却把“为人处世”的生理源头束之高阁。

创办峰会三年以来，我逐渐明白，原来有时候我们对知识的渴求，在于我们希望把知识作为“身外之物”来修饰自己。因为是修饰品，所以越多越炫越前沿越能体现我们高知的水平。但是说真的，这恰恰是神经科学领导力峰会拼尽全力不鼓励不支持不推崇的。

“往外看的人，做着梦；往内看的人，则觉醒。”——荣格

每一年的峰会，无论需要劝退拒绝又恳请多少位嘉宾，我们都希望可以介绍给大家那些借由“身外之物”改善升级了自己的“内在之境”之后，再言传身教的老师。所以，老师传授的道理，就是TA自己的体验；老师在舞台上分享的理论与方法，就是TA在日常生活中举手投足间所彰显和

实践的。

虽然连观众都会善意地劝说“Ella，你要求太高，你怎能要求老师在生活中做到TA们所倡导的内容呢？”……但是，为什么不呢？

“寻找，就寻见！”（马太福音7:7）

Elise 就是我们在中国最早寻到且每年都有合作的一位老师。不仅仅因为她警醒地知行合一，更因为她是我在中国见到的最尊重原创的一位老师。

从每一次与Elise的对话互动中，我都能感受到她对神经科学的无尽热爱，热爱到乐此不疲地拿自己做试验田，尝试各种相关产品、工具。

我问：是什么令你对神经科学这样狂热？

她说：我希望自己成为一座桥梁，通过我的学习、实践、消化、输出，可以让更多老百姓，不用自己研究学术期刊，照样可以被神经科学赋能，活得更健康更幸福。

恭喜Elise，她做到了！《重塑超级大脑》这本书，恰是Elise这些年通过各种途径学习、训练、总结、升级的产物！用最通俗的语言，深入浅出地、诙谐幽默地讲解大家认为高深莫测、深奥难懂的科学发现！听她的课，看她的书，你会发现， 科学， 原来可以这样有趣、这样贴近生活！

Ella Zhang

神经科学领导力峰会，创办人

iGrow - Institute of Growing Capacity创始人

艾阁汇管理咨询有限公司 联合创始人

前言

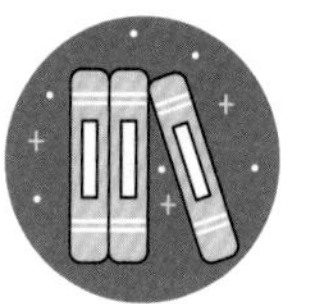

2013年的某一天，我在逛美国亚马逊网站的时候被系统推送了一本名为*The Man Who Mistook His Wife For a Hat*（《错把妻子当帽子》）的书。当时虽然怀疑有点标题党，但还是莫名下了单。这一下单，就下出了一个问题，因为我的人生轨迹从此就被改变了。

首先，没想到的是这本书竟然是赫赫有名的奥利弗·萨克斯（Oliver Sacks）的作品。他生前绝对是妥妥的斜杠青年一枚，既是专业的神经病学专家和神经科医生，同时也是一位自然学家、科学史学家，最后还是一位畅销书作家，曾被《纽约时报》誉为“医学桂冠诗人”。《错把妻子当帽子》作为他的代表作之一，对我来讲却是第一本有关大脑和神经科学的科普书籍。书中讲述了24个大脑出了问题的神经失序患者特别的遭遇和经历。它首刊出版于1985年，对于前沿神经科学，算是一部老古董了。但就是这本书，激起了我对神经科学的好奇甚至狂热。

神经科学，英文叫neuroscience，维基百科把它定义成专门研究神经系统的结构、功能、发育、演化、遗传学、生物化学、生理学、药理学及病理学的一门交叉科学。这里面最有趣的研究对象恐怕就非大脑莫属了。

萨克斯医生认为“大脑是整个宇宙中最不可思议的物体”，我真是不能同意更多!

不过，在20世纪80年代，当时的神经学和神经科学都是基于一个普遍的共识，就是大脑的分区理论。大脑被认为是由很多个不同的小“器官”组合而成的，每一个区域都负责特定的功能，而成人的大脑是固定不变的。到了80年代后期，神经科学经历了一次重大变迁，那就是对于神经可塑性的发现：成人大脑的结构和功能竟然终身都可以随着经历的变化而改变。

萨克斯医生在2010年发表的一篇文章中这样写道：“像这样的事情，在40年之前是根本无法想象的。当时我们根本不知道大脑的可塑性，我们以为大脑每个部分的功能都是由基因先天决定的，然后就这样了。但如今我们却知道，巨大的功能变化都是有可能的。神经可塑性的神奇以及对于神经系统的重新塑造，真的让我无比兴奋！”

是的，神经可塑性告诉我们，原来大脑是一块有弹性的肌肉，终生都是可以被重塑的。即使弹性会随着年龄增大而下降，但只要你愿意，永远都不晚!

在2006年的时候，有神经科学家惊奇地发现，伦敦的出租车司机因为需要记住350条主干道、25000条街道和20000个地标，他们大脑中负责记忆的海马体要比普通人的大得多（Maguire, Woollett & Spiers, 2006）。而等他们退休两年之后，海马体变大的部分又缩回去了。大脑就是这样一个有弹性的、用进废退的器官，像身体肌肉一样可被训练，而且终生都有拨乱反正、重组神经回路的能力。这个神经可塑性的概念，被誉为是在过去400年当中对于大脑最具突破性的发现之一。

事实上，神经可塑性让萨克斯医生无比兴奋，也让我这个当时的门外汉无比兴奋。我一发不可收地变成了一个神经科学的脑残粉，开始了对大脑这个神秘器官永无止境的探索和学习，包括跑去麻省理工大学进修应用神经科学，并开始了在中国这片土地上关于应用神经科学的科普历程。

一开始我只是把神经科学中的一些理论和方法在自己和朋友身上运用，然后我那些一对一教练的企业高管们成了我的试验田。大家都被效果震惊了！于是越来越多的人鼓励我要把这些通俗易懂的知识和方法分享给更多的人。所以我就开了个公众号（玩转大脑BrainHacker），写一些本来以为只有自己才会去看的神经科学科普文章。没想到，越来越多的人开始去关注，然后有邀请我去演讲的，有邀请我去上课的，从企业到高校到大众，大家对神经科学的热情让我始料未及。

然后我发现，每次分享我都希望把自己知道的统统一股脑儿地告诉大家。这停不下来的节奏，让我意识到一句话的真谛：You don’t find your passion, your passion finds you（你找不到你的激情，你的激情会来找到你）。从此我就明白，科普神经科学应用这件事，我是非做不可了。

于是我创立了NeuroEdge脑优势领导力中心，我的初心就是希望通过传播应用神经科学来赋能每一个人，让大家在这多变高压的VUCA时代获得更大的竞争优势（Neuroscience for Competitive Edge）。

但是，问题来了。越来越多人知道或者听说了我的课，但是他们开始抱怨，不知道去哪里听，因为我目前的线下系列课程讲的是“神经科学与领导力”，所以基本都是企业内训，并不对外。

2018年初，国内最大的职业女性平台睿问She Power的创始人邱玉梅Daisy找到我，希望我能在她们的平台上出一门针对大众，尤其是年轻人的脑科学课。这也是这本书的由来。

这对我来讲是一个能让更多人接触到神经科学的好机会，我二话没说就答应了下来。因为不管是我平时工作中接触的企业高管们，还是现在的普通年轻人，都面临着相同的问题，就是这个时代快节奏的生活和高科技的普及对大脑健康其实极不友好，我们中大部分人正在无情虐待自己的大脑。所以，我非常急切地希望通过线上课程和这本书，让更多的人知道：

学会善待和训练大脑，发挥自己的潜能，你的人生就有无限可能！

如果把你的大脑比作一个城市，你就是这个城市的道路规划和建筑师。我们的大脑中有大约一千亿个神经元，每个神经元都可以与其他神经元产生成千上万的连接。这些连接就是通过你平时的所思所想、所作所为，通过学习和经历日复一日建立起来的。有些道路因为一直用，就变成了高速公路；而有些因为用得少，慢慢就被废弃了。

如果你想在现实生活中少走弯路，那你就要让你的大脑回路少走弯路。而不管是建立新回路，还是打破老回路，你有多快重塑你的脑回路，这就是你的竞争优势。

那么，如何重建神经回路，重塑超级大脑，达到巅峰状态呢？

像赛车需要保养一样，大脑也要吃要喝要动要停，但这里面就有很多科学的讲究。如果说大脑的出厂设置是爹妈给的，那么之后如何重新设计、不断优化和迭代，是你自己的事。所以懂科学就很重要了，硬件软件必须两手抓，而且两手都要硬。所以本书准备了五大模块涵盖维护硬件及提升软件两方面的内容，你将收获：

1）大脑运作的秘密和科学使用大脑的说明。

2）保养大脑的秘方，提升工作和生活状态。

3）高效训练大脑的技巧和重塑大脑回路的科学指南，让你发挥更大的潜力。

4）短时间迅速提升脑力的秘诀。

5）全面提升精力、专注力、记忆力、创造力的秘诀，每一天灵感满满、精力充沛！

书的每个章节最后都会有一些用于刻意练习的“重塑行动”或深度思考题，目的就是让你去固化新建的神经回路。作为一个特别实用主义的人，我在书里为你提供了不止一种方法，你就可以挑你喜欢的并且有信心坚持的立刻去执行。

当然，我更希望的是你收获一套可复制可转移的方法论运用到工作和生活的方方面面。因为借由本书中分享的方法，提升精力、专注力、记忆力、创造力，都是副产品而已——当你整个大脑的状态提升了，这些能力自然而然就会提升。但如果你知道如何去保持大脑这样的巅峰状态，如何去维护和提升大脑的弹性，如何快速重塑神经回路，那么你就能举一反三，不管未来是想要去除什么恶习，还是想要学习什么能力，只要你愿意，就能以事半功倍的效果达成你的目标。

另外，我还希望你通过对本书内容的学习，收获一种信念。

以我自己为例吧。我本科和研究生学的专业是组织心理学，是关于心理学在组织内部，尤其是在人才发展方面的应用。当然基础心理学里的理论，我也都学过，而且很长一段时间都指导着我的生活和工作，比如原生家庭对一个人个性的影响，比如个性对一个人发展的制约，等等。但当我遇上神经科学后，我的信念和我自己的故事就有了很大的反转。神经科学，尤其是神经可塑性的概念从生理学的角度为我们证明了，自我改变不但是绝对可以的，而且是有科学的方法可循的。所以我意识到，什么基因决定论、个性决定论或者原生家庭决定论，这些都无法再成为不改变的借口了。这几年我最先把自己当成试验品，通过有意识的科学训练，主动重建大脑回路，我的MBTI个性分类硬生生从INFJ变成INFP了！这个变化是非常大的，影响的也是我生活和工作的方方面面。举个例子，原来我出去旅行不做好详尽无比的攻略是绝对不会上路的，但现在随时可以说走就走，不惧怕未知了，也能忍受不确定性了。还有，原来我是一个骨子里非常没有自信和安全感的人（虽然很少人看得出来），但这几年却练就了近乎盲目的自信，觉得未来不管遇到什么难题我都可以有能力去面对。因为在人生最低谷的时候，我曾靠着自己去接纳、忍受，然后跨越了我有生以来经历的最深的痛苦和未知。这个宝贵的经历在我大脑中新建起来的这条新神经通路，已经被我在这几年磨得又粗又壮，所以现在和未来不管遇到什么，我都不怕。

最后，我希望与你分享我个人特别喜欢的一段话，来自神经可塑性研究领域的翘楚迈克尔·梅策尼希（Michael Merzenich）。他说：“不论你童年的成长环境如何，不管你孩童时期有过怎样的经历，目前的人生状态又是如何，每一个人都有一种与生俱来的内在力量，提升自我，做出改变，遇见更好的自己。你完全有能力进行自我疗愈，实现自我重建。到了明天，当你重新审视镜中的自己，你会发现一个全新的自我——更加强大，更有能力，更具活力，更为沉静，而改变和成长还在继续。”

更美好的未来就在眼前，等待更美好的你去发现。

感谢你给我这份荣幸，与你一起开启这段旅程。让我们启程吧！

Elise

2019年6月8日

于上海

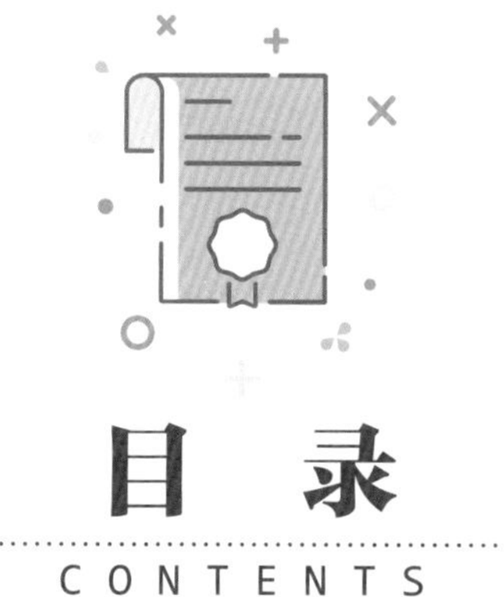

目　录

CONTENTS

实战篇：超级大脑用起来

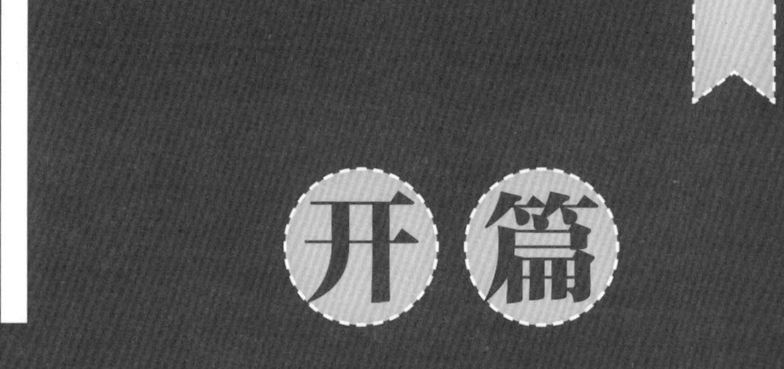

开篇

超级大脑说明书

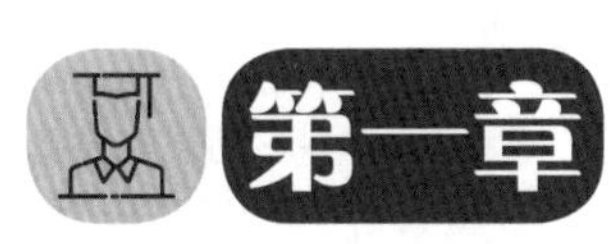

第一章 大脑使用指南

作为一本讲大脑的书，我们当然先要来认识一下我们亲爱的主角：大脑。

不知道对于这个高级器官，你对它了解多少？比如说，你知道它长成什么样吗？怎么运作吗？什么时候最好用吗？或者，你要怎么做才能让它更好用呢？通常我们买个电脑、买个手机，都有使用说明书。但是貌似从来还没有人给我们一份大脑使用说明书。最大的原因恐怕是因为我们作为一个拥有这个最牛器官的物种，一直以来其实对于大脑知之甚少。

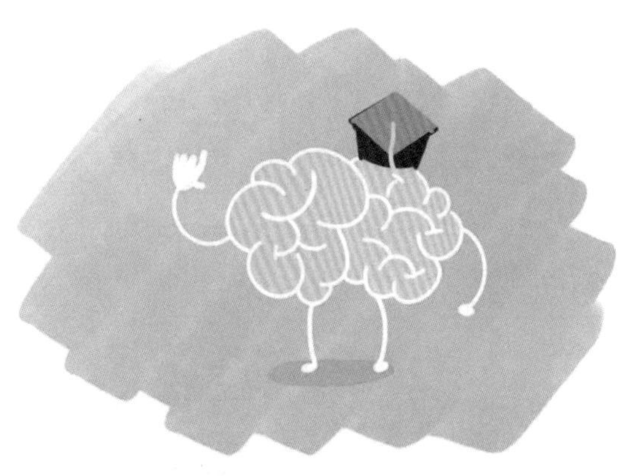

美国加州理工学院认知和行为生物学教授克里斯托弗·科赫（Christof Koch）是一位研究意识和人类大脑的顶尖学者。他认为我们的大脑是“已知宇宙中最复杂的研究对象”。那有多复杂呢？科学家发现，大脑和宇宙在复杂性和结构性上都非常相似。人脑中的神经元总数与可观测宇宙中的星系数目大致相同，由大约一千亿个神经元和一百万亿个连接组成。也

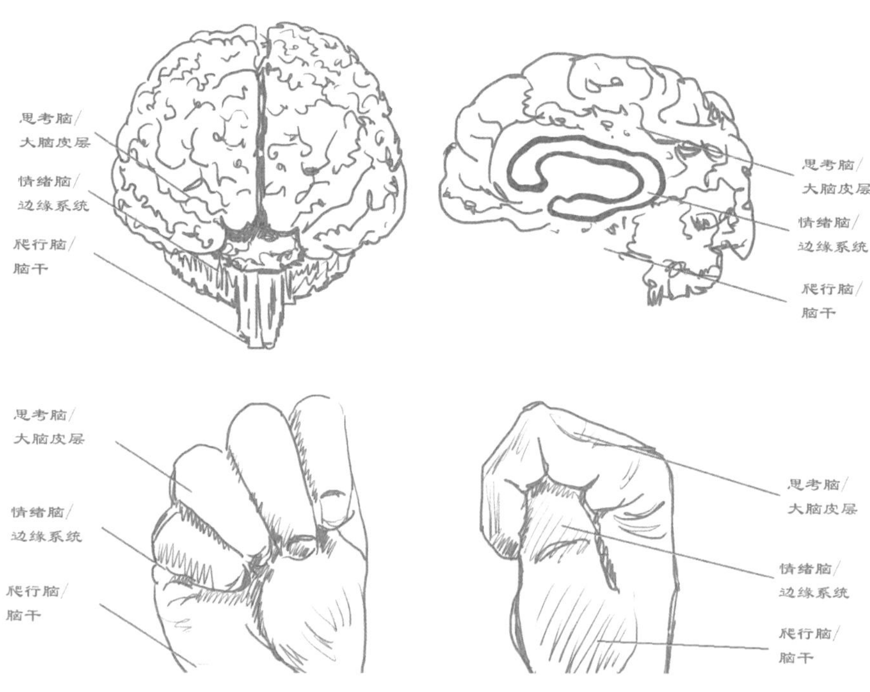

就是说，**在我们的脑壳里，有一个三磅重的微型宇宙**。

那么，对于这样一个密度如此之大的小宇宙，我们要怎样去了解它呢?

让我们试图去打开这个黑匣子，至少先看看它长成什么样。糟糕的是，你一个好好的大活人，没法随便把你脑壳打开，把大脑拿出来看一看。那怎么办呢？还好有一位被誉为可与弗洛伊德齐名的哈佛大学医学博士丹尼尔·西格尔（Daniel Siegel），发现我们每个人其实都在身体上自带了一个大脑模型，那就是他提出的**大脑手模型**。举起你任意一只手，把拇指放在掌心握拳，这个拳头就正好非常形象地代表了我们大脑三大部分的构造：脑干、边缘系统和大脑皮层。

这个三脑一体的概念是由一位叫保罗·麦克莱恩（Paul D. MacLean）的美国医生和神经科学家在20世纪60年代提出的。虽然这个模型过于简化，但对于帮助我们普通人来认知大脑，的确不得不点赞。他认为我们大脑的三个部分是在进化顺序上一个比一个晚地分化出来的。

当地球上开始有爬行动物出现的时候，脑干就长出来了，所以我们把这部分脑结构叫作爬行脑（reptilian brain）。在手模型中，基本就是手腕和手掌部分。它负责我们的生存问题，所有本能行为，比如呼吸、吃饭、睡觉、心跳等都由它掌管。

那么问题来了，你觉得爬行类动物有没有感情？我在线下讲课的时候很多人都会说，有啊，你看鳄鱼不是还会流眼泪吗？嗯，很遗憾地告诉你，鳄鱼流眼泪不是因为它捕杀了猎物内疚伤心了，而是因为它肾功能比较差，也没有办法通过皮肤出汗，所以只能通过流眼泪来排泄身体多余的盐分。爬行类动物因为还没有进化出能产生情绪的脑结构，所以是没有感情的，我想这应该是我们叫它们冷血动物的原因之一吧。

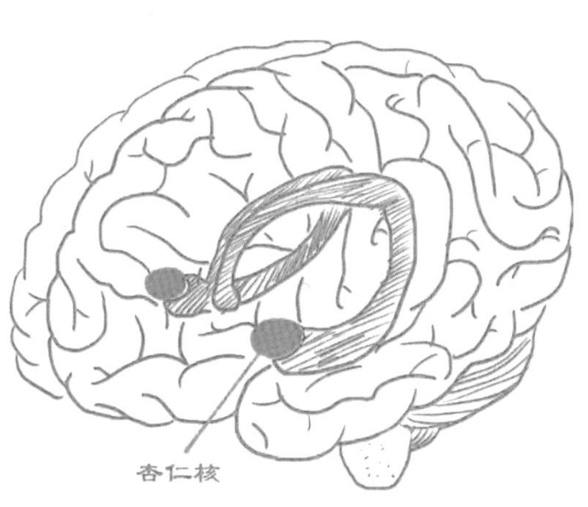

然后这世界上进化出小型哺乳类动物了。你有没有发现你的小猫小狗开始有感情了呢？那是因为它们的大脑中多出了一个脑结构叫边缘系统，也叫情绪脑（emotional brain）。在手模型中，它是那部分被握在手心里隐藏着的大拇指。这部分的最主要功能是评估威胁和产生情绪。在情绪脑里面有两个长得像杏仁一样的小东西，叫杏仁核，它们经常被称作**大脑里的捣蛋鬼**。这是为什么呢？杏仁核就像我们大脑自带的安检系统，它无时无刻不在扫描我们的环境，一旦感知到威胁，就会产生情绪，比如恐惧，然后爬行脑就会接收到信号，接着以迅雷不及掩耳之势启动身体应激机制。这个功能不是很好吗？杏仁核的存在最根本的原因就是保证我们安全啊，怎么就捣蛋了呢？举个例子吧，我以前租过一个房子，厨房间有个烟雾警报器，本来我觉得这多好多安全啊。

结果后来发现，我每次烧个水炒个菜它都要叫个不停，你说这日子还能过吗？后来只好一气之下把电线给剪断了。杏仁核也是一样的，保证我们安全是好事情，但是如果它过度敏感，就会适得其反。而且从生理上来讲，杏仁核如果长期过度敏感和活跃会导致压力荷尔蒙皮质醇的水平长期偏高。这个皮质醇我们常常戏称它为**“小肚腩荷尔蒙”**，因为它如果长期升高就会让你变胖，这里要看清楚哦，变胖！！！另外，它还被称作**“头号全民公敌”**，因为它不但让你变胖，还会让你情绪不稳定、免疫力下降、性欲减退，然后让你感觉疲劳、萎靡不振。所以我想你能理解为什么我们把杏仁核叫作大脑里的捣蛋鬼了。

最终，地球上出现了灵长类动物后，大脑皮层就显著进化出来了，这部分脑结构我们可以叫它思考脑（thinking brain）。在手模型中，是四个手指的部分。而第一指关节到指尖的部分，如果从解剖的角度看，就是你的前额对应的那部分大脑，叫前额叶皮层。从进化上来讲，虽然这是大脑中最年轻的部分，它却被称作我们**大脑中的**CEO。因为各种高级的执行功能，比如语言、记忆、判断、推理、计划、组织等各种有意识行为，统统得由它掌管。另外，你能不能集中注意力；能不能在半夜三更想吃小龙虾或芝士蛋糕等各种夜宵的时候忍住，像这样的自控力都得看你的大脑CEO在不在状态。还没完呢，你不是还想经常文思泉涌、创意满满吗？那也得启用你大脑的CEO。因为我们有这一部分的大脑，所以我们可以从零到一，无中生有。但是，这同时也是把“双刃剑”，为什么呢？因为这也让我们有了焦虑和担忧的能力，也就是想象还没有发生的、可能会发生的，但其实很多情况下都不会发生的糟糕的事情。

所以你可能在想，要是我能一手搞定我大脑的CEO，一定能变得超级牛。理论上确实如此，但是理想很丰满，现实却很骨感。我们大脑的CEO可不是那么好搞定的。不知道你有没有听说过《金发姑娘和三只熊》的故事？说的是一个金发小姑娘在树林里走丢了，然后她不小心闯进了熊屋，偷偷试了里面的三把椅子、三张床和三碗粥。一把椅子太大了，不舒服，

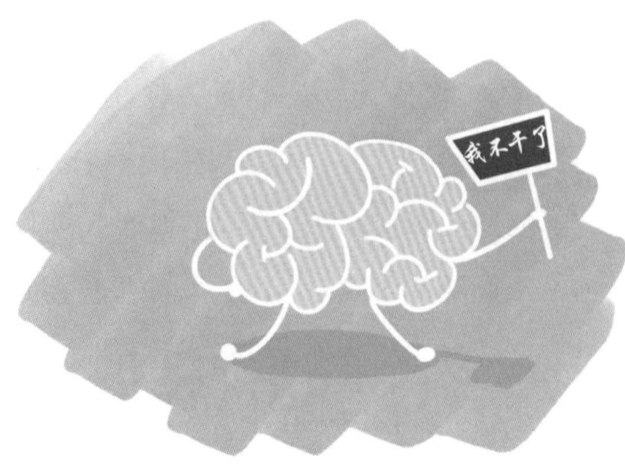

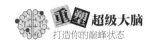

另一把椅子太小了也不舒服，只有一把椅子正好。床也是一样。那粥呢，一碗太热了不行，另一碗太凉了也不行，只有第三碗正正好。**那我们大脑的CEO就是这样一位金发姑娘，特别矫情，特别难伺候，必须满足它很多条件，而且要正正好，它才愿意好好干活**。那到底怎样才能伺候好你大脑的CEO，满足它的需求呢？我会在本书的后续环节一一为你揭开谜底，暂时不要着急。

至此我们列举了杏仁核这个捣蛋鬼的各种罪状，其实还有一条，就是抑制大脑CEO的功能，让你变笨。你有没有这种经历，就是情绪一上来，比如气愤、害怕或者伤心到不能自已，然后就一时没忍住做了自己冷静下来之后很后悔的决定，比如明明要减肥却吃了个大冰淇淋，或者明明觉得自己很穷却买了个很贵的包包之类。如果我当时在你情绪激烈的时候扫描一下你的大脑，就能看到你大脑中的血液循环都集中在杏仁核了，然后爬行脑接到信号之后，迅速启动应激机制，把血液导流到你四肢去，确保随时能逃跑或战斗。这时我们就没有多余的血液流到大脑的CEO去了，而那里才是让我们有理性和自控力的地方，一旦没有血液供应，就等于没有了这部分的大脑，那我们和其他哺乳动物就没有很大差别了。从智商来看，IQ会迅速下降10%。

这一章我们了解了一下大脑的结构和每个部分的主要职责和特点，以及三者之间的关系。总结一下的话很简单，**爬行脑让我们活着，情绪脑让我们感性，思考脑让我们理性**。如果你的大脑不好使，通常情况下是因为你**大脑里的捣蛋鬼经常在造反，而CEO又经常会罢工，然后爬行脑就只能不停救火**。我们的目标是重塑超级大脑，说到底就是要**学会安抚好大脑的**

捣蛋鬼，伺候好大脑的CEO，爬行脑就不用过度劳累了。这样三脑一体，和谐统一，才能让它们各司其职，这样你才能发挥你大脑的最大潜能！

Food for Thought 深度思考

1. 在你的生活和工作中，什么事情或者什么人会特别容易激活你大脑里的捣蛋鬼？

2. 你在哪些情况下发现大脑的CEO会罢工？

第二章 大脑流言粉碎机

在这一章中，我们要继续了解我们的大脑。重点来看看关于大脑的四大流言是否属实，分别是：人脑利用率是否只有10%？脑子是不是越大越聪明？核桃补脑，以形补形是不是真的？听莫扎特的孩子是不是更聪明呢？

大脑流言1：人脑利用率只有10%？

2013年的一个调查发现，65%的美国人坚信我们只使用了10%的大脑（The Michael J. Fox Foundation, 2013）。我相信这个比例在中国和全世界都一定不会低。那为什么这个流言如此深入人心呢？

先来看看这个流言的缘起，尤其是这个10%的数字是从哪里来的呢？这个可能还要从著名的美国成功学畅销书作家戴尔·卡耐基（Dale Carnegie）爷爷说起。他在1936年出版的成名作《如何赢得朋友和获得影响》这本书里面提出了我们大脑只使用了10%的观点。当然他有提到说这是心理学奠基者威廉姆·詹姆斯（William James）的结论。可是要知道，虽然这位心理学家确实提出过人类只使用了一小部分的心智潜能，但是10%这个数字可是人家卡耐基爷爷自己拍脑袋想出来的一个数据。

接下来事件的发展简直就是一个经典的病毒式传播案例。从无知少年到教育机构，再到大众媒体，甚至有部分科学家都对这个数字深信不疑。直到2014年了，吕克·贝松导演、斯嘉丽·约翰逊主演的电影《超体》，还在继续用这10%的梗。

其实，早已有很多的研究证明，我们的大脑绝对没有哪部分是被闲置起来的。大脑占我们体重的2%—3%，但每天要消耗我们20%—30%的能量，如果说真的只利用了10%，那这样的设计可真是超级不环保！人的大脑为了生存绝不会浪费任何能量，闲着没事干的神经元很快就会被修剪取代掉了。按照用进废退的法则，大脑里绝对不会留着没用的脑细胞占用宝贵的空间。

如今因为研究方法的进步，我们可以通过各种脑成像来观测大脑的使用情况。就像我们不会在同一个时间点使用我们身体上所有的肌肉，我们也同样不会在同一个时间点使用全部的大脑区域。但如果从一个较长的时间跨度上来观测人脑的活动，比如一整天的时间，人脑几乎100%区域都会被派上用场（Boyd, 2008）。

所以，第一个流言：人脑利用率只有10%，被粉碎了。

大脑流言2：脑子越大越聪明？

一直以来，确实有研究证实成年人的大脑体积与测得的智力相关联，貌似脑子大的人智商更高一些，尽管这个关联很微弱（r=0.3—0.4）（Koch, 2015）。

当然，也有很多研究证明这种关联并不靠谱。比如说，**男性大脑的体积比我们女性大10%左右，神经元数量多出4%左右，但是男人和女人并没有显著的智力差异**。大象和鲸的大脑比人类的大得多，神经元数量也更多，但我想你肯定有这个自信知道自己比它们要聪明。

其实，大脑整体的尺寸和智力或许并没有什么关联，但大脑特定区域的尺寸大小，关系到你特定能力的高低。比如说，爱因斯坦是公认的20世纪最聪明的人，但研究人员发现他的大脑重量只有1230克，甚至比一般人

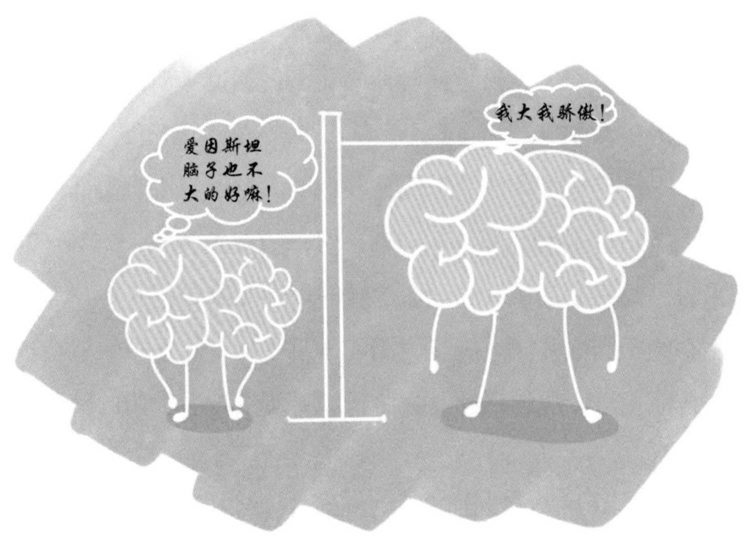

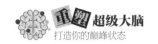

的1350—1500克还要小一些呢。但他大脑下顶叶的地方比我们一般人大了15%—20%，这个区域跟视觉、空间、数学等能力相关，还有就是他大脑中负责运送营养物质的胶质细胞也比我们一般人多。

研究发现，智商更高的人，往往在大脑的额叶和顶叶部分具有更大的脑体积和更多的神经元，但这也并不能完全解释智力的高低。在2018年5月的《自然——通讯》期刊上，研究人员发现聪明人在用脑的时候，真正工作的神经元反而比较少（Genç et al., 2018）。

所以科学家们提出了智力的神经效率假说——也就是说，聪明，不是因为大脑大不大，也不是因为大脑工作起来卖不卖力，而是因为神经元与神经元之间，以及大脑不同区域之间沟通效率是不是高（Goriounova et al., 2018）。

所以说呢，如果你脑袋比较小，不用妄自菲薄；如果你脑袋比较大，也不用得意忘形。整体大小不是关键，特定区域的尺寸和运作效率才是重点。而这个，是可以后天训练的。怎么练，那是这本书的重头戏之一，且听后续章节的分解。

所以，第二个流言：脑子越大越聪明，到目前为止，也被粉碎了。

大脑流言3：核桃补脑，以形补形？

首先，这个“以形补形”的概念，已经流行好一阵了，而且我发现还并非中国独有，像日本、印度、南美国家也都有类似概念。有一阵在网上流传甚广的“十大形似人体器官的果蔬吃啥补啥”，乍一看挺有道理，但如果深究就会发现并不靠谱，就算某些结论有些道理，也更多像是瞎猫碰上死老鼠。所以这个“以形补形”我觉得就不需要再赘述了。

然后，我们可能要来看看所谓“补脑”的概念，到底补的是营养呢，还是补的是智商。

从营养的角度来讲，核桃富含多种具有较强神经保护作用的营养物质，比如维他命E、叶酸、植物性褪黑素、α亚麻酸，以及大量的抗氧化物质。实际上，核桃被发现是所有坚果当中抗氧化能力最强的一个品种。除了果仁中的维生素E之外，主要是因为果仁外面包裹的那层褐色的皮富含多酚类物质。大脑是一个特别怕氧化损伤的组织，所以摄入充足的抗氧化物质非常重要。另外，核桃里的α亚麻酸是一种植物性omega-3不饱和脂肪酸，这种健康的脂肪对于大脑的健康和延缓大脑的衰老都有着重要的作用（Joseph, Shukitt-Hale & Willis, 2009）。

所以，总体上来讲，“核桃补脑”的说法说到底还是有物质基础的。但是，这些对大脑有益的营养成分并非核桃所特有，其他很多的坚果也都有。而常吃坚果除了对大脑有益，还对整体健康很有帮助。比如哈佛大学一项长达30年的大型研究跟踪了美国约120000人的饮食和健康，最终发现在日常饮食结构中摄取坚果的人比没有吃坚果习惯的人，死亡风险要低20%（Bao et al., 2013）。

那么从智商角度呢，我们看看核桃能不能补。英国有一份2012年发表的研究，让64个大学生吃了八周的核桃，结果发现对于情绪、图形逻辑和记忆能力都没有显著变化，但是在推导能力方面有了11.2%的提升。但总体来讲，核桃提升智商的作用还是比较有限的（Pribis et al., 2012）。

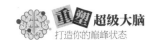

这么说来，核桃可以补大脑营养是真实的；但是如果智商差一截，想靠吃核桃来恶补，恐怕有难度。

所以，第三个流言，核桃补脑，以形补形，部分有理，部分粉碎。

大脑流言4：听莫扎特的孩子更聪明？

我想，这个“莫扎特效应”应该帮助中国及全球的各胎教音乐和幼儿音乐早教机构赚了不少钱吧。为什么这么多人，尤其是婴幼儿的父母对此深信不疑呢？我们来看看这个流言是怎么流行起来的。

“莫扎特效应”是法国耳鼻喉医生托麦提（Alfred A. Tomatis）于1991年在他的著作《为什么听莫扎特》中提出的。当时，他试图用莫扎特的音乐来帮助病人提高听力。1993年的时候，美国加州大学的劳舍尔教授（Frances Rauscher）和她的研究团队在《自然》（Rauscher, Shaw & Ky, 1993）杂志发表了一页纸长度的小论文，说是在他们的研究中，听了10分钟莫扎特的D大调双钢琴奏鸣曲之后的学生，表现为空间感增强，在折纸、辨别事物等任务上也完成得更加好，因而得出的结论是莫扎特的音乐能提升短期空间推理能力，持续时间约为15分钟。

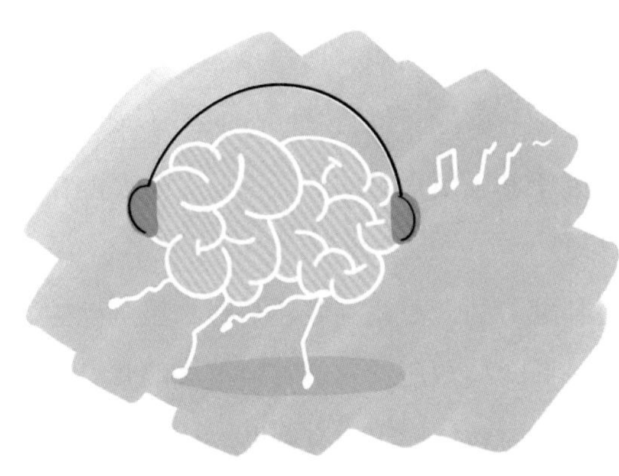

次年，《纽约时报》的音乐专栏作家亚历克斯·罗斯（Alex Ross）在报道这项研究时，声称“研究人员已经证明听莫扎特音乐真的能让你更聪明”（Ross, 1994），并把莫扎特捧上了“史上最伟大作曲家”的宝座。接着越来越多的大众媒体的报道和书籍的出版，使得“莫扎特效应”的旋风刮遍了全球。这项研究的结果越来越被误解和夸大，而且本来的对象是大学生，但研究结论却逐渐被过度诠释为“听莫扎特的音乐能提高儿童的智商”。

虽然也有部分研究发现听莫扎特音乐能提升某些方面的认知功能，但总体上学术界对于“莫扎特效应”是没有共识的。

随着神经科学的不断发展，研究人员已经能够用量化的记录方式，将音乐对大脑的影响呈现在我们眼前。于是，一个新学科就此诞生——神经音乐学，主要研究的就是神经系统对音乐的反应。

从音乐本身来讲，越来越多的研究证实，不管是听莫扎特还是贝多芬，不管是古典音乐还是流行音乐，只要你喜欢，它就有作用。当你享受音乐的时候，大脑中就会分泌多巴胺、催产素等多种神经递质，科学家把这种现象叫作“享受性唤起”（enjoyment arousal）。虽然不能提升长期智商，但是在缓解压力、提升短期效率、激发创造力、抵御记忆力问题和认知能力的衰退等方面都有神奇的作用。

实际上，有一个跟音乐相关的事情确实被证实能改变大脑结构，使人更聪明，那就是学习弹奏乐器（Münte, Altenmüller & Jäncke, 2002）。所以，如果你想短期提升效率、解压，听你自己喜欢的音乐有效；但如果你是想提升智商的，那么光听就帮不了什么大忙了，还是老老实实地弹琴去。

所以，第四个流言，听莫扎特的孩子更聪明，也被粉碎了。

在这个章节中，我们一起破解了四个有关大脑的流言。结局是：人脑利用率只有10%、脑子越大越聪明、听莫扎特的孩子更聪明，这三个流言到今天为止被彻底粉碎，而核桃补脑，以形补形，我们发现前半部分有一定道理，后半部分同样被粉碎。

神经科学作为一门学科来讲，在学术界无疑是一只当红炸子鸡，每天有成千上万新的研究成果涌现和发表。虽然我一贯的坚持都是做一个严谨负责的知识搬运工，但是依然没有哪个信息渠道或者哪一个人能给你穷尽所有的研究结果，包括我。所以很有可能我们今天找到的答案，明天又被新的结果推翻了。

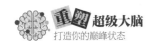

而且，每一个科学研究本身也存在很多局限性，比如取样，比如研究方法设计，比如读者对结果的解读。所以我希望大家从这个章节中学到的，倒不是对于这些问题和所谓流言的最终答案，更重要的是引发一种意识，以后当你看到和大脑和神经科学相关的文章，试着带上批判思维，想想是不是可能只是商家的一个营销手段，或者是大众媒体的哗众取宠。

话说回来，这章提到的四个流言倒是挺好的引子，因为我确实会在后续章节中讲到关于大脑潜能的挖掘、大脑的营养、大脑的训练，以及音乐对大脑的影响等话题。

Rewiring in Action 重塑行动

去翻一下自己的歌单，找到自己最喜欢、听完最开心的歌，放到每天起床之后听。至少坚持21天，看看有什么效果。

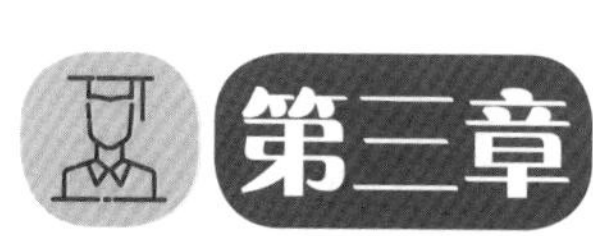

第二章 神经可塑性——你的大脑超能力

我在前言里面提到了神经可塑性这个概念。在这一章里，我们要来好好看看大脑的这一个超能力。

我们先来看看米歇尔的故事。“坐在桌子对面跟我开玩笑的女人天生只有半个大脑，当她在母亲肚子里时，一个没有人知道原因的大灾难发生了……米歇尔的左脑根本没有发育出来，医生怀疑是她左边的大动脉被阻塞了，无法提供血液到左半球，使她的左脑无法发育……然而米歇尔却可以只用半个脑而生活得很好，我想不出还有哪一个例子比她的更适合来说明大脑可塑性或验证大脑的神经可塑理论。”（Doidge, 2007）

这是美国医生诺曼·道伊奇（Norman Doidge）在他的这本神经可塑性领域的经典科普书《重塑大脑　重塑人生》（*The Brain That Changes Itself*）中的一段话。在这本书中除了米歇尔的故事，他还讲了很多让人觉得不可思议的医学案例，描绘了大脑如何拥有惊人的、可重塑的力量。

虽然这本书里描述的大都是有脑损伤病人的案例，但神经可塑性的现象并非只在这一部分人群身上发生。值得欣慰的地方在于，如果有脑损伤的病人，哪怕只有半个大脑的人都能在后天通过训练几乎像正常人一样生活，那我们正常人不是更有希望了吗？

那么，到底什么是神经可塑性（neuroplasticity）呢？又要搬出这个研

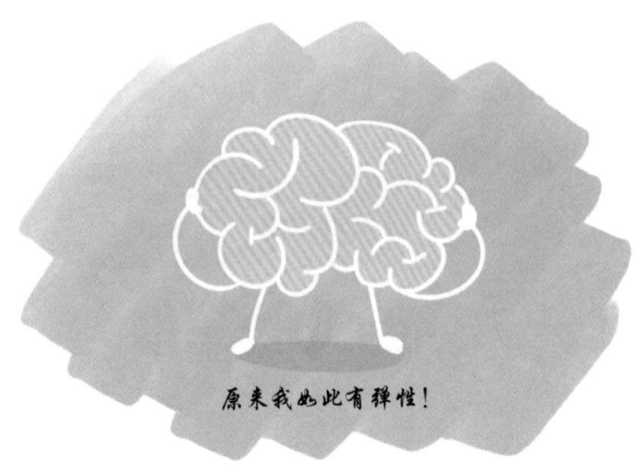

究领域的大拿迈克尔·梅策尼希（Michael Merzenich）了。他把神经可塑性定义为“**大脑终生改变其解剖结构、神经化学状态，以及功能表现的一种能力**”。

翻译成大白话，就是**你的大脑终生都能改变，长出新细胞，建立新回路，提升脑功能**。**大脑因为你的所思所行，时时刻刻都在改变它的结构、功能、神经回路和化学反应**。

所以这么一来，可以说，**你塑造了你的大脑，而你大脑的可塑性反过来又定义了你**。**旧大脑代表的是旧的你，而新大脑就是新的你**。

那么大脑到底是怎么重塑的呢？科学家已经发现了三种形式的神经可塑性。

第一种形式叫髓鞘化（myelination），就是在已有神经元细胞的外面长出一层白色的膜，从而使得神经元之间的沟通更快更准。这部分的可塑性通常发生在已经是你的优势项目上，但是通过不断练习、日益精进，仍然可以不断提升。“熟能生巧”“轻车熟路”都是髓鞘化的例子。

第二种形式叫突触可塑性（synaptic plasticity）。突触是神经元细胞之间的连接。1949年，被誉为神经心理学与神经网络之父的加拿大心理学家唐纳德·赫布（Donald Hebb）提出了赫赫有名的赫布定律（Hebb's rule）：“cells that fire together, wire together”，通常被翻译成“一起激发的神经元会连在一起”。也就是说，两个神经元或者神经元系统，如果总是同时兴奋，就会形成一种“组合”。如果一个神经元持续激活另一个神经元，前者的轴突就会生长出突触小体与后者的胞体相连接。这个连接可以从无到有长出来，也可以在原有的基础上继续长大。赫布定律解释了突触的可塑性。

所以，比如说你反复去练习一件你暂时不怎么在行的事情，与这件事相关的神经元就会在你大脑中不断一起兴奋，然后形成连接，通过不断的强化，这个神经通路就被慢慢固化下来。这意味着，你原本不在行的事情，因为不断重复和刻意练习而提升了能力。而这部分的脑区因为一直用，就像你锻炼身体肌肉一样，可以变大。比如我在前言里面提到的伦敦出租车司机的海马体体积的变化，就是这个道理。

第三种形式的神经可塑性，是**神经再生**（neurogenesis）。科学家发现我们大脑中能有新的神经元细胞长出来，尤其是在某些特定部位，比如海马体和小脑部位。2017年1月份发表的美国阿拉巴马大学的一份研究，让我们对神经再生又有了新的认识（Adlaf et al., 2017）。研究者发现，大脑中新生的神经元细胞能通过神经可塑性过程，将自己像织毛线一般“织”进原有的神经回路，从而形成新的或改进过的新回路。这通常发生在学习和掌握一个你可能天生并不擅长的、之前从未接触过的新领域和新技能。

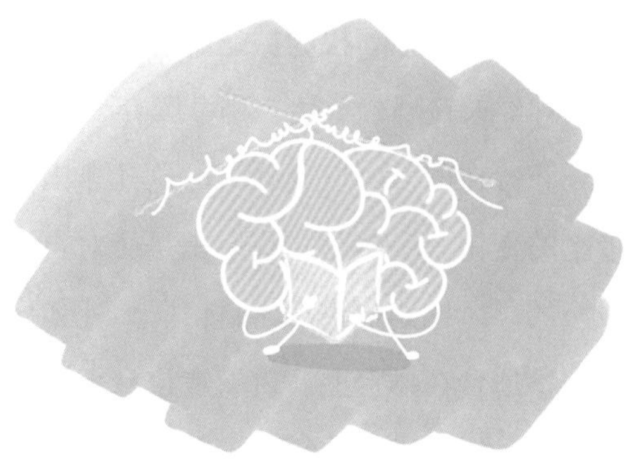

而这个过程，简直就是一个新老神经元之间“权力的游戏”啊！老化的、竞争力不强的细胞就会被新细胞加速剔除出原有的神经回路，面临被修剪和被消灭的命运。这就是所谓的**神经修剪**（neural pruning），少用的、不用的或未被连接到现有神经回路中的神经元细胞和神经元组织，会慢慢弱化，甚至消失。也有些科学家把这个现象叫作**神经达尔文主义**（neural Darwinism），use it or lose it，**用进废退，是大脑的基本法则**。

这是不管在神经元细胞层面还是在神经连接层面，甚至是不同脑区间的功能层面，都必须遵循的原则。这么一想，我感觉大脑虽是弹丸之地，却无时无刻不在上演着你死我活生存之争的大戏！

那么，这样的好戏我们自己在里面有什么戏份呢？说实话，其实我们一直在戏里，但过去并不自知。我们甚至不知道大脑可以因为自己而改变，更别提去知道自己能对这个变化有什么影响了。这就让我想起了电影《楚门的世界》。我们之于大脑里的这部戏，不就一直是一开始的楚门吗？对于自己其实是在一部戏里的真相一直蒙在鼓里。所以，虽然过去大脑也因为你一直在改变，但你不知道，也没有意识，更别说有没有掌控了。

当然，现在不同了，因为人类对于大脑的认知提升，尤其是神经可塑性的发现，我们从此翻身做主人了。对于你的大脑你除了是演员外，还担当起了编剧和导演的角色。这就是**自驱式神经可塑性**的概念。**这就意味着，从此你可以用科学高效的方法，主动地、有意识地去塑造你自己的大脑**。这是我个人在神经科学里最喜欢的一个概念了。每次说到它，心里都会有一股莫名的激动。因为这意味着一种自我赋能，从此我们对自己是有掌控的，是有主动权的。通过主动学习，刻意训练，你就可以来决定大脑里的神经通路哪个重建，哪个废弃，这不就是主动进化的概念吗？

我曾在前言中提到我自己这几年因为学习和应用神经科学在自己身上带来的变化。说实话，我原来是个对自己有很多标签的人：比如“我胆子很小的”，比如“我缺乏自信”，比如“我很内向，我适合做一对一的工作，不适合在舞台上演讲或在讲台上讲课”，还有比如“我是没有艺术天赋的”。但在过去几年中，我从零基础开始学画画，发现自己超级喜欢画油画，而且画得还不赖！我也从零基础开始跳芭蕾，虽然这一把老骨头一开始拉筋时简直就是旧社会酷刑般的痛啊，但逐渐就会发现身体柔韧性因为练习越来越好。还有，胆子这么小的我竟然选择了去攀岩！爬到半空吓得脚都软掉了，上也不是下也不是，犹豫半天还是带着恐惧咬紧牙关继续爬，总归会爬到终点的。久而久之，我发现自己对于没把握的、不确定的事物的耐受能力，以及对自己的自信心竟然都有了很大的提升。而对我影响最深远的，恐怕是在动力背后更是找到了勇气和信心，去站上不同的舞台、讲台，给越来越多的人普及神经科学。

这章一开始时提到的诺曼·道伊奇医生曾说：“**我们正处于一场大脑可塑性革命的早期。这场革命的起源是因为我们对于大脑的运作机制有了更深的了解。它不断地在重塑结构和改变功能，而这绝大部分都在你自己的掌控之下，一生都如此。所以不管你在什么年纪，你都有着超乎寻常的内置能力来提升和发展你自己。**”

在这一章里，我们了解了大脑这个神奇的超能力——神经可塑性，尤其是自驱式神经可塑性的概念，这是你最大的超能力，是所有自我改变、自我提升、自我重塑、自我进化背后的生理基础。我们还了解了神经可塑性的三种形式：髓鞘化、突触可塑性和神经再生。需要指出的是，这三种可塑性的难度是层层递进的，要付出的努力和时间恐怕也是指数级递增的。

必须指出的是，我们每一个人的时间和精力毕竟是有限的，所以你可能要考虑花在哪里：是在你已有的优势上最大化发挥？还是去提升和发展暂时还不擅长的领域？抑或是发掘和突破你现有的边界？这是我希望你看完这一章节去思考的问题。

我们会在后面的章节中学习可塑性的方法，但在这之前，我们可以先来看一个小贴士。哈佛大学社会心理学家艾米·卡迪（Amy Cuddy）说过一句话：“It’s not fake it till you make it, it’s fake it till you become it”。也就是说，如果你想去做什么但还不会或者不敢，那么就先“装”，装到会还不够，要继续装继续尝试，装着装着，就弄假成真了。因为在装的过程中，在尝试和做的过程中，新的神经通路就会慢慢建立起来，那么你的大脑就和原来不一样了，你也就因此不一样了。

当然，正因为我们的大脑可塑性极强，我们可以建立积极导向的神经连接和通路，同样也可以建立消极导向的神经连接和通路。下一章我们就要来看看神经可塑性的黑暗面是如何让我们养成坏习惯和上瘾行为的，然后我们该怎么办。

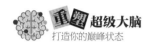

Food for Thought 深度思考

你的优势是什么？

你希望进一步提升的领域是什么？

你希望在哪一方面去花你有限的时间和精力：是在你已有的优势上最大化发挥？还是去提升和发展暂时还不擅长的领域？抑或是发掘和突破你现有的边界？

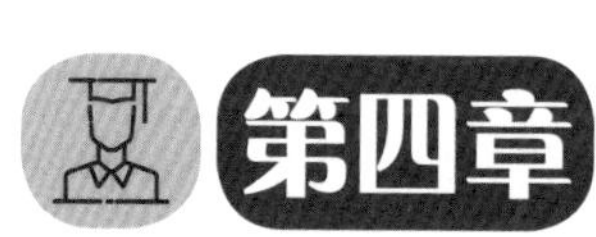

第四章 超能力的黑暗面——坏习惯和上瘾

在上一章里，我们了解了神经可塑性的神奇。越来越多的证据已经证明，不管是对脑损伤还是中风的恢复，不管是对学习障碍还是脑力退化的干预，不管是对能力提升还是个人成长的帮助，神经可塑性的应用范围和神奇功效都令人叹为观止。不过，就像硬币有两个面，神经可塑性也一样。在这一章里，我们就来看看超能力的黑暗面，看看它的悖论，它是如何让我们养成坏习惯和上瘾行为的；为什么坏习惯和上瘾行为这么难改，而我们该怎么办。

先来看看神经可塑性的悖论。讽刺的地方就在于，因为大脑有弹性可重塑，所以就会越来越擅长你一直重复做的事情，不管是好事还是坏事。从习惯到个性，从行为模式到心智模式，从情绪问题到心理疾病，神经可塑性都可以是正向的，也可以是负向的。今天我们就来专门讲讲神经可塑性是如何让我们养成坏习惯，甚至是上瘾行为的。

首先来思考一下，在你的生活和工作中，有没有一些习惯是你希望可以改掉和摒弃的呢？比如一不开心就想吃东西、买包包；一刷抖音、微博和朋友圈就停不下来；每天早上都发誓今晚要早睡，但到了半夜又放不下手机；……

我们暂时先不管是坏习惯还是好习惯，先来看看为什么会有习惯。

科学家发现，我们人类每天有40%—45%的行为都是习惯性的（Duhigg, 2012），也就是说我们都是习惯的奴隶。那么问题来了，我们人类明明是有意识的高级动物，为什么每天花这么多时间和精力让几乎无意识的习惯牵着我们鼻子走呢？

说出来你可能不相信，但研究证实（Hoomans, 2015），成人大脑平均每天要做35000个决策；小朋友大概是每天3000个，所以他们的生活要简单快乐很多！而我们成年人，单单跟吃相关的，平均每天就有226.7个决策！如果每个决策都要通过我们的意识去判断分析，比如起床后先洗脸还是先刷牙，出门先迈左腿还是右腿，按电梯按钮是用食指还是拇指，那恐怕我们早就累死了。所以大脑进化出一套机制，使得大部分的决策都不需要经由我们的意识。

其中一个重要的机制，就是习惯化。科学家发现，在我们的大脑里有一个脑结构存储着我们的习惯，叫**基底核**，在大脑深处，靠近脑干的部位，与大脑皮层、丘脑和脑干相连。我们先来看一个例子，比如骑自行车。你刚开始学骑车的时候，是不是需要绝对的专注，又要管龙头方向，又要管踩脚踏板，还要保持平衡？这个时候你的大脑皮层会被高度激活，因而需要消耗大量的能量。后来你骑车骑久了变成了老司机，是不是发现这一系列的动作基本一气呵成，不需要太多意识就能自动完成？你不断重复做的事情会在大脑中形成**路径依赖**，大脑一看，这里可以省力气啊！你还记不记得我们在第一章中讲到过大脑里的CEO是一个非常难伺候的金发姑娘？所以让它累个半死的重复性劳动，而且缺乏新鲜感，已经没有技术含量的事情，它就不高兴做了，于是就会把这事扔给基底核了。基底核接管之后，每次启动的时候只要耗费极少的能量。就像电脑里的软件，或者手机里的APP，你一打开它会自动运行，大脑里的基底核也是起到这样相似的作用。

所以说到底，习惯是大脑为了降低能耗，进化出来的一套偷懒模式。

那我们来看看，习惯的回路是如何形成的呢？大脑皮层什么时候把习惯的控制权移交给基底核呢？这得从麻省理工学院的“老鼠钻迷宫”实验说起。老鼠听到隔板打开的“咔嗒”声，开始钻进迷宫寻找巧克力。第一次钻迷宫时，老鼠的大脑皮层一直都很活跃。第一次得到巧克力时，老鼠大脑的基底核会分泌多巴胺。你一定听说过多巴胺，它是一种神经递质，让我们感觉嗨，感觉爽，感觉愉悦。之后老鼠每一次钻迷宫，多巴胺就会越来越早分泌，虽然离巧克力还很远，但得到巧克力之后的销魂感，促使老鼠奔向终点。直到某一刻，根本不关巧克力什么事了，老鼠一听到“咔嗒”声，多巴胺就已经分泌了。而老鼠对于迷宫的线路也越来越熟悉，它的大脑在扫描时几乎探测不到什么活动了。这就表明钻迷宫的习惯回路已经形成，基底核已经接管了。

在形成习惯回路的过程中，你会发现多巴胺起到了举足轻重的作用。它在你完成任务或得到奖赏后给你愉悦感，逐渐地让你从起点开始就带着憧憬、充满干劲奔着终点去了，而在这个习惯回路形成的过程中它还起到了强化神经连接的作用。它是神经可塑性发生，尤其是习惯回路形成必不可少的一部分。

多巴胺很神奇，你会发现多巴胺太少的日子是没法过的。多巴胺系统的故障能导致多种疾病的发生，比如帕金森综合征、多动症、精神分裂症等。但是，多巴胺太多的日子却并不是你想象的那么爽，因为通常情况下，这表明你已经上瘾了。上瘾回路在大脑里的形成和习惯其实没本质的区别，只不过因为分泌的多巴胺的剂量越来越大，让你越来越不能自已被驱动着去追求满足之后的愉悦感，而在获得满足之前，你会觉得不爽，浑身难受，这是因为身体分泌的压力荷尔蒙让你进入了应激状态。

其实所有上瘾的行为，从吸毒到网游，从抖音到香烟，从赌博到甜品，从酒精到恋爱，说实话，全部都是一个机制，都是让你对某一物质上瘾。大部分毒品或上瘾物质的运作机理就是增加多巴胺的分泌或者抑制多巴胺的再吸收，从而提升大脑中多巴胺的含量，让你爽。你或许会困惑，恋爱也是上瘾行为吗？是的！恋爱和其他上瘾行为一样，激活的都是我们

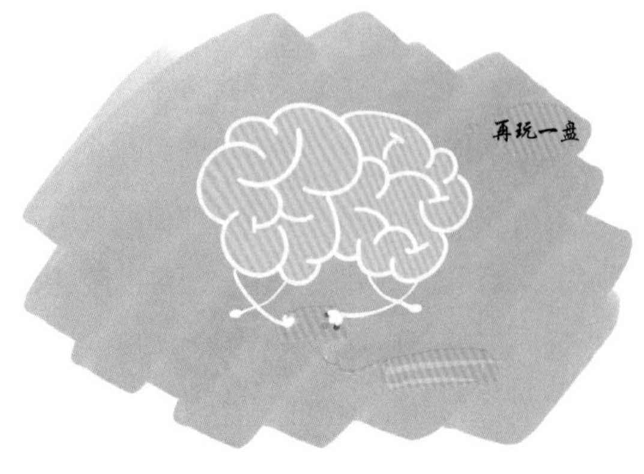

大脑中的奖赏回路（reward center），从而释放多巴胺，使人兴奋愉悦、满足，甚至欲仙欲死。但是就如其他上瘾物质在久用之后，大脑会对其产生耐受性，多巴胺也是一样的。也就是说，需要有越来越大的剂量才能获得愉悦的效果。正因如此，你会发现，本来让你“得之则欲仙，失之则欲死”的那个人，久而久之，却变得犹如左手摸右手，没感觉了。所以说要保持恋爱的感觉，就要知道怎么科学激发多巴胺！当然除了这个，还需要有很多其他激素的参与，暂时不在这里赘述。

好了，至此我们了解了习惯和上瘾行为的形成和在大脑中的存储位置。如果你还记得我第一章中讲到的三脑一体，那么你应该记得脑干，也就是爬行脑，这部分脑负责我们的本能和自动化行为。而基底核就在脑干附近。当习惯成为自动化反应存储到基底核，它就变得犹如呼吸、心跳那么自然了。所以你能理解为什么要改掉一个既有的习惯特别难，除了要和多巴胺对着干，还要跟近乎本能对着干。比如我现在告诉你，不好意思，从现在开始，你再也不可以用你原来的方式心跳，或者原来的方式呼吸了，你是不是会觉得很不自然，突然不知所措了呢？

其实除了这些之外，还有一个原因使得习惯和上瘾行为很难改变，那就是大脑中的“圈地运动”。这个是我自己给它起的名字，这种现象的学名叫竞争性神经可塑性（competitive neuroplasticity）。

传统的观点认为，大脑的不同部位负责不同功能，而且各个部位都各司其职，这就是所谓的分区理论（localization）。后来科学家发现，不是这么回事儿。比如，阿尔瓦罗·帕斯夸尔-利昂（Alvaro Pascual-Leone）是哈佛医学院的一位神经学教授，他和同事们（Merabet et al., 2008）曾做过一个实验，把有正常视力的人用全黑的蒙眼布蒙住眼睛五天。短短两天之后，他就发现这些人大脑中的视觉皮层在没有视觉信号输入的情况下，转去处理触觉和听觉信号了。而把蒙眼布拿掉之后的24小时内，视觉皮层又重新回去处理视觉信号，干自己老本行去了。说到这里，你可能会意识到，在生活中我们确实注意到盲人的听觉和触觉通常异乎常人的灵敏，而这绝非偶然，那是因为他们的视觉皮层被征用去干听觉和触觉的活了。

我们在第二章中曾破解过一个关于“大脑只利用了10%”的流言。现在你可能更加明白了，我们的大脑绝不会让哪个区域闲置的，一旦发现你没活干了，一定马上会被征用，马上派其他的活给你干。统治了140多年的大脑分区理论被颠覆，而科学家们发现大脑皮层的“圈地运动”现象比比皆是。比如我们上一章提到的诺曼·道伊奇医生的另外一部关于神经可塑性的著作《唤醒大脑》（Doidge, 2015）中提到一个关于慢性疼痛的病例让我印象特别深刻。通常情况下，我们的大脑中大约只有5%的神经元是专供处理疼痛信号的。但是对于慢性疼痛而言，这个比例被提高到15%—25%。也就是说，有10%—20%的神经元，本来根本不处理疼痛信号，却被大脑盗用去处理疼痛了。

所以，你的坏习惯根深蒂固，很有可能它也盗用了大脑中其他的区域。比如说，或许你小时候琴弹得不错，但是长大了没时间弹了，大脑这块区域就被征用去玩“王者荣耀”或刷抖音了。我们要改掉一个习惯，得花更大的力气把旧习惯的地盘用新习惯代替和争夺回来。

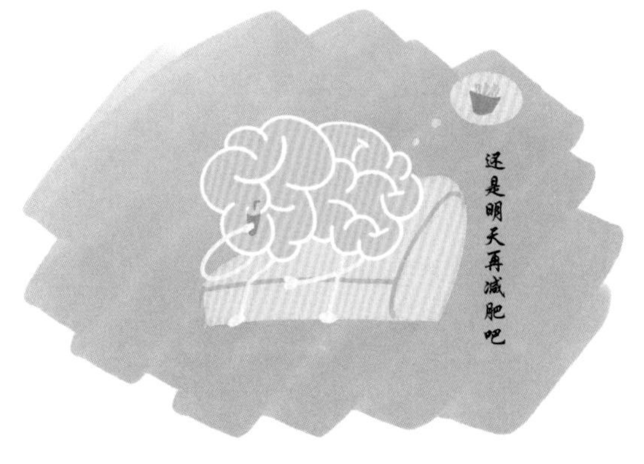

在这一章里，我们见识了神经可塑性的黑暗面，知道了习惯的形成和存储，了解了基底核、多巴胺和大脑中的“圈地运动”是让我们的坏习惯

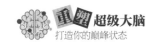

和上瘾行为这么难改的背后元凶。

好在，**神经可塑性既是问题，也是答案。被圈走的地盘可以重新圈回来，而坏习惯的神经通路终生都可以被拨乱反正，重新塑造。**

我希望你要记住的是，善习和恶习无时无刻不在竞争大脑里的地盘，此消彼长。所以扬善抑恶很重要，建立和重塑健康的善习通路很重要。亚里士多德说过："我们每个人都是由自己一再重复的行为所造就的。因而优秀不是一种行为，而是一种习惯。"

Rewiring in Action 重塑行动

有哪个坏习惯或上瘾行为是你想改掉和消灭的呢？

下一次你犯瘾的时候，不管是刷手机还是吃巧克力蛋糕，先停下来，给自己两分钟的时间，观察自己的感受，只是观察而已，不需要有其他行动，看看两分钟后自己有什么感觉和反应。

这个叫作"驾驭冲动"（urge surfing）的方法我会在第九章关于"正念"的章节中详细介绍给你。

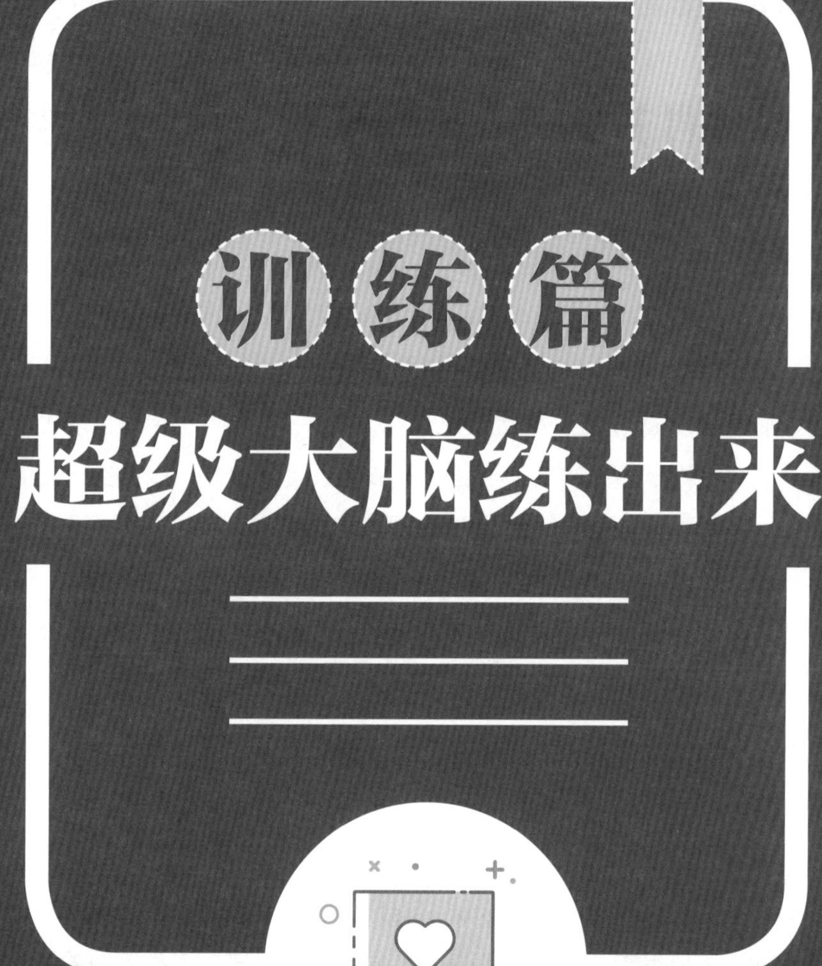
训练篇
超级大脑练出来

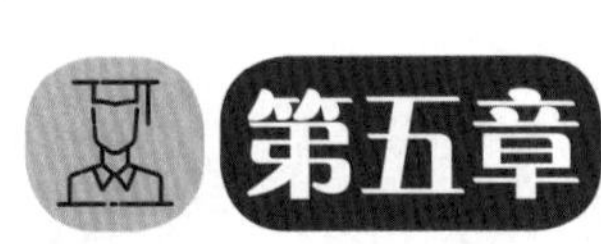

第五章 大脑硬件升级——吃什么保持大脑弹性

前面的四个章节我们都在认识大脑，而从这一章开始我们正式进入到本书的第二模块：训练篇——超级大脑练出来。就像你在训练身体的时候，健身教练会让你配合饮食一样，要训练大脑，也必须配合饮食。先把底子打好，硬件条件好了，才能把软件功能提升上去。

关于吃，我感觉我有讲不完的东西，因为**我们的大脑是个大吃货，需要满足很多特殊的营养条件才能好好工作**。在第三模块保养篇中，我会具体介绍大脑的饮食喜好。但在这一章中，我们先来了解一下提升大脑可塑性的食物。

平时你可能会跟自己或听别人说，啊呀我今天脑细胞死了一堆。但是貌似不大会说，哎呀，我今天脑细胞长出一堆。其实，根据瑞典神经科学家乔纳斯·弗里森（Jonas Frisén）和同事们的研究，**人类大脑的海马体每天大约会形成700个新神经元细胞**（Spalding et al., 2013）。听上去有一堆，但相比我们大脑中约一千亿个神经元，700就不是一个指数级了。不过理论上来讲，到你50岁时，你的海马体中的神经元应该已经全部被更新一遍了。当然，这是要在你的大脑有很好的神经再生能力的前提下才可能的。如果说你年纪轻轻就不好好对待大脑，那么到50岁的时候，可能海马体里的细胞非但更新不多，还退化死亡了不少，带来的问题就是健忘、情绪不稳定和空间感变差，比如容易迷路之类。

所以说，**维护和提升大脑的神经再生能力，保持大脑的年轻和弹性是刻不容缓的**。

科学家发现有两种化学物质在脑细胞新生的过程中发挥着极其重要的作用：一种叫**脑源性营养因子**（brain-derived neurotrophic factor, BDNF），另一种叫**神经生长因子**（nerve growth factor, NGF）。

首先，BDNF除了能帮助新的脑细胞再生，还能滋养旧的脑细胞，维持已有细胞的健康。这种大脑分泌的天然养料不但能提升大脑的可塑性，还能抑制大脑炎症，并抵消由于压力给大脑带来的伤害，同时还能保护大脑少受老年痴呆症等神经退行性疾病的影响。而NGF呢，则能够修复和保护你的神经细胞，同时也能激活大脑与神经系统中的细胞新生。

那么，提升大脑中这两种化学成分的含量就很重要了。研究者已经发现了很多方法，今天我们先来看看饮食是如何影响这些成分，并促进大脑神经再生的。除了吃什么外，吃多少和怎么吃，都有很大的影响。

先来看看吃什么。

第一类是**抗氧化物质**。大脑是一个特别怕氧化的器官，所以帮助它抗氧化，才能像我们的皮肤一样，更好地保持大脑的年轻和弹性。

那有哪些抗氧化物质受到大脑的青睐呢？有好几种呢，让我们一个一个来看。

第一种是**类黄酮**（flavonoids）。它是一种强有力的抗氧化剂，被发现能提升大脑，尤其是海马体部位的BDNF含量，并促进大脑的血液循环，从而改善海马体的神经再生现象。那么哪些食物中含类黄酮呢？首先是**各种莓类，尤其是在蓝莓中，含有大量的类黄酮**。另外，可可粉中也有类黄酮。所以呢，**从现在开始，你有了一个名正言顺的科学的借口多吃巧克力了！**不过，必须扫个兴的是，**要吃黑巧克力才行，越黑越苦才有用**。因为甜的巧克力含糖量很高，而糖是对大脑很不友好的物质。这个我们会在第十三章的“大脑杀手”中具体讲。

第二种抗氧化物质叫**姜黄素**（curcumin），是从一种叫姜黄的植物中提取出来的生物活性成分。姜黄素对于健康的好处真是说不完道不尽，但其中最神奇的恐怕是它在预防甚至逆转阿尔茨海默症方面的奇效。大家都知道印度人喜欢吃咖喱，而咖喱中通常富含姜黄素，因而印度人有着全世界最低阿尔茨海默症的患病率也就不足为奇了。姜黄素被发现能减缓血管硬化程度，改善大脑供血，并提升BDNF的分泌，尤其是促进海马体部位的神经元再生现象。那么怎么摄取姜黄素呢？当然多吃咖喱是肯定的了。其实姜黄素本身的味道并不重，所以你可以把它作为调味料加入色拉呀、炒菜呀之类的。另外，还可以把姜黄素加入饮品。比如国外比较红的一种吃法是加入牛奶中，做成所谓的golden milk黄金牛奶。而我自己会把姜黄素加入每天早上的一大杯柠檬生姜水中，味道还是不差的。后来我好朋友给我推荐说还可以在这个水里再加点黑胡椒，能起到清肠的作用。我确实试过，但是这个味道稍微有点一言难尽。所以呢，这个你自己看着办。另外，听说姜黄素直接吃的吸收率并不是非常高，所以要么多吃，要么也可以直接买姜黄素补充剂，提高吸收率。

第三种是**白藜芦醇**（resveratrol），也是一种天然的抗氧化剂，近几年好像特别红，各种补充剂卖得特别火。很多人都知道红酒有抗氧化的作用，确实是因为里面有白藜芦醇。但是对于神经再生而言，白藜芦醇会促进，但酒精却会抑制这种现象。所以英国神经科学家桑德琳·苏瑞（Sandrine Thuret）把红酒戏称作“neurogenesis-neutral drink”，等于是“神经再生白喝”饮料。因为两种物质对于神经再生的作用正好相互抵消，所以就等于白喝。酒精这东西对大脑的影响还是挺复杂的，我们留到后面“大脑杀手”这一章里讲。至于要补充白藜芦醇，**喝葡萄汁，吃红葡萄、花生、蓝莓、蔓越莓**等都能补充，并不是红酒里才有的。

第四种抗氧化物质是**茶氨酸**（L-theanine），是茶叶中特有的游离氨基酸，能催生BDNF和NGF，从而加速神经细胞的新生。我们大脑中有个组织叫血脑屏障，是用来保护大脑免受有害物质损伤的保护性屏障组织。它

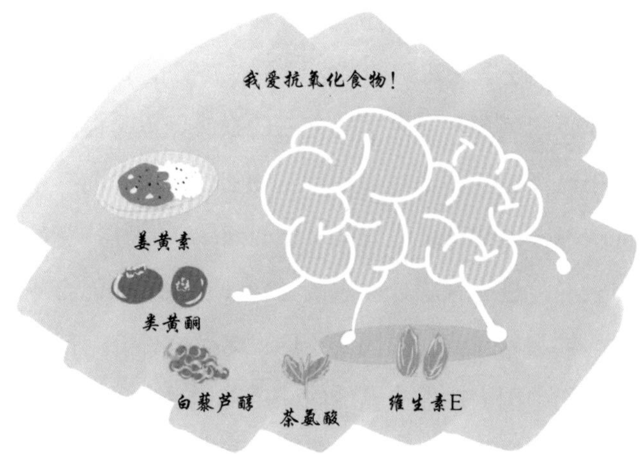

能阻止某些物质，尤其是大部分有害物质通过血液进入大脑。但这也使得有部分营养素无法被大脑吸收。但是茶氨酸很牛，它能穿透血脑屏障，进入大脑。据说绿茶中的茶氨酸够多，但其实各种茶中都有这个成分。当然你要是不爱喝茶，也可以直接吃茶氨酸补充剂。

第五种就是**维生素**E，是一种很常见的抗氧化剂，被发现能降低大脑中的自由基，从而维护神经元的健康。杏仁、葵花籽、牛油果、菠菜等食物中都富含维他命E。

接下来，我们再来看看对提升大脑可塑性非常重要的其他一些营养素。

比如说omega-3**不饱和脂肪酸**，其中的DHA是构成脑细胞膜的必要成分，所以要长新细胞可不能缺了它。如果你每周能保证饮食中包含至少2次以上**深海野生多脂鱼类**的话，比如野生三文鱼、沙丁、鲱鱼等，理论上能摄取到足够的omega-3。不然的话，可以通过服用深海鱼油或海藻提取的omega-3保健品来补充。另外，**亚麻籽和奇亚籽**也是非常好的omega-3来源。我自己每日服用的就是一款由多种有机植物中提取的不饱和脂肪酸混合油，完全不用担心来自深海鱼类的重金属污染。当然，也有一种叫**磷虾油**的东西备受国外医生的推崇，因为里面除了omega-3之外，还有虾青素，也是一种非常强劲的抗氧化物质，对于大脑来讲，一举两得。当然，不管是深海鱼、鱼油还是磷虾油，都需要注意产区（可参考本书第十六章第四节中安全深海鱼的产区清单），防止重金属污染的风险。

还有被称作我国著名的八大山珍之一的**猴头菇**也是健脑佳品。到目前为止，猴头菇中已经被发现含有70多种生物活性物质，而其中的两种——猴头菇酮（hericenones）和猴头菇素（erinacines）是其特有的成分，被发现可以通过血脑屏障进入大脑，然后诱导NGF在大脑中的合成，从而促进脑细胞的再生。猴头菇在我们中国属于四大名菜之一，与熊掌、海参、鱼翅同列。所以我们中国人对猴头菇的吃法就花样百出了。国外就比较惨，基本上没得吃也不知道怎么吃，所以最多就是吃吃猴头菇制成的补充剂。这么看来，我们生在美食大国的优势还是比较明显的！

另外，**雷公根**（gotu kola），也叫积雪草，是一种原产于澳洲的草药，不但能在大脑中激活BDNF和NGF的分泌，还含有其他的能促进神经元细胞再生的活性物质。在一些亚洲国家，比如越南，雷公根会直接入菜，据说能提升菜品的口感。我看到在我们国家，雷公根作为中草药材可以买到，所以可以直接泡水喝。国外就比较直接，索性做成胶囊，我看到在美国亚马逊还卖得挺好的。

看完了吃什么，接下来我们来看看吃多少。

虽然刚说完这么多大脑喜欢的美食，谁知道对于神经再生来讲，大脑竟然希望你少吃！研究发现，**低卡饮食能降低大脑发炎并催生脑源性营养因子**。那么要低到什么程度呢？最好降低30%的热量摄入，基本就是我们说的吃到七分饱就停。可能有人一听就急了，那我吃不饱怎么办呢？

好吧，你非要吃饱的话，那我们只能想其他办法了。我们来看看怎么吃。

有一种吃法可以提升大脑可塑性，就是**间歇性禁食**（intermittent fasting）。这需要前一顿和后一顿之间间隔够长的时间，最好是16小时以上。听上去好长是不是？不过你想想，如果你晚饭5:30吃，管饱，但是之后不能再吃，乖乖睡一觉，第二天早饭熬到9:30吃，那么就有16小时了，你就算是在间歇性禁食了。这样一算，好像还不是太难。当然也不是要天天都这样，但经常地间歇性禁食一下，对大脑是非常有好处的。

另外，有一个有趣的发现就是，吃东西的时候**用力咀嚼也能促进脑细胞的生成**。这么来讲，多啃啃、多嚼嚼很有好处。所以呢，同样是吃水果蔬菜，直接咬着吃或做成色拉吃，比打成蔬果汁来喝要更好。

在这一章中，我们了解了很多大脑喜欢的，能提升神经再生和大脑可塑性的美食。还知道了低卡饮食、间歇性禁食和用力咀嚼也能帮助大脑生成新细胞，从而升级大脑硬件。因为美食太多，我不一一列举了，但是适当多吃比如蓝莓、黑巧克力、咖喱、坚果等大脑超级食物，肯定没错。

Rewiring in Action 重塑行动

选一个平时你很少吃甚至没吃过的食物，最好还能开发一款针对这个食物的美味食谱，把这样的健脑食物加入到你平时的饮食中。

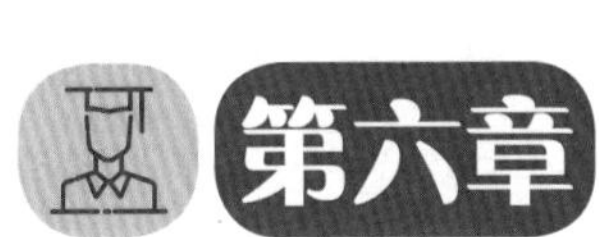

第六章 大脑软件升级——做什么保持大脑弹性

在上一章里我们了解了如何通过吃来提升大脑的弹性。硬件条件好了，我们才能来提升软件性能。这一章我们来看看如何通过做来提升大脑可塑性。

看过了之前的章节，想必你已经记住迈克尔·梅策尼希的名字了。他因为在神经可塑性研究方面的杰出贡献被大家尊称为“神经可塑性之父”，那么玛丽安·戴蒙德（Marian Diamond）就是妥妥的“神经可塑性之母”了。她可是我本人的偶像之一。作为当时极少数女性科学家之一，戴蒙德教授从20世纪60年代起就已经在探索大脑的可塑性了。除了因为研究过爱因斯坦的大脑而为人熟知外，她还有一项著名的研究，就是被大家戏称为“迪士尼乐园”老鼠的实验。她把相当于人类年龄75岁左右高龄的成年大鼠放在“刺激丰富的环境”中，比如有玩具有玩伴，相比那些在贫瘠环境里的老鼠，6个月之后，发现它们的大脑皮层变厚了。这个革命性的神经可塑性发现在一开始可并不受待见。比如在1965年的美国解剖学家协会年度会议上，就有人站起来大声说道：“这位小姐，那个大脑是不可能改变的。”她对自己的研究可有信心了，当时就回答道：“不好意思，先生，不过我们的初期实验和验证实验都证明了大脑是可以改变的。”你不觉得这样的女人，超级酷吗?!

言归正传，那像这样的研究结果给到我们什么样的启示呢？

我们发现，**新鲜感是促进大脑可塑性的有力方式**。任何有新鲜感的感官体验都会唤醒大脑的注意力系统，大脑就会很嗨，“咦，这个好玩！哎呀，这个没见过！哎哟，这个要保存！”于是多巴胺和其他神经递质通通跑出来了。我们在第四章中就提到过，尤其是多巴胺，对于建立和巩固神经元之间的通路是必不可少的。

所以，想想戴蒙德教授的那些老鼠，为了变聪明和保持大脑的弹性，你要懂得给自己塑造一个“迪士尼乐园”。那怎么做呢？

比如说**旅游**。旅游就是把自己放在一个全新的、复杂的、充满了刺激的环境中。研究发现，像这样复杂而又有挑战性的环境会让神经元细胞长出新的树突。就像树上长出新枝丫一样，树突越多的神经元细胞就能和其他神经元之间产生越多的连接。

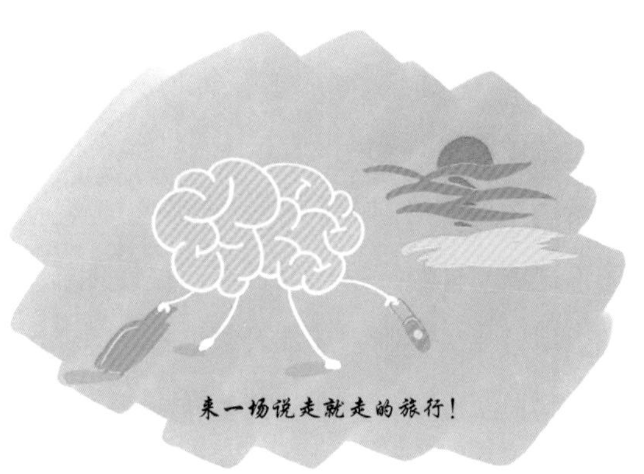

当然你可能会说，我哪有那么多时间出去旅游啊？其实也并非要每次绕大半个地球才算旅游，哪怕是周末去一个不熟悉的周边城市转转，甚至是跑去你自己城市里并不常去的区域逛逛，都有一样的功效。总之，就是要时不时跳开你平时熟悉的环境，给予大脑新的刺激。

另外你还可以**改变你的常规**。我们在第四章中提到了习惯可以让大脑偷懒，进入到自动驾驶模式。但是，如果你一直把大脑放在这个模式中，每天走相同的路，长年累月做相同的事，大脑就容易陷入僵化，从而丧失弹性。所以我们可以在生活中给自己制造一些小变化。比如，换一条线路或换一种交通工具去上班；走一条不常走的路去遛狗；去一个新的餐厅；或者在常去的餐厅点没吃过的菜。说到这里，我就想到我之前每次去“新元素”餐厅一定是点去掉培根和洋葱的考伯色拉，几年如一日。现在呢，虽然还是很爱这个色拉，但我终于开始知道他们其他菜的味道了。

为生活增添新鲜感，为环境增加丰富性，你还可以换一份新工作，搬到一个新城市生活，交新的朋友，读没读过的书，做没做过的事。总之呢，**千篇一律的生活对大脑没好处**，所以，你现在有了一个科学的理由让你的生活精彩起来！

除了新鲜感，**大脑还可以在具有挑战性的活动中提升可塑性**。

比如说，**用你的非惯用手来做一些简单的事情**。假设你是个右撇子，那么从今天开始，你可以训练用你的左手刷牙、搅拌咖啡、拿剪刀甚至写字，等等。我们家常常在饭桌上一起练习用左手拿筷子吃饭，也是一个方法。就像有氧运动叫aerobics，科学家把这类脑部运动称为neurobics，“神经运动”或者“神经操”，能强化神经元细胞之间的连接，提升可塑性。除了这点，神经操这样的训练还被发现能改善情绪健康和冲动控制。换句话说，用另一只手刷刷牙都可能把自己给刷牛了！大脑就是这么有意思！

另外，还有一件事特别能挑战大脑，估计你不一定能猜到，竟然是杂耍！科学家发现，杂耍这件事绝对不应该只是小丑或杂技演员的专利，每个人都应该去练练。很多的研究发现，**练习杂耍**之后的大脑，在学习和记忆中心海马体，负责寻求快感和奖赏的区域伏隔核（nucleus accumbens），还有视觉中枢以及周边视觉皮层等区域的灰质都有所增加。灰质是大脑中用来接收和发出指令的物质，而白质是用来传递指令的。我们发现杂耍不但增加灰质，还能增加白质。这两种物质的增多通常意味着我们处理信息的效率提升，反应更快。2009年的一个研究让12位从未练过杂耍的人每天练习30分钟，6个星期之后，发现他们大脑的顶内沟（intraparietal sulcus）的白质增加了5%（Scholz, Klein, Behrens & Johansen-Berg, 2009）。这部分脑区被发现和我们伸手抓取物件时的周边视觉能力相关联。总而言之，杂耍看来是要练起来了。我刚才拿了家里的三个橙子试了一下，像我这种手眼协调能力暂时还比较有限的人，发现长路漫漫啊！但是，就是因为不会、因为难，所以才是对大脑的挑战！

除了新鲜感和挑战大脑之外，还能干些什么提升大脑可塑性呢？

学习！研究发现，只要你还在持续学习，那么你的大脑就不会停止改变。

我想既然你在读我的书或者在线上听我的课，说明你一定是一个爱学习的人。那么除了这些形式的学习之外，还有哪些选择呢？

第一是**学习外语**。研究发现，当我们在学习一种新的语言时，大脑的不同脑区之间就会建立起更好的连接。同时，大脑的语言中心以及海马体部位都会变得更大。最有趣的是，研究者发现，单语者的人在老了之后，大脑只有额叶部分还保持活跃，而双语者的大脑即使在老年也能保持额叶、顶叶和颞叶的持续活跃。另外，如果我们老了非常不幸地患上老年痴呆症，那么双语者的发病时间大约比单语者要推迟四年左右，这可是非常宝贵的四年（Klimova, Valis & Kuca, 2017）。

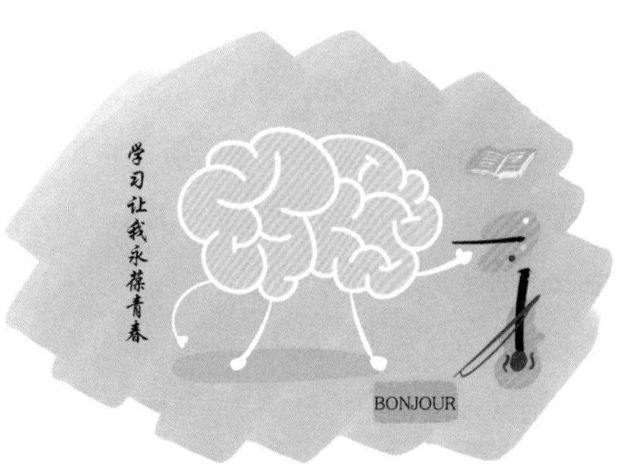

第二是**学习音乐**。我们发现音乐人的大脑真的和普通人的很不一样。比如说，他们的胼胝体，就是左右脑之间的连接部分，要比我们一般人大出15%，而他们的听觉皮层是常人的1.3倍（Münte et al., 2002）。也就是说，他们在处理信息，尤其是听觉信息的时候要比我们更多更快。同时他们的小脑部位也要比不玩音乐的人大，从而提升运动协调性和精细动作的能力。另外，不管你是学习演奏一门乐器，还是学习音乐创作，你的记忆力、专注力、学习能力和总体的神经可塑性，都要比不玩音乐的人强。不过这里要指出的是，不是单纯的听音乐，要改变大脑，光听可是不够的。

第三是**学习艺术**。不管是绘画、摄影、雕刻，还是手工、陶艺、戏剧，学习和进行艺术创作，都被发现能提升大脑的可塑性。同时，不管是成人还是小孩，艺术学习还能提升专注力和整体智力。

第四是**阅读**。我突然发现我家里的书和衣服从数量级别来讲有得一拼。有趣的是，我的衣服风格基本就分职场和休闲两大类。但是我的书就不一样了：从育儿到时尚，从神经化学到量子物理，从教科书到心灵鸡汤，感觉什么乱七八糟的都有。当然一定不能缺少小说，小说的种类就更多了。说到小说，必须告诉你的是，神经科学研究发现，**阅读小说**能够改变大脑，增强大脑的可塑性。美国埃默里（Emory）大学的神经经济学教授格利高里·伯恩斯（Gregory Berns）曾做过这样的实验（Berns, Blaine, Prietula & Pye, 2013）。他让参与者连续19天阅读一本相同的小说。当实验结束之后，这些人大脑中控制躯体感受和运动系统的大脑部分，还持续维持着活跃和强化的神经连接。伯恩斯教授认为读小说的时候我们会不由自主地将自己代入角色。那为什么身临其境的带入感能改变大脑呢？这个话题我们留在下一章来具体展开。

另外，为了保持大脑弹性，还有一件非常重要的事情，就是要**管理压力**。当我们的大脑感知到压力的时候，肾上腺会分泌一种叫作皮质醇的压力激素。这种激素会在短期造成记忆力下降，而长期则会使得大脑萎缩，带来各种身体症状、情绪问题和认知障碍。那么如何来减小压力对于大脑的损伤呢？研究发现，**爱和关系**能够保护和改变大脑。比如正在恋爱和曾经爱过的人的大脑和从未陷入爱情的人的大脑是不一样的（Song et al., 2015）。而在社交关系中获得更多情感支持的人，认知能力会提升之外，还能减缓神经退化情况长达7年半以上（Seeman, Lusignolo, Albert & Berkman, 2001）。多么神奇！

在这一章里，我们了解了新鲜感、挑战、学习和管理压力能改变我们的大脑，提升大脑可塑性。所以不管是出去旅游还是改变常规，练神经操还是练杂耍，学外语还是玩音乐，搞艺术还是读小说，都是大脑喜欢的。当然，不管你选择做什么，勤学苦练，持之以恒才有真正的效果。除了今天讲的这些，其实还有几件非常重要的事情，能够有效地改变大脑，提升可塑性，包括睡眠、运动、冥想，等等。我们会在后续的章节中一一展开。

写到这里，我突然发现，**如果说神经可塑性有一个目的，那么不就是要提醒我们去好好地、尽情地活着吗？！**去体验，去开心，去折腾，去尝试，去突破，去学习，去参与，去投入，还要记得去爱！这样才不枉此生。所以从今天开始，当你在做这些事情的时候，记得告诉自己，我正在重塑我的大脑呢！

Rewiring in Action 重塑行动

从这章中列举的事情中挑一件你觉得最简单、能最快融入你生活的事情去开始尝试并坚持至少21天。或许可以先从用你的非惯用手来刷牙开始。当然你还可以提升难度，比如同时练习金鸡独立，用单脚保持平衡，等等。

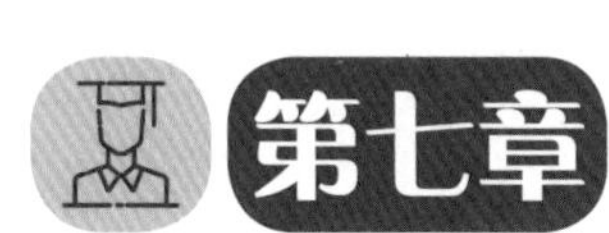

第七章 如何用意念训练大脑和身体肌肉

在上一章中，我们讲到了很多你可以去做的事情来改变大脑，提升它的可塑性。其中一个方法是通过阅读小说，想象着自己成为小说中角色的那种代入感，竟然可以让大脑产生改变。在这一章我们就要来看看，思维、想法，或者意念，是如何来改变和重塑我们大脑这块肌肉的，甚至是包括身体的肌肉的。你可能觉得，这怎么可能呢？那让我们一起来探个究竟吧。

在神经可塑性的黑暗面这一章里，我们提到了哈佛医学院的神经学教授阿尔瓦罗·帕斯夸尔-利昂（Alvaro Pascual-Leone）的蒙眼布实验。今天我们要来看的是他的另外一个让人大跌眼镜的实验（Pascual-Leone et al., 1995）。他把一群智力水平相当且从未弹过钢琴的志愿者分为两组。一组人被要求每天两小时用一只手弹一组简单的音阶，而另一组人则被要求仅仅是在大脑中想象用一只手花相同的时间弹奏相同的音阶，但手是不可以动的。五天之后，令人震惊的事情发生了：这两组人的大脑中与这只手相关的运动皮层都有显著的增大，而且两组人之间的差异并不大。

那么这事就搞大了，因为大家突然意识到，原来大脑这么蠢，根本分不清楚什么是真实的，什么是你想象出来的！

于是乎，研究者就来劲了。比如还有这样一个研究（Yue & Cole,

1992），让两组人进行四个星期的手指肌肉力量训练。一组人呢，天天真的就是弯手指卖力练。另外一组人，手指不能动，但是要在大脑里想象着弯曲手指练习。研究结束的时候，发现第一组人的手指肌肉力量增加了30%，而另外一组从始至终根本没动过手指头的人，竟然通过想象也把手指的肌肉力量增加了22%。

那么问题来了，**为什么大脑蠢到分不清真实和幻想，但又牛到能通过思维来改变自己，甚至身体呢？**

研究发现（Lohr, 2015），当我们想象做一个动作，比如说，想象举起一只手，和真的举起一只手，激活的都是大脑中的运动皮层。在大脑中惟妙惟肖地去想象，能调动大脑中负责动作的心智演练脑区，比如说前脑中的壳核（putamen），使得你真正执行这些动作的时候更为协调和高效，因为你在大脑中已经彩排过了。通过想象，能够改变我们大脑中神经回路的构造和组织，并建立起不同脑区间更多的神经连接。

另外，在我们大脑中有一个叫作网状激活系统（reticular activating system，RAS）的组织，它的主要功能就像一个过滤器，确保我们的大脑不会被信息过度轰炸而宕机，从而让你知道，你应该关注什么。在我们大脑里面，除了嗅觉之外，其他的感官信息都会通过丘脑中转，从而转化成视觉信息，再供大脑不同区域加工处理。所以这也是为什么**视觉信息是最容易引起大脑关注的**。而当你在大脑里像放电影一样想象画面的时候，尤其是一遍一遍重复播放的话，就会非常容易通过网状激活系统过滤，从而引起大脑的关注，久而久之，这些神经回路就被强化了。

这种想象的方法有个专有名词，叫作**视觉化**（visualization），也叫可视化。

事实上，视觉化这个方法，是很多名人名家和优秀运动员的秘密武器（Bipolar Digest, 2017）。比如美国脱口秀女王欧普拉（Oprah），维珍集团创始人理查德·布兰森（Richard Branson），好莱坞动作明星、美国前加州州长阿诺·施瓦辛格（Arnold Schwarzenegger），历史上最伟大的篮球运动员迈克尔·乔丹（Michael Jordon），奥运历史上获得奖牌及金牌最多的美国游泳运动员迈克尔·菲尔普斯（Michael Phelps），等等，都是视觉化方法的忠实用户。

迈克尔·菲尔普斯曾在几次采访中都提到，他成功的秘密就在于利用了视觉化。当然他的成功一定离不开艰苦卓绝日复一日的训练，但是他从12岁开始就已经使用视觉化方法，在每天晚上睡觉前都在大脑中一遍一遍地想象自己最完美的泳姿。英国足球运动员、前曼联队长韦恩·鲁尼（Wayne Rooney）也是从很年轻开始就练习视觉化的一位。他曾经在一次ESPN的采访中说道："我的赛前准备中的一部分，就是会去问装备管理员比赛当天我们穿什么——是不是红色上衣，白色短裤，白袜子还是黑袜子。然后在球赛前一晚，我就会躺在床上，然后去想象我自己进球的样子，或者是踢得很棒的样子。试图让自己进入那个时刻，然后去准备好自己，并在比赛之前就已经有了对于这个比赛的'记忆'。我不知道你们是把这个叫作视觉化，还是做白日梦，但是我一直都是这么做的。"（Bipolar Digest, 2017）

那么作为普通人，如何来利用大脑比较蠢比较好"骗"的特征，来为我们所用呢？首先让我们来看一些振奋人心的研究结果。

第一类研究是**如何躺着想出身体的肌肉**。比如在2011年8月刊的《运动科学与运动心理学前沿》期刊上出版了一个引起轰动的研究（Reiser, Büsch & Munzert, 2011）。在德国，43位健康的运动系学生被随机分到五组进行12期的肌肉力量训练。第一组人需要花100%的时间在健身房进行真正的训练；第二组，25%的时间想象自己在训练，75%的时间则要做真实的训练；第三组是各占百分之五十；而第四组呢，25%的时间到健身房训练，而剩下75%的时间，则可以坐着躺着葛优瘫着，随便怎么着都行，只要在大脑中想象自己正在训练。当然还有第五组的人作为对照组，什么都不练。最令人惊讶的地方在于，除了对照组，所有组别的肌肉力量增长基本没有差别，包括那组75%都可以躺着做想象的人。

第二类研究恐怕女生最喜欢了，就是**如何通过意念来减肥**。卡耐基梅隆大学的研究者曾做过这样一个很有创意的实验（Morewedge, Huh & Vosgerau, 2010）。他们找了51个志愿者来吃M&M巧克力豆。第一组志愿者想象吃了3颗豆，另外一组是想象已经吃了30颗豆，第三组是对照组。之后，研究者假装邀请这些人参加一个试吃实验，也就是巧克力豆想吃多少就吃多少。当然，实际上这只是研究者想在暗中观察和记录，他们到底会吃多少豆。不可思议的是，想象吃过30粒巧克力豆的人要比另外两组在数量上面少吃很多。结论就是，想象吃过很多巧克力豆的人，大脑接收的信号是“OK，我已经吃过很多了，我饱了”，所以就没有食欲了。

当然，不管是吃还是锻炼，很关键的一点就是必须要**想象得越真实越好**。也就是说，假设你从来都没有吃过巧克力豆，或者从未进行过肌肉力量训练，那么你是无法在大脑中去重现这些感觉，从而骗过大脑的。我们之前讲到读小说的时候有代入感，恐怕也就是因为小说里的描绘和细节够惟妙惟肖，所以大脑才能感同身受。

有趣的是，我们发现经常做白日梦的人，通常更为健康，更有想象力，甚至更会学习。实际上，做白日梦就是一种视觉化的方式。当然，我们今天所说的**视觉化，是一种有意识、有结构、更高效的白日梦**。

那么，如何才能更聪明、更有效地想象，用视觉化来快速达成你的目标呢？在一本叫作《心想事成：创意视觉化》的书中，作者夏克蒂·葛文（Shakti Gawain）给出了这样的指导建议（Gawain, 2002）——

1. 第一步是要建立一个目标，越具体越好。举个例子，比如说，你想在三个月内减掉5公斤。
2. 第二步是要在你的大脑中用现在进行时来创造目标达成时的画面。最好能整合到你五个感官的信息，比如说想象你三个月后减肥成功，掉了5公斤的时候，你看到了什么？听到了什么？闻到了什么？感觉到了什么？甚至是尝到了什么样的味道？或许，最好还能具体到你当时穿着什么颜色什么款式什么材质的衣服在庆祝这个成功？旁边有什么样的人？他们在说什么？等等。越具体越真实，大脑才能被“骗”到，然后将这个画面和这个体验作为“记忆”存储到大脑中。

3. 第三步就是要重复练习和持之以恒。比如说在一天之内可以重复多次在大脑内重现这个画面。最好能养成习惯，比如每天起床后或者睡觉前，都去想象一次。这样才能不断地去强化这个画面，和与之相关的神经回路。
4. 第四步，也是非常重要的部分，就是要给予这个目标一个非常积极正向的情绪感受。比如，当你实现这个目标的时候，你是什么样的感觉？或许会很高兴，很满意，很自信，很有成就感。每次做这个视觉化练习时都要让自己沉浸在这种情绪体验中。

在这一章里，我们首先见证了大脑的愚蠢，如何分不清真实和想象；同时又见证了大脑的神奇，如何能通过思维、想法、意念这种视觉化的方法，来改变大脑和身体。最后还学习了进行高效视觉化的方法。

或许你还心存疑虑，因为这听起来好像很唯心，和我们的唯物主义教育貌似不兼容。实际上，神经科学作为一门硬科学，证明心想事成确实是有实实在在的物质基础存在的。那些你肉眼不一定能看到的神经化学物质一旦分泌，就会引发身体反应和生理变化。如果你还不信，那么，我现在邀请你做一个小练习，就是想象你的嘴巴当中，含着一片非常酸的柠檬。假设你的大脑和唾液腺都运作正常的话，现在你的嘴巴里应该已经分泌了很多口水。所以，你是不是发现我们的大脑确实很好“骗”呢？而我们的身体和大脑是一个整体，大脑的变化会带来身体的变化，而身体的变化反过来也会导致大脑的变化。

当然，我绝不是要教你从此以后再也不需要吃饭和运动了。该吃的必须要吃，而该练的还是要练，尤其是像运动这件事，它带来的好处，可不只限于肌肉和力量的变化。我们在本书后续的章节中会具体展开。但不管是练什么，完全可以学会利用科学，高明地练，而不只是傻傻地苦练。

最后，分享一个我见过的最有创意的意念减肥法（Hamilton, 2012）：就是把自己想象成一颗棒棒糖，然后因为布莱德·皮特（Brad Pitt）（著名美国演员）在舔这根棒棒糖，所以就会看到自己越变越瘦。这是在瑞典的一个减肥项目中使用的视觉化方法。听说结果非常好，参与者也相当满意。

总之，**只要你想象的功力够深，就能把自己想得更美，想得更瘦，想得更健康，想得更成功**。心想事成可以是真的！

Rewiring in Action 重塑行动

找一个你一直想要达成的目标，比如减肥，比如练出马甲线，根据本章中夏克蒂·葛文的创意视觉化四步法来开始你的心想事成之旅吧！

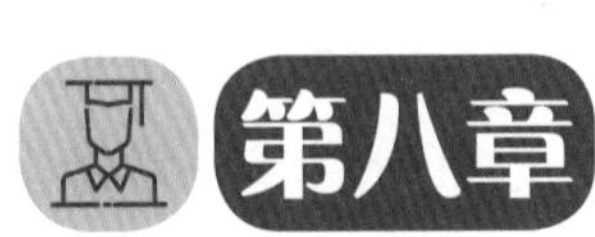

第八章 大脑大变身——如何用正念重塑大脑 I

在这个"训练篇"模块前三章中，我们从吃、做、想三个方面，了解了改变和重塑大脑的具体方法。在这个模块剩下的两章中，我们将来了解一个叫作正念的概念，并来学习和掌握如何通过它来改变和重塑大脑。

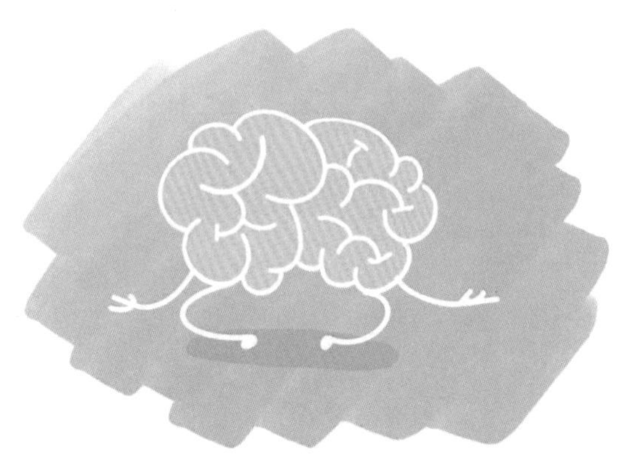

最近几年越来越多的人在关注正念，甚至把2014年称为"正念元年"。麻省医学院正念中心的主任贾德森·布鲁尔（Judson Brewer）认为，就像很多人已经把健身作为锻炼身体的方式和习惯一样，**作为锻炼大脑的重要手段，未来日常锻炼的组成部分一定会包含正念。**

我觉得你十有八九听到过正念或者mindfulness这个词。或许你曾经从禅修、灵性或宗教的角度听到过正念。虽然这个词最早的出处是2600年前的《四念住经》，是原始佛教中最核心的禅法，但它现在涵盖的意义和应用范围，已经远远超越了禅法本身。不过必须要指出的是，在瑜伽、太极、冥想等类似练习中都包含正念的元素，所以这些概念也非常容易被混用，尤其是冥想（meditation）和正念。准确来讲，冥想是练习正念一种较为正式及最为常见的方式。我们今天要从神经科学的角度来谈谈正念。

首先，到底什么才算正念呢？简单来说，就是一种有意识地觉察。展开来讲，包含三层意思：有意识（on purpose），在当下（in the present moment）及不做评判（non-judgmentally）。

举个例子，你明明在读书，但是读着读着，突然间想起来自己今天晚上和男朋友有个约会。这个时候，如果你能够觉察到自己在读书的时候走神了，然后把你的意识主动拉回来，重新专注在书的内容上，并且能做到不去评判自己怎么那么容易走神，那么恭喜你，你就做到正念了。

神经科学家认为这是一种人人都具备的特质和能力，只是程度不同而已。有人称正念为**"对自我意识的意识"**（awareness of your awareness），听上去有点拗口，其实说的是**一种能跳脱自己以第三者的身份观察自己的能力**，就像你刚才觉察到自己走神了。不知道你还记不记得我们在第一章中学习的大脑手模型？它的提出者丹尼尔·西格尔作为UCLA正念意识研究中心的副所长，认为正念是一种我们在行动前暂停的能力，然后不要带着判断和反应去看待自己的想法和感觉，只是觉察到自己产生了某个想法，但是不要因为这个想法就做出行动，比如开始抱怨自己专注力怎么那么差。而是可以只对自己说声"哦，我在想这个约会的事情"，然后就放掉它，继续保持对自己的觉察。这就是正念。

那么，我如何知道自己有没有正念呢？正念可以被测量吗？

还真可以哦！这恐怕就是心理学家和神经科学家厉害的地方了，看起来这么抽象的概念，硬是能用非常简单的方法量化出来。最靠谱的应该是来自美国弗吉尼亚联邦大学心理学系的柯克·沃伦·布朗（Kirk Warren Brown）教授编制的正念觉知量表（Mindful Awareness Attention Scale, MAAS）。从2003年开始的大量研究证明这份量表的高信度和效度。这是一份总共15题、每题1—6分选项的自测量表，五分钟之内就可以完成。最后加总取平均数，分数越高，代表你的正念水平越高！作者很大方地将这份量表放在自己的网站免费供大家下载，鼓励自用及学术研究，请勿擅自用于商业用途。感兴趣的朋友可以上他的网站下载：http://www.kirkwarrenbrown.vcu.edu/resources。中文编译版可参考本书附录。

接下来我们来看看，为什么近几年正念这么红呢？除了卡巴金（Jon Kabat-Zinn）教授不遗余力40多年在北美和全球的推广终于使得正念走入主流社会的视线之外，我觉得很大原因恐怕离不开近几年商界大佬们的背书，尤其是硅谷这几年对于正念的热衷。当然，他们大部分人都是在通过冥想来练习正念。

比如被称为**“冥想第一人”的乔布斯**，从大学时就开始接触冥想和禅修，曾一度去印度追寻印度教精神大师，并终身保持冥想练习。他曾说：“印度的冥想时光塑造了我的世界观，并最终影响了苹果的产品设计。”估计是受了乔布斯的启发，硅谷里科技公司的大佬们，也都对冥想情有独钟。在硅谷举办的Wisdom智慧2.0峰会，每年都有上千人参加，这个会议的主题除了商业、科技等，还包含了冥想和正念。

越来越多的企业也引进和推广冥想或正念练习。比如谷歌公司开辟了专门的冥想空间，还为员工设立了一门以正念为基础的情绪管理课程——搜寻内在自我（Search Inside Yourself），受到员工追捧，因为大家体会到这样的练习不但提升了工作效率，还提高了工作和生活的幸福感和满意度。

所以，正念这么红的另外一个重要原因，还是因为它真的有效果。越来越多的研究结果证实了正念的益处。

卡巴金教授是正念减压疗法（Mindfulness Based Stress Reduction, MBSR）的创始人。他和他的团队通过近40年的实践和研究，发现正念练习能有效减轻由慢性疾病带来的心理压力症状，比如慢性疼痛、焦虑、抑郁等。牛津大学的研究发现抑郁症的复发概率在练习正念后可降低75%（Williams, Teasdale, Segal & Kabat-Zinn, 2007）。而对于普通人群来讲，正念的练习能显著提升专注力和自控能力，改善睡眠质量，提升抗压能力。

关于正念的研究，我们国内也有个专家哦，他就是大连理工大学神经信息研究所所长唐一源教授。经过多年的科研，唐教授总结了一套叫作整体身心调节法的练习（integrative body-mind training）。他发现，短短五天、每天20分钟的练习而已，就发现练习正念的这组人免疫功能比另一组单纯练习放松的人高出50%，而压力激素皮质醇则比单纯放松的那组要更低，说明降低压力的效果更佳（Tang et al., 2007）。

之前提到的编制正念觉知量表来测量一个人的正念高低程度的布朗教授经过多年的研究发现（K. W. Brown & Ryan, 2003），一个人的正念觉知高低和他的生理健康、心理健康，以及人际关系质量，都呈正相关的关系。我想这是对于正念益处的极简概括。

那么你可能要问了，为什么正念会这么有用呢？为什么听上去只是简单地觉察和关注当下，就会有这么多益处？

实际上，我们发现，**未经训练的大脑最擅长的是：要么纠缠在过去，要么焦虑在未来，最不擅长的就是专注在当下**。我最喜欢的一个比喻，就是卡巴金教授曾经说过，你可以留意一下，当你每天早上在淋浴间的时候，是不是还有50个人在里面，因为十有八九你的专注力不是在洗澡这件事情上，而是早就在一会儿要开的这50人参加的工作会议上了。

研究发现，**我们成人每天会产生12000到60000个想法，而其中80%都是负面的，而且95%还都是和昨天重复的**（Hardy, 2018）。讽刺的是，另一个研究发现，在这些负面思维中，让我们担忧会发生的事情通常85%都不会发生，而剩下的15%就算真的发生了，79%的人发现其实他们比自己预想中能更好地应对所发生的困难，或者最终从困难中学到了珍贵的一课。因而这个研究的结论是：我们97%的担忧都是莫须有的（Leahy, 2005）。

这种担忧，这种在负面思维里兜兜转转、反反复复、耿耿于怀的现象，我们把它叫作**思维反刍**（rumination）。正是这样的反刍行为，往轻里说，是让你担忧、焦虑、情绪不佳的主要原因，往重里说，抑郁症、焦虑症、酗酒、进食障碍、自我伤害行为等问题都和它脱不了干系。

而正念，则可以给到我们一个对抗思维反刍的方法和工具，随时随地把自己从神游、焦虑和反刍的状态中拉回当下。因为要你有意识地去觉察的，是你自己当下的躯体感受、思维想法和周边环境。

而这样听起来没什么了不起的练习，却能够神不知鬼不觉地改变练习者的大脑结构和功能！

2014年的一个综合分析整合了近年来23个有关正念的研究结果发现（Fox et al., 2014），我们的**大脑中至少有八个区域在正念及冥想练习者当中一再证实被改变了**。

比如说，我们大脑里亲爱的捣蛋鬼杏仁核被发现在通过短短八周，每天平均27分钟的正念练习后，这部分的大脑灰质密度降低了，也就是说明杏仁核没有之前那么过度敏感了，所以就会少捣蛋，从而提升抗压和情绪调节能力（Hölzel et al., 2011）。另外，一个叫作前扣带皮层（anterior cingulate cortex）的区域，主要与行为监控和自我调控功能相关，这部分的大脑被发现在练习正念之后体积有所变大，从而提升了情绪和行为控制的能力（Hölzel et al., 2011）。同时，正念练习还被发现能帮助调控压力激素皮质醇和睡眠荷尔蒙褪黑素的分泌，从而使大脑处于更为平和的状态（Swart, Chisholm & Brown, 2015）。

大卫·克雷斯韦尔（David Creswell）是卡耐基梅隆大学的心理学副教授，专门研究正念如何影响我们的情绪健康。他发现，在正念觉知量表上得分高的人，他们在情绪反应的时候能弱化甚至完全关闭杏仁核的活动（Creswell, Way, Eisenberger & Lieberman, 2007）！也就是说捣蛋鬼杏仁核捣不了这些人的蛋！他还发现常年练习正念的人，在一个常被称为大脑自带刹车系统的脑区（right ventrolateral prefrontal cortex，右腹外侧前额叶皮层）周围，有一些本职工作并非情绪调节和行为抑制的脑区，也统统都被激活参与到大脑的刹车功能中。也就是说，当你的正念功力渐长，你的大脑刹车系统会帮你在大脑中构建起一批战略性合作伙伴一起达成有效调节情绪和行为的挑战性目标。如果你还记得我之前课里讲到的大脑“圈地运动”，那么这个就是非常经典的正向圈地运动的例子。

除了这些脑部的变化，唐一源教授的研究还发现，短期的正念冥想就能提升大脑白质的可塑性（Tang et al., 2012）。而另外一些对于长期练习者的研究发现，他们的大脑中的灰质随着年龄的萎缩程度比不练习的人要慢，**证明正念有抗大脑老化，维持大脑可塑性的功效。**

在这一章里，我们了解了正念的概念、益处和其有效性背后的原因，尤其是它如何改变和重塑我们的大脑。

约翰·蒂斯代尔（John Teasdale）是正念研究领域的领军人物之一。他曾经说过：正念是一种习惯，用得越多就越容易处在这个模式里。这是一种可以习得的技巧。其实这是一种每个人都已经具备的本领。**正念并不难，难的是记得保持正念。**

我会在下一章中介绍如何建立和养成正念的习惯。其实对于练习正念来讲，最酷最有趣的地方就在于，**当你意识到你没有保持正念的那一刻，你其实就已经在练习正念了。**

Rewiring in Action 重塑行动

1. 用附录中的《正念觉知量表》测测自己目前的正念水平如何。

2. 从今天开始，每天起床后或睡觉前花五分钟的时间，把意识专注在你的呼吸上，然后数数你在这期间内觉察到自己走神的次数，以及每天这个数字的变化。

3. 21天后重新用《正念觉知量表》测一测，看看分数有没有变化。

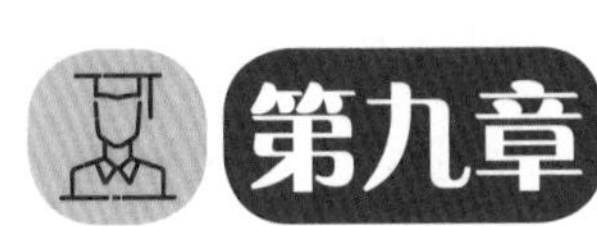

第九章

大脑大变身——如何用正念重塑大脑 II

上一章我们了解了正念的概念。既然它这么好用，我们当然要来看看如何练习正念，尤其要来学学如何应用它来提升自控力，有效应对坏习惯和上瘾行为。

作为我们常人，要如何练习正念呢？我个人很喜欢一本叫《生命即当下》（*Peace is Every Step*）的书，作者是曾被提名诺贝尔和平奖的越南高僧一行禅师（Thich Nhat Hanh）。他告诉我们，其实正念可以发生和融入到我们生活的每个当下。当你在洗碗的时候，当你在开车的时候，当你在走路的时候，不管在做什么，不带评判地去感受和观察身体当下的感觉，觉察每一个不自觉升起的念头，然后放下这些念头，继续保持观察就好。甚至是在你吃东西的时候，都可以练习正念。比如卡巴金教授著名的“吃葡萄干练习”就是我经常在线下课程中让学员体验的一个正念饮食练习。

当然，较为正式和更为仪式化的一种正念练习，也是大家最为常见的，是冥想。有人一听到冥想，可能会联想到高僧这样终日在深山寺庙里打坐修行。实际上，从广义上来讲，刚才说的吃饭、走路、做家务时保持正念，都可以算是一种动态冥想。狭义一点来看，可通过盘坐、唱诵、书写等方式来做静态冥想。当然，**最常见的冥想练习是静坐**。

那么静坐冥想的时候干什么呢？是传说中什么都不想还是要具体想点

什么呢?

通常神经科学家喜欢把冥想分成**专注冥想**和**正念冥想**两大形式(Cahn & Polich, 2006)。所谓的专注冥想，也叫注意聚焦(focused attention)冥想，指的是在特定的时间段里有意识地将你的注意力集中保持在一个特定的事物上，比如你的呼吸。而正念冥想，也叫开放监控(open monitoring)冥想，指的是不加评判和反应地去监控当下的经历，尤其是对自己的意识、想法和情绪的觉察。作为初学者，正念冥想，在一开始通常都会需要利用专注冥想来帮助我们的大脑先安静下来，并减少干扰。然后随着专注冥想的功力见长，对于监控和觉察能力的培养会慢慢变成练习的中心。目的是达成一种状态，即使在没有明显专注物件的情况下，仍然能够保持一种随时能觉察自我意识的状态。通常来讲，尤其是对于初学者，这两种形式的冥想是很难分割开来练习的。

所以说，冥想不是想或者不想，而更多的是在于专注和觉察上。当然，刚开始练习时，你会发现你根本没有办法不想。各种思绪就像空气，无孔不入地钻入你的脑袋。上一章的课后练习，就是希望练习通过对呼吸的专注冥想，以及及时监控到自己的走神情况，来逐渐提升你对自己有意识的觉察能力。

我们在第一章中讲到过，我们大脑中的捣蛋鬼杏仁核经常会造反。你的坏情绪、你的冲动、你的欲求不满，基本都是杏仁核造反的例子。我们要学会安抚好捣蛋鬼，它才能不去劫持大脑CEO，让它好好工作。上一章我们已经了解了正念如何改变练习者的大脑，尤其是杏仁核的密度和活跃度，以及大脑CEO前额叶皮层中的大脑刹车系统。我相信你已经发现，冥想是非常有效的既改变情绪脑又改变思考脑的大脑训练法。

在关于坏习惯和上瘾的章节中，我们了解了神经可塑性的黑暗面，了解了我们的坏习惯和上瘾行为如何顽固难改。我曾在章节后面的“重塑行动”中建议你在犯瘾的时候，可以先停下来给自己两分钟，只是观察自己的感受，而暂时不去行动。这是一种叫作**“驾驭冲动”**(urge surfing)的方法，其实就是正念在帮助抑制冲动、安抚杏仁核方面的一种典型应用。

华盛顿大学上瘾行为研究中心的专家萨拉·鲍恩（Sarah Bowen）曾用“驾驭冲动”法做过一个有趣而“残忍”的实验（Bowen & Marlatt, 2009）。她让24小时没抽烟的烟民带着自己最喜欢的一盒烟来到实验室，然后开始漫长的“折磨”。先让他们“拿出烟盒”，然后“打开包装”，接着“拆开烟盒”，然后“取出香烟”……而在每个指令之间，她都要喊“停，等2分钟”。这一个个两分钟内，烟民唯一可以做的就是去感受这种冲动和欲望带来的身体和情绪反应。最后，折腾了人家一个多小时才好不容易抽上烟，你说作孽吧！

但令人惊讶的事情发生了！实验结束后的第一天，这些人的烟还和平时抽一样多。但从第二天开始，采用“驾驭冲动”方法的烟民抽烟量开始减少。到第七天，这组人的吸烟冲动减少了37%。更令人惊讶的是，自从学习使用了“驾驭冲动”方法，烟民的心情与吸烟之间不再表现出显著的联系。

当你面对香烟、酒精、巧克力、手机等不管什么让你有瘾的事物时，既不需要从冲动上转移注意力，也不需要寄希望于它自己消失，只需要好好观察自己。就像萨拉·鲍恩对吸烟者的解释，无论你是否满足了冲动，它最终都会慢慢弱化，直至消失。如果冲动和诱惑是巨浪，那么当它袭来的时候，你可以把自己当成站在浪尖的冲浪者一样，你不需要与之抗衡或屈服于它，而只是去觉察站在浪尖的感受，观察自己，并相信自己可以接受这种身体的不适感，耐心等待、呼吸，冲动就会慢慢消失。这也是这个方法的英文urge surfing, surf“冲浪”这个词的本义。

学会觉察和接受短暂的不愉快心情和感受，不再一感觉不适就用不健康的习惯（例如吸烟、喝酒等）来获得愉悦，这正是“驾驭冲动”方法背后的初衷。

有一本很有意思的书叫《与手机分手的智慧：从此不再让手机蚕食你的脑神经、鲸吞你的生活》（*How to Break Up with Your Phone*），作者是美国记者凯瑟琳·普莱斯（Catherine Price）。确实，对于手机的过度使用和依赖已经在严重影响我们人类的生产力、创造力、记忆力、注意力、睡眠以及人际关系。

如果我们把“驾驭冲动”的方法运用到对于过度依赖手机的自制中，那么假如你发现自己很想伸手拿手机，练习正念就意味着，与其试图抵抗欲望和批评自己，你只需要注意到自己有股冲动，专注在眼前这一刻，然后可以问自己，大脑与身体里的这股渴望是什么感觉？为什么是现在这一刻有这种冲动？你希望得到什么奖励？或是希望避免什么不开心的事？如果回应这股冲动会发生什么事？如果什么都不做会发生什么事？下一次想看手机时，停下来，深吸一口气，注意到自己出现这个念头就好，不要屈服，但也不必试图赶跑这个念头，只是去观察，先坚持两分钟，看看会发生什么事。

总结一下“驾驭冲动”法，在面对冲动和诱惑时，先给自己两分钟，你可以做以下四步：

（1）觉察和注意到自己的躯体感觉和内心想法；

（2）接纳这些感觉和想法，不做评判；

（3）呼吸，给大脑和身体三思而后行的时间；

（4）拓展注意力，思考下一次冲动的巨浪袭来的时候自己可以怎么做。

在过去，我们在面对冲动的时候，都是用所谓的自控力去对抗和死命忍住，试图不屈服于冲动。可惜的是，大部分情况下我们都会无功而返，越想忍住越忍不住。这时，我们的杏仁核就像一个闹脾气的小孩子一样在那儿大叫，我要玩手机，我一定要玩！与其对抗中的大脑CEO，就会像超级爱讲道理的爸爸妈妈，告诉这个爱捣蛋的孩子，你不可以玩，这个对你不好，或者直接采取无视的策略。最终的结果就是气鼓鼓的小朋友因为没有被满足而更加怨气冲天，跟你闹得更凶。直到最终讲啥道理都不管用，爸妈只好妥协。也就是最终你的杏仁核战胜大脑皮层，而正念的方法，与这种冲突和抑制的方式截然不同。正念的策略是去理解、关照和化解。比如说同样这个捣蛋鬼在那边叫嚣，懂正念的爸妈不会去指责或无视孩子的叫嚣，还是去看到他/她，去接受他/她的感受，但不评判他/她，也不随便妥协。有趣的是，就像求关注的小朋友一样，当大脑里的捣蛋鬼发现你关注了它接受了它的时候，它通常就慢慢安静下来不闹了，慢慢你也可以和它讲道理了。这就是我们的大脑神奇的地方，这也是正念神奇的地方。

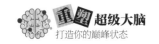

当然，我特别想要指出的是，就如任何形式的运动，都可能带来身体的受伤风险，正念也并非对所有人都万能。部分研究发现，如果你有着未处理过的深埋的创伤，或者有高度的焦虑、抑郁症状，正念的练习有可能引发某些强烈负面情绪的浮现而导致强化这些焦虑、抑郁的精神症状。所以建议你如果有上述问题，先寻求专业人士的帮助和指导。

在这一章里，我们学习了正念的练习方法，尤其是冥想的方法。然后我们学习了如何将正念应用在提升自制力和意志力方面，通过“驾驭冲动”的方法来应对坏习惯和上瘾带来的冲动。

到这一章为止，我们已经学习了很多方法来改变、重塑大脑，提升神经可塑性。这些方法可以独立使用，但如果你能做到整合利用，那效果无疑将倍增。比如你完全可以把视觉化的方法与驾驭冲动练习组合，除了保持正念之外，还想象自己大脑中原来的坏习惯回路越来越弱，新习惯的回路越来越强。

最后，送你一个彩蛋。我自己录制了一个“驾驭冲动”的正念练习，在冲动和坏习惯来捣蛋的时候可以扫描这个二维码去听。

另外，这是萨拉·鲍恩教授亲授的“驾驭冲动”音频的网址，想听英文版的可以去下载来听哦：http://depts.washington.edu/abrc/mbrp/recordings/Urge%20Surfing.mp3。

Rewiring in Action 重塑行动

根据训练篇模块讲过的大脑训练方法，整合一套适合你的独特健脑法，里面可以是视觉化和正念，也可以包括神经操和学习。理论上当然越多越好，但是如果这变成了一种负担，那就失去了它的意义。关键还是要你自己喜欢，然后能坚持下去的，才会有用。

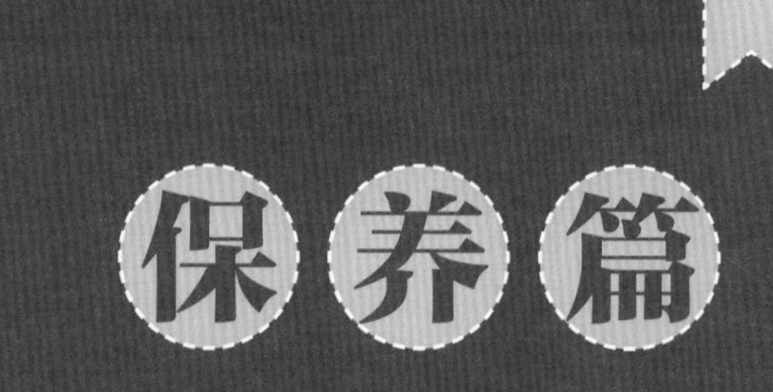

超级大脑养出来

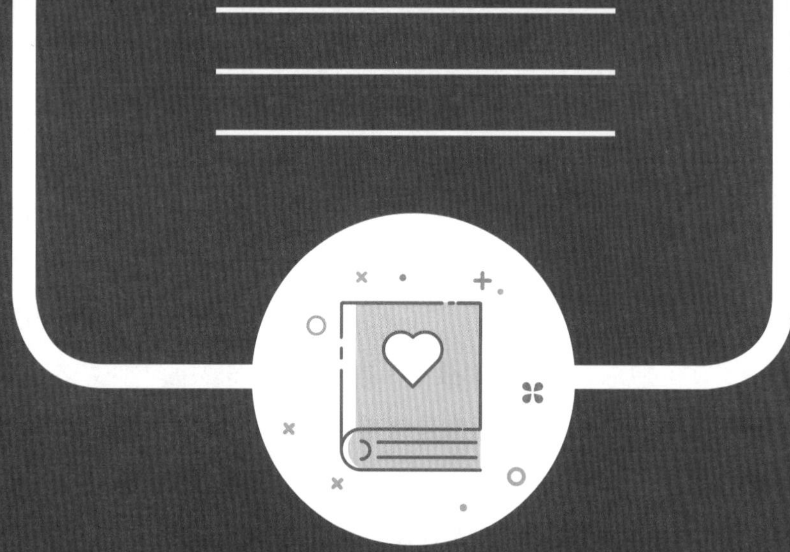

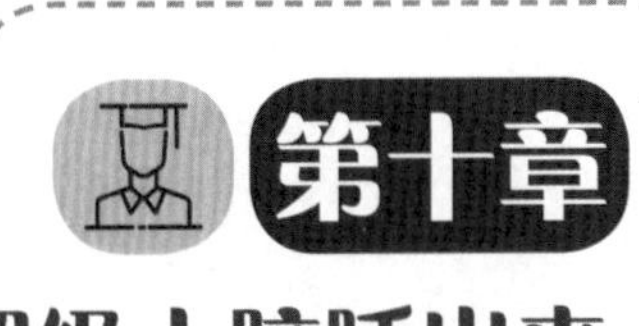

第十章 超级大脑睡出来

从这一章开始，我们将进入到关于大脑的保养模块。今天要讲的是一个对于保持大脑健康和性能不可或缺的秘方：睡觉。

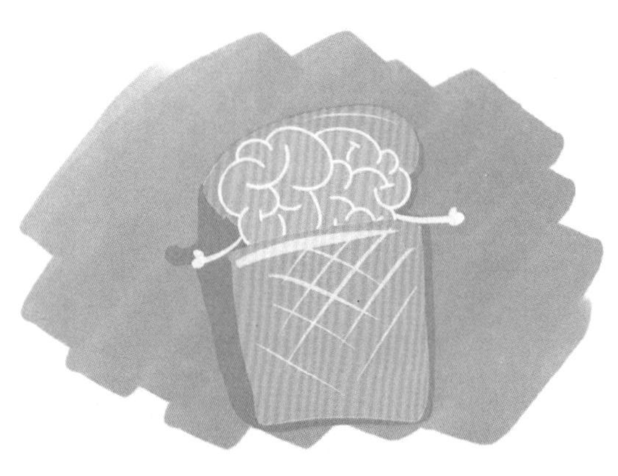

对于女生来讲，睡得少会变丑变老这个我们都知道。睡眠对于身体健康很重要我们也都知道。但是，根据一份《2018年中国90后年轻人睡眠指数研究》的调查数据显示，很多90后虽然都秉持“睡眠是每天精力充沛的来源”，实际却总喜欢“明知故犯”熬夜缺觉。68%的年轻人表示每天根本“睡不够”，57.7%的90后都是深夜手机党。同时，根据《2018中国睡眠报告》显示，从2013年到2018年，中国人均睡眠时长已由8.8个小时降至6.5个小时，平均38.2%的中国人有睡眠问题，比全球平均高出11.2%。

而这种“明知故犯”，是一个全球的趋势。《全球睡眠状况及睡眠认知最新调查数据》公布，这项覆盖13个国家1.5万人的调查显示，仅有29%的被调查者会因未能保持良好睡眠习惯而内疚，远远低于因不规律锻炼或不健康饮食而内疚的人数，而这两项的人数分别占比49%和42%。

话说我以前也是一个明知故犯的规律熬夜践行者。不过我2016年去麻省理工进修应用神经科学的时候，在睡觉这件事情上受到了沉重的打击。每天上课前，老师除了问谁吃过早饭、做过运动之外，总是会孜孜不倦调查谁昨晚睡满7—9个小时了！我当时掐指一算，别说因为时差的缘故睡不够；就算在平时，作为资深晚睡强迫症患者的我，睡满7—9个小时也简直太奢侈太浪费了吧。

虽然熬夜的坏处不是没听说过，但是之前各种对身体伤害的危言耸听我明显都只是听过算过了。但说到缺觉脑子要永久坏掉，这下可还得了，把我吓得赶紧熬夜去查文献。先来看看大脑为什么需要睡觉。

当我们睡眠的时候，大脑的神经元活动竟然和我们醒着的时候一样活跃。那么，**大脑到底在睡眠的时候忙些什么呢**？科学家们发现了至少五大活动。

1. 制定决策。虽然在醒来之后，我们并不会有记忆和意识，但其实我们在睡眠的时候，会继续在无意识当中对白天未完成的事情，进行进一步决策。

2. 制造和整合记忆。当我们睡眠的时候，大脑正忙着建立新记忆，整合旧记忆，关联近期事件与过去记忆。缺乏睡眠会对海马体的功能产生很大的影响，从而降低我们的记忆力。

3. 建立创意连接。睡眠竟然是一种强有力的创造力提升方法。2007年伯克利大学的一个研究发现，我们能够将一些极其疏远或很不寻常的信息在睡眠时达成连接，从而在醒来的时候突然茅塞顿开。

4. 排毒。你有没有想过，我们的身体每天会产生很多废物和毒素，那么我们的大脑呢？其实是一样的。那大脑该如何将每天运作和思考产生的废物和神经毒素排出大脑呢？就是通过睡眠。

5. 学习，尤其是记忆程序化的任务。任何与程序化动作相关的事情，比如开车、打球、舞蹈等，一系列程序化的动作需要在睡眠的时候通过快速眼动睡眠将储存在动作皮层的短期程序记忆输送到颞叶成为长期记忆，从而变成自动化行为。所以，康奈尔（Cornell）大学的一位睡眠科学研究专家詹姆斯·马斯（James Maas）曾说："如果你希望高尔夫球打得更好，那就多睡一会儿吧。"

好吧，大脑竟然在睡眠的时候如此勤勤恳恳。那我们看看**缺觉到底对大脑有哪些危害和损伤呢**？

（1）缺觉让你变笨。哈佛医学院睡眠医学部指出，即便只是短期的缺觉，都能影响判断力、情绪、学习及记忆能力，并可能增加严重意外与受伤的风险。因为我们疲惫时，大脑难以过滤干扰，自控能力下降，而且大脑也难以决定哪些事重要到该注意，而哪些不用。另外，不需要到一夜无眠的程度就能造成短期的睡眠剥夺效果。哈佛医学院的数据显示（Van Dongen, Maislin, Mullington & Dinges, 2003），只要连着一周半的时间每晚睡六小时，在第十天带来的伤害就等同于先前整整24小时没睡。这对于表现的损害相当于血液酒精浓度达到0.1%，超过美国酒精中毒的法定限制。虽然可能主观上意识不到，但这和你喝个烂醉去上班或上课没有本质区别。换算成IQ来讲，一晚睡六小时，第二天智商就降5%—8%。而一整晚没睡或连着十天睡少于六小时，智商就直线下降10%—15%（Swart, 2016）。如果你有着天才般的智商，那掉那么多个点可能还挺牛的。所以你自己掂量一下自己智商落在哪个区间，再决定要不要熬夜。

（2）缺觉除了让我们智商下降，还能让大脑的容量萎缩。在一个牛津大学2014年发布的研究报告中（Sexton, Storsve, Walhovd, Johansen-Berg & Fjell, 2014），147位年龄从20岁到84岁的参与者接受了两次脑部功能核磁共振的扫描（fMRI），中间间隔了三年半。这些人中有35%被判定为缺乏睡眠或睡眠质量低下，而最终的核磁共振结果发现，这部分人的大脑皮层中很多部分（额叶、顶叶、颞叶）的萎缩速度都大大快于没有睡眠问题的人。而这部分大脑是我们理性脑的所在地，所以不睡觉更快变傻是板上钉钉的事了。

（3）缺觉还会死脑细胞！一个北京大学和宾夕法尼亚大学医学院的

联合研究项目发现（Zhang et al., 2014），短期缺觉会使得脑干部位一个叫蓝斑核（locus ceruleus）的区域中的一种特殊蛋白质SirT3上升，这或许能说明为啥我们偶尔熬个夜的时候反而更加兴奋。因为这种蛋白质在我们醒着的时候会分泌，对于我们保持清醒、警觉和集中注意力有很重要的作用。然而，长期缺觉带来的后果是，25%—30%的蓝斑核细胞死亡，导致SirT3蛋白质分泌显著减少。研究甚至发现在某些显著缺觉的大脑中发现了基因突变，此种蛋白质由此停止了分泌。可怕的是，这个损害就目前的科学发展水平来讲是不可逆的、永久的！虽然这个研究让科学家比较兴奋，试图在未来找到阻止这类脑细胞消亡的办法。但就目前来讲，只有好好睡觉才能拯救我们的脑细胞。

（4）更不幸的是，缺觉还会使我们发胖。研究数据显示，当我们睡眠低于六个小时的时候，我们的压力激素皮质醇会上升80%（Samel, Vejvoda & Maass, 2004）。皮质醇的危害我在第一章中有提到一些。它有一个可爱但又让人厌恶的昵称，就是“小肚腩荷尔蒙”。长期缺觉，就会使得我们身体的皮质醇水平长期偏高，那么对于肚腩的后果就可想而知了。

（5）最后放个大招，缺觉会让我们痴呆！之前提到大脑需要在睡眠的时候排毒，而长期缺觉会破坏这个排毒系统。这个令人绝望的研究被发表在2013年的《科学》期刊上（Xie et al., 2013）。研究者发现，当我们在睡觉的时候，大脑细胞间的间隙会比我们醒着的时候扩大60%，从而以10倍以上的速度处理大脑中的毒素和废弃物质。那么，长期的缺觉就导致这些毒素不断在我们的大脑中堆积，而这些脑部垃圾，尤其是一种叫β淀粉样蛋白（β-amyloid, Aβ）被发现和老年痴呆症的早发有很直接的关系！

除了Aβ蛋白，还有一种“有毒”蛋白Tau也总是被发现在神经退行性疾病，比如阿尔茨海默症患者的脑部聚集。2019年初《科学》杂志又刊登了一份最新的相关研究（Holth et al., 2019），发现长期的睡眠缺乏还能导致Tau蛋白在大脑中异常增高。

总而言之，不好好睡觉的，不是这个蛋白就是那个蛋白会让你好看！

唉，我只想说，过去这几十年欠了这么多睡眠债，这可如何是好？

要不，等有空了补觉？补觉会有用吗？非常不幸的是，没用！

虽然这招是大部分缺觉人的安慰剂，可惜的是，研究结果残忍地告诉我们，已经欠下的睡眠债，我们是没法还的。研究发现（Cohen et al., 2010），长期缺觉的人虽然在短期的补觉之后（比如一下睡满10小时），醒过来两小时内脑部性能测试结果和不缺觉的人能保持不相上下。可惜的是，如果30小时不睡觉之后两组人再做类似的测试，这批人的结果就大大不如平时不缺觉的人的成绩了。换句话说，长久欠下的睡眠债，不是说想还就能还的，早晚要拿出点颜色来给我们看看。

有趣的是，午睡时间的长短不同，对于大脑的作用也有所不同哦（Mednick & Ehrman, 2006）。20分钟的午睡，可以提升大脑的警觉性和运动学习技能（motor learning skill），比如弹琴、打字啥的。午睡30—60分钟能让我们进入慢波睡眠（slow-wave sleep），这可以帮助提升决策能力。而90分钟的午睡能使大脑进入快速眼动睡眠（Rapid Eye Movement, REM sleep），这能帮助大脑形成新的神经元连接，也就是说对于学习新知识和提升创新能力起到很关键的作用。

所以你看看，谷歌、脸书、《赫芬顿邮报》（*Huffington Post*）这样的公司里面，到处放着“睡眠舱”，不是没道理的。想要员工创意足，熬夜加班没有用，睡饱睡好才是王道。如果晚上睡不好，要是中午能补个午觉，也不失为上策。

总之呢，缺觉让你变笨、变胖、变痴呆，已经是科学上不争的事实了。至于你是不是一定要继续以身试法，是你自己的决定。已经有的损伤是不可逆了，但从今天开始建立健康良好的睡眠习惯是我们可以做的。

关于如何提升睡眠质量，我相信你一定看到过各式各样的建议和方法。我不多说了，就分享两个**提升睡眠荷尔蒙褪黑素分泌的小秘诀**：

（1）黑。研究发现，我们大部分人家里的照明强度，哪怕是只有日光强度的1%—2%，也会抑制50%的褪黑素分泌，从而导致失眠或者睡眠质量降低（Walker, 2017）。当然，手机等电子产品的蓝光对于褪黑素的分泌影响就更不用说了。所以，除了睡前尽可能少玩手机之外，尽量提前几小时就调暗家中的灯光。另外最好在卧室装上厚厚的遮光帘，像我家卧室，基本上拉上窗帘就是完全暗无天日的，这真的能够提升睡眠质量，尤其是确保你不会太早被日光唤醒。

（2）冷。褪黑素的分泌不但与光相关，还和体温相关。研究发现（Walker, 2017），将卧室的温度调在18.3℃，是对于睡眠来讲最佳的温度。除此之外，为了确保你在睡眠的时候体温下降，在睡前泡一个热水澡，不但能放松身体，还能舒张血管，降低体温，能提升15%的睡眠质量。

（3）正念放松练习。研究发现（Hubbling, Reilly-Spong, Kreitzer & Gross, 2014），经过正念练习的长期失眠患者能尽快入睡，晚上醒来时也能够更快重新入睡，早晨起来感觉更加精力充沛。我推荐你在每天睡前可以做“身体扫描”等类型的渐进式肌肉放松正念练习，提升睡眠质量。

在这一章里我们了解了睡眠对于大脑的重要性。首先，大脑在睡眠的时候，依然在从事五大活动：制定决策，制造和整合记忆，建议创意联结，排毒，学习。当大脑缺乏睡眠的时候，就会让我们变笨、变胖、变痴呆。最糟糕的是补觉也没有用。不过，午睡对我们提升下午的大脑功能很有帮助。最后，我们了解了光、温度和正念放松对于睡眠的影响。所以，要想睡得好，需要保持环境的黑暗、温度的适宜和身心的放松。

想要脑子好，睡觉少不了。希望你从今晚开始夜夜好梦！

Rewiring in Action 重塑行动

这章的刻意练习很简单，就是用我们上节课学的“驾驭冲动”的方法，从今天开始帮助自己改掉睡前用手机的坏习惯，然后调暗灯光，调低温度，睡个好觉。

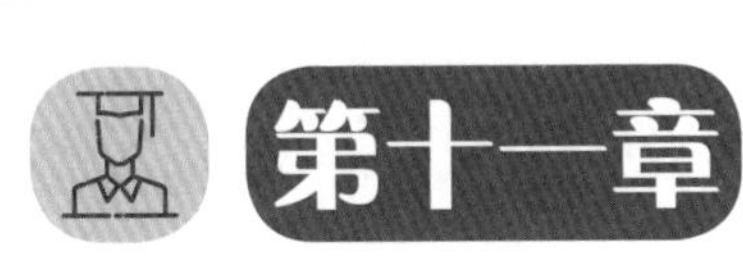

第十一章 超级大脑吃出来

你可能会想，我们第五章的时候不是已经讲过吃了吗？对，第五章我们讲的是如何通过吃来提升大脑神经可塑性。这就像是我们女生护肤，那是做抗衰老保养。而今天我们要说的，更像我们平时做的皮肤基础保养一样。大脑是个大吃货，而且还是个非常挑食的吃货，所以我们要知道给它吃什么。

关于吃，我印象最深刻的是2016年在麻省理工进修时，我们的老师说她一开始看到学校提供给学生的食物时，拒绝教这门课。她对学校说“我是要教学生们如何释放大脑潜能，结果你们要给他们吃这些玩意儿?！对不起，这课我没法上！”结果学校只能特地去找一家能够提供“**脑友善饮食**”的餐饮服务公司，所有食物都要经我们老师点头确认才能供应给我们班级。

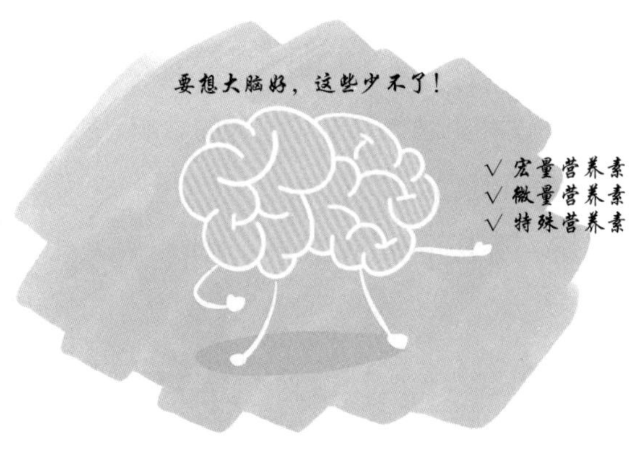

要想大脑好，这些少不了！
√ 宏量营养素
√ 微量营养素
√ 特殊营养素

那么，什么才算是“脑友善”饮食呢？今天我们就来看看大脑的基础

营养需求，包括三大类：**宏量营养素、微量营养素、特殊营养素**。

宏量元素是我们摄入量相对较大的营养元素，包括三大种类：**碳水化合物，蛋白质，脂肪**。当然，并非所有含这三类宏量元素的食物都是脑友善的。那该如何选择呢？

我们先来看第一种宏量元素：碳水化合物。我估计很多女生听到碳水化合物几个字就已经准备敬而远之了。实际上，碳水化合物是身体和大脑能量最基本和最重要的来源。不吃碳水，你可能变瘦了，但同时也变蠢了。其实，既要瘦又要聪明，两者并非不可兼得。

我们发现大脑细胞是无法自己储存能量的，所以需要我们提供持续、稳定的能量供给，而能量最主要的形式就是葡萄糖。

不同食物产热及带来的能量通常用Glycemic Index升糖指数来表示，简称GI。GI低的食物，比如全麦、全谷物、部分未加工的蔬菜和水果这类复合碳水化合物，消化慢，转化为葡萄糖的速度就慢，能让血糖维持在稳定的水平，从而给大脑提供持续稳定的能量供给。

另外，这类食物非常容易产生饱腹感，同时引起较低的胰岛素水平，而胰岛素能够促进糖原、脂肪和蛋白质的合成，从而还能帮助身体燃烧脂肪，减少脂肪的储存，达到瘦身的作用。是不是一举两得呢？至于哪些食物属于低GI食物，任何搜索引擎查一下就可以找到清单。（以下这个网址有多达476种食物的升糖指数，大家可以参考：http://www.sohu.com/a/220603583_373885）。

此外，蛋白质也是大脑不可或缺的营养。身体会将蛋白质消化分解为氨基酸，而氨基酸则是大脑中神经递质的主要成分。通过神经递质，脑细胞之间才得以有效沟通。它们掌控着你的注意力、专注度以及记忆力，还负责调节情绪、欲望、睡眠，等等。

但是，我们大部分人，比如说在美国就有86%的人，神经递质水平并不理想（Ayano, 2016）。那我们需要摄取什么类型的蛋白质，才能帮助大脑分泌理想的神经递质呢？饲养过程中不使用抗生素、类固醇和激素的畜牧农产品是极佳的蛋白质来源，如草饲牛羊肉、散养禽类、野生鱼类、有机蛋类、乳制品等。不过，并非所有人都适合摄入乳制品。目前来看，大部分适合摄入乳制品的人都具有北欧血统，而并不包含我们亚洲血统（Curry, 2013）。

另外，现在越来越多人选择素食。其实选择素食也同样可以获得足够的蛋白质，就是得多花点工夫搭配自己的食谱。

各种营养当中，最常被人误解的莫过于膳食脂肪了。长久以来大家谈脂肪色变，尤其是胆固醇，已经完全被妖魔化了。但实际上，脂肪对大脑来说是至关重要的营养。大脑本身就是一块大肥肉，有很大一部分由脂肪构成的，算净重的话，脂肪占整个大脑的60%之多。另外，胆固醇也有好坏之分。

对于大多数人来讲，破三观的地方在于，研究发现，日常膳食中摄入脂肪少的人，尤其是摄入胆固醇少的人，他们会更容易患上抑郁症，甚至自杀（Marano,2003）。而权威医学期刊《柳叶刀》在2017年曾刊登了一个横跨全球18个国家、样本高达135000人的研究，结果发现那些低脂饮食的人的平均寿命要远低于那些享受黄油、芝士和肉类的人（Dehghan et al., 2017）。而如果你选择胆固醇含量高的饮食，罹患痴呆症的风险则会降低70%之多（Mielke et al., 2005）！另外一个长达32年的跟踪研究发现，胆固醇一旦降低，罹患痴呆症的风险反而提升了（Mielke et al., 2010）。

当然咯，选择什么样的脂肪很关键。大脑喜欢健康的好脂肪——牛油果、橄榄、坚果、椰子油、草饲牛油，另外还有富含脂肪的鱼类，如三文鱼、金枪鱼等都是好脂肪的来源。这些食物中的脂肪不但不会让你发胖，还会让你更聪明、更快乐。

接下来我们来看看大脑需要的第二类营养：微量元素。它包括**维他命、矿物质、抗氧化剂、植物营养素**等。想要大脑达到最佳状态，这些微量元素缺一不可，但就算是健康的食谱也常常会漏掉几个重要的微量元素。第五章中我已经提到过抗氧化剂，今天我们来看几个其他极其重要的微量元素。

第一个是**B族维他命**，素有“快乐维他命”“抗压力维他命”之称，因为这类维他命能改善情绪，提升心理抗压性。

其中维他命B_{12}尤其重要，但很多人的摄入量都不达标。在美国，据估计有约40%的成年人缺乏维他命B_{12}（McBride, 2000）。这可不是小事！这可能导致一系列的精神障碍症，如脑雾、失忆、健忘、抑郁，甚至阿尔茨海默症。

素食者是缺乏维他命B_{12}的高危人群，因为它只存在于畜产品中。还有些人服用的药物会干扰维他命B_{12}的吸收，他们也是易患人群。

第二个是**维他命D**。摄入充足的维他命D能提升你的记忆力，改善情绪，延缓认知能力减退，降低健忘症、阿尔茨海默症的发生概率。近年来缺乏维他命D的人群数量激增。在美国，75%的人口维他命D指数不达标（Ginde, Liu & Camargo, 2009）。

有人认为仅靠饮食和阳光就可以获取充足的维他命D，很遗憾，这是个几乎不可能的任务。首先，含维他命D的食物本来就不多。另外，就光照而言，得看你住在什么地区，以及在什么季节。再说了，如果不做好防晒，阳光可是皮肤衰老的天敌。我敢说，我们中国大部分怕晒的美女都不可能通过充足的阳光来合成维他命D。所以还是乖乖去吃补充剂吧。

第三个是**镁元素**，也是大脑和身体不可或缺的营养。它在欧美营养学界有“矿物元素大师”（master mineral）之称。我们身体的300多种代谢功能的运作都需要镁（Higdon, Drake & Delage, 2015），比如提升大脑的可塑性就绝对缺不了它。镁元素缺乏也是比较常见的。在美国，如果单论镁元素的摄入量，只有25%的人达到了建议标准（Barnes, 2015）。

如果镁元素指标达到了健康范围标准，那么你的注意力、情绪都会有提升，而且你会发现自己的不健康需求，如酒瘾下降了，精力更充沛了，心理抗压性更强了，睡眠质量也更好了。 因为镁元素能使人放松，有助眠的功效，因此也被称为“原始安神剂”（the original chill pill）。而缺乏镁元素的大脑问题就很多，比如阿尔茨海默症病人的大脑中镁的含量就明显低于正常人（Andrási et al., 2000；2005；Vural et al., 2010）。

即使你每天吃很多绿叶菜、坚果、香蕉等食物，通常也较难确保每天400毫克的镁元素需求。所以，选择镁元素的补剂，很有必要，但必须考虑品质。因为廉价的氧化镁补剂大概只有4%能被人体吸收，所以不应是你的首选（Firoz & Graber, 2001）。柠檬酸镁，甘氨酸镁，L-苏糖酸镁，是更好的选择，尤其是L-苏糖酸镁，它的独特之处在于它可以直接穿过血脑屏障进入大脑提供营养。

如果你不想口服，还有一个办法，就是通过皮肤吸收。硫酸镁，通常是存在于浴盐中的镁，内服会引起肠胃不适，但用来泡澡就很合适。

最后，我们来看看大脑需要的其他一些**特殊营养素**。很有可能是你没想到过的。

比如**氧气**。它可是大脑重要的营养，没了它大脑坚持不过几分钟。我们日常获取的氧气当然足够维持生存，但未必足以让大脑高效运转。那么，要如何给大脑更多氧气呢?

背个氧气桶当然是个好主意，但恐怕不是很方便实用！其实，保持良好体态，挺身站直，你的肺活量就可以提高5%了（Alban, 2019）。另外，深呼吸也有帮助。让呼吸从横膈膜开始，就能给大脑和身体更多氧气。多吃新鲜蔬果，这样血液能输送更多氧气给你的脑细胞。如果你抽烟，那么可以戒掉了。吸烟会减少输送到大脑的氧气量。最后，运动！尤其是有氧运动，能帮助大脑获取更多氧气。运动对大脑的益处特别大。我们在下一章具体讲。

第二种大脑特殊营养素是**水**。你的大脑有73%是水分。当你感觉口渴的时候，通常已经脱水2%—3%了。仅仅2%的脱水度就足以妨害你的注意力、记忆力和其他认知能力（Adan, 2012）。

90分钟的流汗让大脑缩小的程度相当于一整年的老化（Kempton et al., 2011），吓人吧？！脱水对大脑的影响还会引起类似痴呆症的症状。一些研究者甚至认为长期脱水可能是阿尔茨海默症的病因之一。摄取充足水分，听起来容易，然而实际情况是，美国75%的人口都处于长期脱水状态（Ericson, 2013），而在我国，90%的青少年饮水不足，成年人的情况也好不到哪儿去（Sohu, 2007）。大家都听过“每天8杯水”的理论，但其实这是个过分简化了说法。更靠谱的做法是按体重计算，每13kg体重每天约需要补充500ml水。当然还要看气温、流汗程度，等等。

第三个大脑特殊营养素是**细菌**。估计很多人会大吃一惊。其实，你的肠道常被称为“**第二大脑**”，因为肠道里竟然也有神经元细胞，而肠道细菌会通过迷走神经向大脑传输信息。“gut feeling”常被我们称为直觉，就是这么来的。肠道菌群紊乱会影响大脑健康，包括情绪变化、大脑发育受损，等等。所以健康有益的肠道菌群就极为重要了。我们可以选择优质的益生菌来补充。也有不少神经科学家推荐泡菜，因为这些发酵过的蔬菜通常价廉物美，还能补充极高数量的有益菌。

这一章我们了解了营养需求大户大脑的饮食偏好。碳水化合物、蛋白质和脂肪，这些宏量元素有健康和不健康之分，尽可能多摄入天然健康的，你的大脑会感激你的。对于微量元素，比如维他命B、维他命D、镁元素等，如果没有精心配比的饮食习惯，不一定能通过食补达到需求，所以可以通过高质量的补剂来补充。另外，千万别忘了给大脑补充足够的氧气、水和益生菌。

Rewiring in Action 重塑行动

这章的刻意练习是去检查一下你的日常食谱，看看你的大脑有没有营养不良，并制订改善计划并予以实行。

第十二章

超级大脑动出来

要说到用运动逆袭人生的，估计你总能在生活中找到一位让你心服口服的。而让我非常羡慕的这个人，叫温蒂·铃木（Wendy Suzuki），是一位日裔美籍的神经科学家。我羡慕她的最大原因是因为她的大学启蒙导师是我非常喜欢的玛丽安·戴蒙德博士，“神经可塑性之母”。当然，温蒂小姐姐走红不是因为她的导师牛，而是因为她用运动逆袭人生的故事，以及对于运动如何改变大脑的研究，给很多人带来了启发。

温蒂是个学霸，三十多岁的时候已经是纽约大学的终身教授了。不过因为天天宅在实验室里，久坐不动，又热爱美食，体重超重近20公斤，没有社交，还遭遇多次相亲失败。此外，作为专业研究记忆的神经科学家，竟然发现自己的记忆力也开始走下坡路。40岁生日的那天，这位小姐姐怒了，觉得是时候改变了。

后来的故事你应该已经猜到了。通过运动，温蒂的生活发生了巨变，逆袭了人生。更有趣的是，她发现自己不但思维更加敏捷，精力更加充沛，连记忆力都提升了。作为一个神经科学家来讲，她必须知道这背后的原因。同时，作为一名神经科学的教授，她也决定将运动带入到她的教学中。温蒂创造性地在纽约大学开设了“锻炼改造大脑”的课程。学生们都是穿着瑜伽服来上课，先运动再上课。这门课取得了轰动性的成功，因为

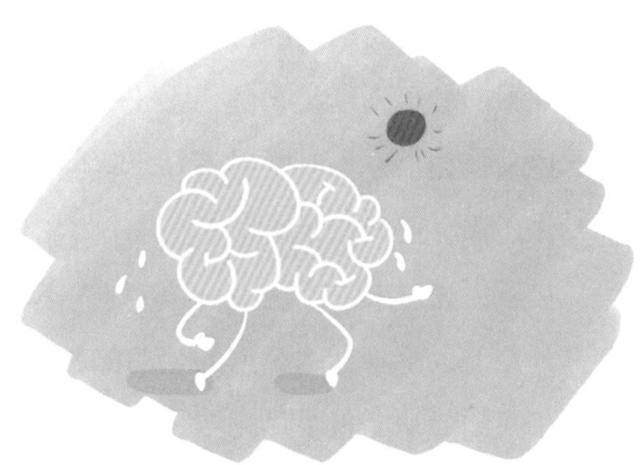

学生们发现，这堂课改变了他们的生活状态，尤其是注意力更加敏锐，视觉空间功能也得到了改善。

那么，运动到底是如何改变大脑的呢？

（1）**运动能够促使大脑中的脑源性营养因子的分泌**。这种营养因子我们在第五章——吃什么保持大脑弹性中讲到过。它是促进神经再生、提升神经可塑性极其重要的化学元素。有研究发现，经常运动的人，他们的海马体的神经元每年以1%—2%的速度增长（Erickson et al., 2011）。理论上来讲，海马体作为我们的记忆中心，会随着年龄的增长而萎缩并伴随脑细胞的死亡。从这个角度来说，运动能够帮助延缓甚至阻止大脑的快速衰老。

（2）**运动能够提升脑部功能，尤其是学习能力**。有研究发现（Weinberg, Hasni, Shinohara & Duarte, 2014），仅仅是20分钟的力量训练就能提升长期记忆力。如果能坚持12周的心肺运动训练，就可以让学习、记忆能力提高至少10个百分点（Pereira et al., 2007）！因为运动能够促进血液循环，使大脑中负责记忆和学习的区域获得更多供血。

（3）**运动还能提升大脑中很多的神经递质，比如血清素、内啡肽、肾上腺素和多巴胺**。这些都是让你开心愉悦的化学物质，它们能改善你的情绪，提升你的注意力。温蒂·铃木就认为，运动简直就是天然的“百忧解”，效果绝对可以和专业抗抑郁药物相媲美，除了肌肉酸痛之外，基本没有副作用。

（4）**运动还有保护大脑的功能**。首先运动能改善神经修复功能，从而保护大脑缓解因为年龄上升带来的认知功能下降。另外，运动还能增强某些健康饮食，比如omega-3给大脑带来的益处，并抵消一些不健康的饮食，比如饱和脂肪给大脑带来的伤害。最后，大脑还可以帮助抵消一部分因为睡眠问题给大脑带来的伤害（Gomez-Pinilla & Kostenkova, 2008）。这么说来，如果你平时吃得不好，睡得不好，但是你认真运动，科学告诉你，你还算有救；但如果吃不好睡不好，还不肯动，那就真的没救了。

接下去我们来看看，大脑喜欢哪些运动呢？

理论上，不管什么类型的运动都对大脑有好处。当然，不同类型的运动对于大脑的功能也不尽相同。想要提升大脑可塑性，长出更多新细胞，那么持续性的、中等强度的有氧运动，被发现是最靠谱的，因为这样的运动特别能够激活脑源性营养因子的分泌。所以持续30分钟左右的走路、慢跑、快走、骑车、游泳、跳绳、跳操等都是很好的有氧训练。

当然这并不表示说力量型的无氧运动对提升大脑功能没有用，实际上力量训练，尤其是高强度间隙训练法（HIIT, high-intensity interval training），对于提升长期记忆和减缓痴呆症的风险有很大的好处。比如短跑就非常有用。短跑运动员的脑源性营养因子的基础水平明显比一般人高，而国际顶尖短跑运动员的脑源性营养因子水平就比业余选手要更高（Correia et al., 2011）。

哈佛大学医学院的约翰·瑞迪（John Ratey）教授，是研究大脑和运动关系领域的顶尖学者。他提出这样一个锻炼方法，以获得运动提升大脑性能的最佳效果（Ratey & Hagerman, 2008）：

第一步：先冲刺短跑30到40秒钟；

第二步：缓慢有氧运动，比如慢跑，五分钟；

第三步：重复以上两步骤五遍。

不过，如果你正感觉压力非常大，希望用运动来帮助解压，那么就不是非常建议你做高强度的运动。因为高强度的运动反而会让身体分泌更多的压力激素皮质醇，那么就起不到减压的作用了。这个时候，可以选择身心合一的运动，比如瑜伽、太极等，不但同样提升脑细胞的新生，还能有效解压。

除了传统的运动之外，还有一个让身体动起来的事情对大脑特别有好处，那就是**舞蹈**。至今至少有400个以上的神经科学研究，已经证实了舞蹈对于大脑的益处。首先，跳舞同样能够促进脑源性营养因子的分泌，提升神经再生和大脑可塑性。另外，跳舞的时候，必须整合大脑不同的功能部位，比如说触觉、音乐、情绪、理性等各个部位。如果你是和舞伴一起跳舞的话，那么不管是你领舞还是跟舞，都能够帮助提升认知功能。一个长达21年的追踪研究比较了不同认知活动对于预防阿尔茨海默症及痴呆症的有效性，发现竟然跳舞拔得头筹，能降低风险达76%，比每周做四次填字游戏高出29%，比阅读高出41%（Verghese et al., 2003）！所以，女士们先生们，在这里必须用科学的名义为广场舞正一下名！当然咯，实际不管是什么类型的舞蹈，都是大脑钟爱的！

另外，如果天气和空气质量允许，大脑更喜欢室外运动。研究发现，脑源性营养因子的分泌和光照有很强的相关性（Molendijk et al., 2012）。这种因子在人类大脑中的分泌量通常能在春天和夏天达到高峰，而秋天和冬天的分泌量就会比较低。当然，还有以下一种活动可能更适合室内。

那就是床上运动。性爱运动过程中大脑会分泌一种叫作催产素的荷尔蒙，绝对是我的最爱，你给我时间的话，我能讲它个一天。它不但能消炎、镇痛、解压，还能增进信任，加深感情，真的是个万金油！那么床上运动的时候，不管男女都会分泌。另外，2010年一个对于老鼠的研究发现（Leuner, Glasper & Gould, 2010），相比只有一夜情的老鼠，有着长期规律床上运动的老鼠，在海马体部位有更多神经元的再生，也就意味着记忆力的提升。当然，这个只是在老鼠身上的研究，对于人类是不是有同样的效果，恐怕只有你自己试了才知道了。

当然了，虽然这个床上运动对于大脑的好处多多，科学家还是建议，要懂得平衡。因为我们之前也讲过，睡眠对于大脑的重要性，如果说因为这件事情而影响和剥夺了睡眠，那么恐怕就会有点得不偿失了。当然这个得失还是你自己判断比较好！

好了，说了这么多运动的好处，可能你要蠢蠢欲动去健身房办卡了。但是我敢肯定，大部分人还是白办的，坚持不了几次。其实大部分人都知道运动对于身体和大脑健康很重要，但还是更加愿意做沙发土豆。那怎么办呢？

第一，选择你自己喜欢的，至少不讨厌的运动方式，把它融入到生活中。说实话，我自己就是那个办了无数健身卡但最后都是作废的人。我不喜欢剧烈运动，所以我通常选择走路。比如现在我出门会穿一双平底鞋，然后带一双高跟鞋在大包里，尽量步行或坐公共交通，这样至少能逼自己走到车站吧。这样一天下来，也有不少步数了。另外，我有一位很好的高管朋友，他的做法是在醒着的每个小时至少达到250步的目标，所以你就会看到他比如一边走路一边开电话会议，比如能走楼梯的就绝不坐电梯，等等。

第二，理想不要太远大，从能够达成的小目标做起。最近我在参加一次活动的时候遇上一个我在几个月前有过一次交流的女性高管。她非常兴奋地跟我分享她在过去十周内的变化。她当初找我的时候有明显的焦虑和抑郁状态，我当时建议她每天花一点时间运动，并养成冥想的习惯。她说记得我跟她讲过，开始一定不要设置过于远大的目标，而是从小目标开始，所以她每天只要求自己做20分钟的运动和10分钟的冥想，而且都是放在每天早上起来状态最好、最有意志力的时候做。这样一整天都能保持较好的状态，而且也不会因为一天下来太忙太累而不去做了。记住，每一次小目标的达成都是一次大脑多巴胺的盛宴，这样多来几回，大脑习惯回路就形成了，运动这件事就变得容易啦。

在这一章里，我们了解了运动对大脑的好处。所以现在你知道，不管是户外还是室内，不管是床上还是床下，不管是跳舞还是走路，都对大脑好处多多。但是，只是知道而不去行动是没有用的。从小目标开始，把运动这件事融入到你的生活里。

比如温蒂·铃木在她的《锻炼改造大脑》（*Happy Brain, Happy Life*）

一书中就分享了很多4分钟健脑小贴士（Suzuki & Fitzpatrick, 2015）：比如和爱人来一场4分钟的枕头大战；在你最喜欢的电视节目插播广告时做开合跳，可邀请家人和你一起做；随着你最喜欢的音乐在办公室、家里跳舞；上班期间，你可以走楼梯去另一个楼层的卫生间；随身带根跳绳，随时随地跳一跳；和你的狗或猫嬉戏玩耍，到处走走。非常推荐你去读读温蒂小姐姐的书。如果实在没时间读书，可以去TED上看她的演讲。

Rewiring in Action 重塑行动

一天里可以让身体动起来的机会很多！有没有从今天的章节中获取一些灵感呢？看看如何在你的日常生活和工作中增加运动量，相信你一定能找到属于你的健身法，然后记得动起来！

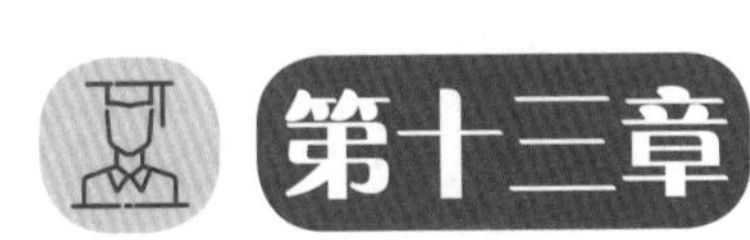

第十三章 大脑杀手：要想大脑好，这些最好少碰为妙！

我们在第五章和第十一章分别介绍了提升可塑性的抗大脑衰老食物，以及大脑平日营养所需的“脑友善”食物。在这一章中，我们要来看看哪些是对大脑不友善的“杀手级”食品。

我们在“超级大脑吃出来”这章里提到了低升糖指数食物是大脑喜欢的。那么相反地，高升糖指数食物就是大脑的第一个杀手了。这类食物通常是精制碳水化合物，包括糖类和深加工的谷物。

先来看看让我们又爱又恨的糖吧。

长期高糖饮食能加速皮肤衰老，并导致肥胖、心血管疾病、二型糖尿病等问题。而除了变丑生病之外，竟然还会让我们变傻变笨！研究发现，长期高糖饮食会导致短期和长期的记忆力减退，并导致肠道菌群紊乱（Magnusson et al., 2015），从而影响大脑整体功能。另外，高糖饮食还会加重大脑内的炎症，进而增加痴呆症、阿尔茨海默症的患病风险（Jo, 2018）。

那么什么算是高糖饮食呢？世界卫生组织和中国居民膳食指南都建议每天糖的摄入量控制在25到50克。一瓶500毫升的可乐，含糖量是52.5克；一杯正常甜度的奶茶中平均含糖量为34克，而有的甚至高达62克（上海消保委, 2017）。所以搞不好喝一杯奶茶就已经过量，再吃个甜品的话，那么可以保证你一天妥妥超标！

这些糖除了藏在可乐、雪碧这样的苏打汽水中，还有在奶茶、咖啡、果汁、运动饮料、功能饮料等含糖饮料中。那么甜品、零食中就更别提了。而在我们江浙沪，连烧菜都是要放糖的。

另外还有一种糖叫**高果糖玉米糖浆**，如果你看到食品包装袋上有HFCS字样，那就是它了。这是一种比普通蔗糖甜六倍的廉价甜味剂，被普遍使用在各种含糖饮料、加工食品、调味料甚至某些婴儿食品中。大量摄入这样的果糖，高血压、高血脂、糖尿病、动脉疾病都可能找上门来。而动物实验显示，大量摄入果糖会导致大脑产生胰岛素阻抗，从而让整体认知功能、记忆力、学习能力和大脑神经再生都受到损害（Stephan et al., 2010; Lowette, Roosen, & Vanden Berghe, 2015）。

可能你会想，好吧，那我就**喝鲜榨果汁**吧。我以前也认为，果汁是非常健康的饮品，直到看到它的含糖量和热量的时候，把我惊呆了！我们来比较350毫升的一听可乐和一杯苹果汁，其中可乐含140卡路里和40克的糖，苹果汁含165卡路里和39克的糖（Healthline, 2019）。所以，你如果想用果汁来减肥的话，就省省吧。当然，果汁中确实含有一定量的维生素、叶酸、钾等营养物质，但是它与未加工水果的区别在于丢失了几乎所有的纤维。最可怕的在于它的含糖量实在太高，也使它成为毁脑食品的重灾区。我在第五章中提到过咀嚼这件事，对于提升大脑可塑性很有帮助。所以，水果还是自己啃着吃最好，而且每天也要限量，否则也会导致糖超标。

那怎么办呢？貌似都没东西吃没东西喝了，那选无糖的总可以了吧。实际上，很多食品标榜自己无糖，但吃起来却还是甜甜的，大多都是因为添加了人造甜味剂——**阿斯巴甜代糖**。我们先来看看它的其中一种成分：苯基丙氨酸。这种化学物质能穿过血脑屏障进入大脑，并可能干扰神经递质的生成。另外，阿斯巴甜代糖也属于化学应激物，会让大脑更容易受到氧化压力的损害。部分科学家认为，这些因素会对学习能力、记忆能力和情绪产生负面影响。比如有研究发现高代糖饮食让人更加易怒，抑郁程度更高，在心理测试中的表现也更差（Lindseth, Coolahan, Petros & Lindseth, 2014）。虽然这大部分的研究都是在老鼠身上做的，但需要指出，对于苯基丙氨酸，人的敏感性要比老鼠高60倍，所以代糖对人类的影响有可能更大（Humphries, Pretorius & Naudé, 2008）。

再来看看精制碳水化合物的第二类：**深加工谷物**，比如白米饭，白面粉和用其做成的一切美食。这类碳水化合物都有很高的升糖指数，通常也有很高的血糖负荷。血糖负荷是根据每餐的摄入量判断食物会让血糖升高多少的一个指数。高升糖指数、高血糖负荷的食物会导致海马体炎症，从而损伤记忆力。研究发现（Roberts et al., 2012），长期高碳水饮食会让轻度心智损伤和痴呆症的患病概率几乎增加一倍！

再来看看大脑杀手二：**反式脂肪**。

反式脂肪是一种不饱和脂肪，天然存在于一些动物产品里，比如肉类和奶制品，但只要适量，就不用对此太过担心。而工业制成的反式脂肪，也被称为氢化植物油，是需要我们尤为警惕的。

摄入大量反式脂肪的人会造成大脑炎症，导致患阿尔茨海默症的风险更大，记忆力更差，脑容量更小，认知能力也容易衰退。反式脂肪还会引起身体炎症，增加患上心脏病、中风、糖尿病、肥胖和癌症的风险，并提升患抑郁症的风险高达约50%（Sánchez-Villegas et al., 2011）！

人造的反式脂肪常见于起酥油、人造黄油、糖霜、零食、预制蛋糕和预包装饼干中。还有一个重灾区在我们通常食用的所谓“健康”的蔬菜油中，比如芥花籽油、红花籽油、豆油等。因为在其提炼过程中会用到化学溶剂，随之产生的就是不健康的反式脂肪。

接下来看看大脑杀手三：**酒精**。

我们古语有云：小酌怡情。适量饮酒，尤其是每天喝一杯红酒，确实被发现有一定益处，比如能促进心脏健康，降低糖尿病患病风险等。红酒里面有抗氧化剂白藜芦醇，它会促进神经再生现象，但同时酒精却会起到抑制作用，正好相互抵消。所以从神经再生的角度，红酒被戏称作“神经再生白喝饮料”（neurogenesis-neutral drink）。这在第五章中我曾提到过。

不过，如果长期过度摄入酒精，比如每天在两杯以上，对大脑的损害是非常严重的，包括会降低大脑容量，使代谢功能紊乱，而大脑中传递信号的关键媒介——神经递质也会受损。

有不少人会用酒精来解压。实际上，酒精作为一种中枢神经的抑制剂，并起不到真正解压的作用，只是暂时麻痹了神经而已。而酒精作为一种外来毒素，大脑会启动防御机制，通知肾上腺分泌压力激素皮质醇。长期居高不下的皮质醇则会给身心和大脑带来更大的危害。

另外，长期过量饮酒的人体内通常缺乏维生素B_1，长期不足会导致大脑病变，患上尼克脑病，主要表现为突然发作的神经系统功能障碍等，最终甚至可能发展成为科尔萨科夫氏综合征（Wernicke-Korsakoff syndrome）（Zahr, Kaufman & Harper, 2011）。这种疾病会对大脑造成严重损伤：包括记忆丧失、视力障碍、头脑混乱、肢体不稳等。

酒精的负面作用还不止这些，它还会打乱人的睡眠规律。也许有一些人觉得喝酒能助眠，但事实恰恰相反，睡前大量饮酒会使睡眠质量变差，导致长期睡眠不足。

此外，**高度加工食品**比如薯片、糖果、方便面、微波爆米花、成品酱汁和预制快餐等，通常含糖量很高，而人工添加的脂肪和盐分也很多。所以也是妥妥的大脑杀手之一。

还有一类大脑杀手是**重金属**，比如水银。作为一种神经毒素，能影响中枢神经系统，尤其会对还在发育中的大脑产生永久损伤。人类通常通过食用鱼类或海产品摄入水银。当然，并非是说不可以吃鱼。鱼类含有高质量蛋白质，还有包括omega-3、维他命B_{12}、锌、铁、镁在内的多种重要营养。通常我们建议成年人每周2到3次，食用比如三文鱼、沙丁鱼、鲇鱼、鳕鱼等水银含量较低的鱼类。而孕妇和儿童尽量避免食用如剑鱼、鲨鱼、

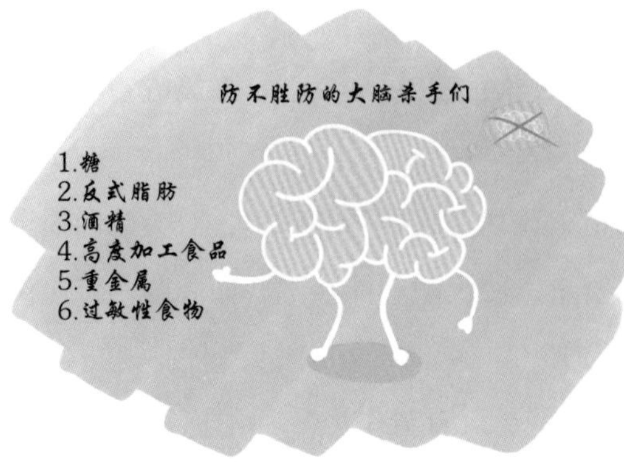

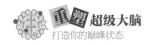

部分品种的吞拿鱼等水银含量很高的掠食性鱼类。一般人这样的鱼每周就只能吃一次，并且该周内就不要再吃其他鱼类了。

最后一个杀手不具备普适性，但你自己必须当心对你来讲**过敏性的食物**。举个例子，人群中大约有1%的人有麸质过敏的问题。另有6%的人，有一定程度的麸质敏感。这些人应该尽量避免摄入带麸质的谷物。但是，剩下93%的人完全没有必要避免麸质，不然反而会弊大于利。最大的影响是无麸质这种低纤维的饮食，从长期来讲对于大脑的影响已经得到科学家的共识，会造成脑雾、思维混乱，甚至抑郁症和焦虑症。此外，英国一个长达26年的纵向研究追踪了多达11万人，发现麸质的摄取并没有增加罹患心血管疾病的风险，而对于没有麸质过敏的人来说，无麸质饮食反而提升了罹患心血管疾病的风险（Lebwohl et al., 2017）。所以，对于没有麸质过敏的人来讲，提倡无麸质饮食是不可取的。

看完这一章，恐怕你又再一次被我们大脑的难伺候所深深折服。比如糖吧，吃也变笨，不吃也变笨，得吃对品种吃对量才可以。脂肪吧，不吃不可以，吃错也不可以。酒精呢，小酌可以，过量就不行了。

总之呢，精制碳水化合物，比如高糖、代糖、深度加工谷物、人工制成的反式脂肪及高度加工食品等都容易造成大脑炎症，导致记忆力损伤，学习能力下降，同时增加痴呆症、阿尔茨海默症等疾病的患病风险。而酒精，如果摄入过量，会对大脑造成非常严重的损害；海产品中的水银则具有神经毒性，尤其会对发育期的大脑造成永久性损伤。最后，小心过敏性食物，比如麸质，如果你对其敏感，也需要尽量远离。

总之，我们要意识到**大脑是一个有着生命的有机体，如果你总是喂它**

毒素和糟粕，但又硬要逼它不断输出精华，这是不是有点不近情理呢?

Rewiring in Action 重塑行动

检查你平时饮食中的大脑杀手，最好列一张清单，贴在显眼的地方，经常提醒自己少碰这些“杀手”。

尽量多吃新鲜、天然的“全食”（whole foods），比如未经高度加工的各种蔬菜、水果、坚果、全谷物、豆类、肉类和鱼类。

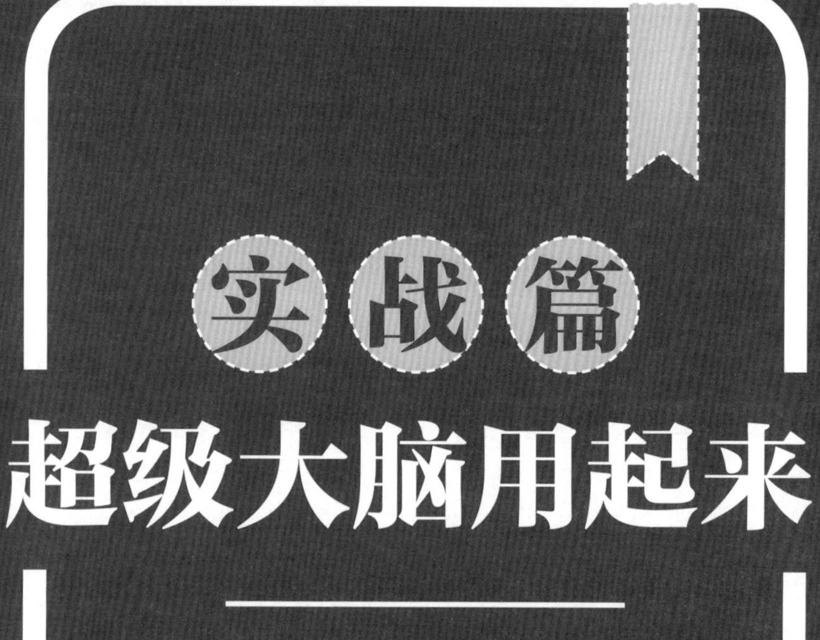

实战篇

超级大脑用起来

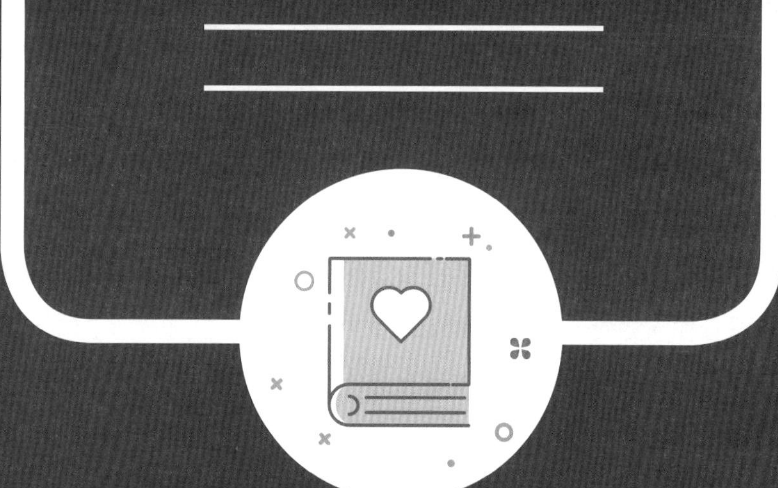

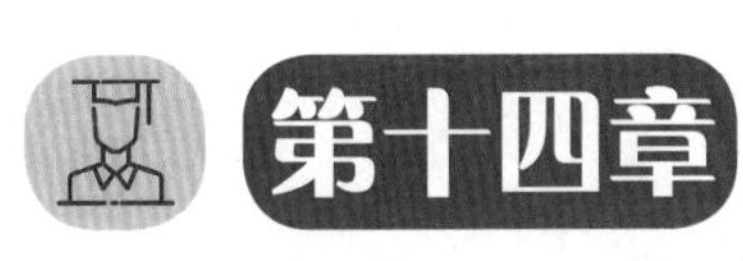

第十四章 提升精力　拯救日常丧

第一节　精神萎靡，累到爆炸背后的元凶

从这一章开始，我们将正式进入本书的第四个模块：实战篇——超级大脑用起来。这个模块将被分成四大主题，包括提升精力、专注力、记忆力和创造力。我们先来看第一个主题：提升精力——拯救日常丧。

可能你属于晚上睡不着，早上起不来的；也可能属于就算睡了八小时，起来还是身体疲惫，精神萎靡的。白天没精神，工作和学习效率就会低下，情绪就会遭殃，要想干点活只好用咖啡因来充当兴奋剂。然后第二天又周而复始。说的就是你吧。

要提升你的精力，首先当然得知道你为什么没有精力。所以我们这一章就来看看你感觉疲劳背后的元凶。

疲劳也分不同的种类，比如说有身体疲劳，你发现你缺乏能量，原本毫不费力的事情变得吃力起来，比如爬个楼梯就气喘吁吁了。还有一种疲劳是心理疲劳，你可能会发现在工作学习的时候，精神萎靡，效率下降，很难集中注意力。

那么到底是什么样的原因导致你累到爆炸呢？我们来看几个最常见的元凶：

1. 第一个元凶：**没睡够**，我们已经讲过，超级大脑需要睡出来。如果你短期缺觉导致的是短期疲劳，如果长期熬夜那一定会长期疲劳。所以这个不用多说，睡够就是了。当然，如果你有任何的睡眠障碍，比如说失眠或者睡眠呼吸暂停，一种在睡眠期间暂停呼吸或呼吸减弱的症状，导致睡眠紊乱，从而导致白天的嗜睡或疲劳现象，那么，建议你去寻求专业的帮助和治疗。

2. 第二个元凶：**没吃好**。不知不觉又回到吃的问题上来了。我们在上一章"大脑杀手"中已经提到，高升糖指数的食物是大脑不喜欢的，因为这样的食物能够导致血糖的快速上升，然后快速下降。英文中把这个情况称为"sugar crash"。这个时候你就特别容易饥饿、易怒、头痛、焦虑、无法集中精神，当然还包括疲劳。

3. 第三个元凶：**食物过敏**。比如上一章我提到的过敏源之一：麸质，就是小麦制品里的面筋。有1%的人群对其有严重的过敏反应，导致乳糜泻这种自身免疫性疾病。还有6%的人对麸质敏感或不耐受。麸质过敏会导致慢性腹泻、腹痛、便秘等肠道症状，还会有偏头痛、易怒、慢性疲劳等精神症状。这些过敏症状常被误诊为肠道易激综合征、乳糖不耐症等疾病，从而延误乳糜泻的治疗。如果你怀疑自己可能过敏，可以进行无麸质饮食一段时间看看有没有症状的改善。如果确诊，需要终生实行无麸质饮食。

4. 第四个元凶：**脱水**。我在第十一章里也提到过喝水对于大脑的重要性。仅是1%—2%的轻度脱水，就已经可以让我们的警觉性下降，注意力涣散。缺水会导致高阶脑区的电解质失衡，从而影响大脑的正常运作，你就会感觉慵懒和疲惫。所以不管你是不是感觉口渴，喝上330毫升的水，你的头脑敏锐度就可以有20%—40%的提升（Rogers, Kainth & Smit, 2001）。

5. 第五个元凶：**咖啡因过量**。可能你觉得很奇怪，咖啡因不是可以提神的吗？怎么反而会让你疲劳呢？这得从咖啡因在大脑中的运作机制说起，颇有一番小三上位似的狗血剧情。事情是这样的。我们大脑的中枢神经系统内，有一种叫作腺苷受体的东西（adenosine receptor）。当我们的身体非常累的时候，就会给大脑发送“哎呀，我好累”的神经信号。这个时候，腺苷受体就会去找它们的原配腺苷（adenosine）这种神经递质来和它们结合。腺苷是我们身体里用来调节睡眠的内稳态因子，因此一旦腺苷和腺苷受体结合，我们的神经细胞就基本不活动了，是时候洗洗睡了。但是，咖啡因出来搞事情了。它和腺苷的化学结构长得非常像，于是就一脚踹开腺苷，霸占了腺苷受体。这个时候问题就来了。身体虽然很疲劳，不断向大脑传递“需要休息”的信号，但是因为原配没有和受体结合，大脑就接收不到身体这些信号，于是就一直蒙在鼓里，继续发号施令让身体各部位加油工作。这个时候，漂浮在大脑中的腺苷无处可去，越积越多，使得大脑中神经元的放电随之增加，这时大脑的反应是“噢哦，大事不妙，有异常情况！”然后赶紧调兵遣将，通知肾上腺分泌肾上腺素（adrenaline）。这是我们的身体在应激反应时分泌的一种激素，它导致我们心跳加快，肌肉紧张，血压增高，肌肉中的血流量提高，皮肤和内脏的血流量降低，肝脏向血液释放葡萄糖，从而获得额外的能量。这就是你喝了咖啡觉得提神的运作机理。

但是，咖啡因其实并没有消除身体的疲劳，而是暂时欺骗了大脑，阻断了身体疲劳的信号。

对于大部分正常人来讲，咖啡因在人体内的半衰期大约是六小时，这意味着如果你在下午3点喝一大杯含有200mg咖啡因的咖啡，到晚上9点时仍然有大约100mg咖啡因留在体内。即使你能够入睡，也会影响睡眠质量，错失深度睡眠的时机，导致第二天一早醒来昏昏沉沉，需要立刻摄入咖啡因才能清醒。日复一日，就会上瘾并进入一种恶性循环。你需要越来越多的咖啡因才能起到相同的提神作用。久而久之就容易造成慢性疲劳。

当然，适度的咖啡因确实可以提升短期的警觉性和精力，而且咖啡因还被发现有保护神经的作用。但如果一天中喝太多，尤其是喝太晚，就会影响睡眠质量，导致长期疲劳。我清楚记得之前在麻省理工上应用神经科学课的时候，老师明文规定下午2点后禁止学校给我们供应咖啡，这背后是有科学依据的。

6. 第六个元凶：**慢性压力**。慢性压力对身体和大脑带来的危害简直是罄竹难书，暂时不在这里一一盘点。但我们必须来看一下，为什么慢性压力会让你感觉疲劳。这就不得不讲这个叫作“**肾上腺疲劳**”（adrenal fatigue）的概念。

通常来讲，我们的肾上腺是用来帮助我们应激的。比如说，当我们的祖先们在丛林中看到一只大老虎正在朝他们奔来的时候，肾上腺就会分泌肾上腺素、去甲肾上腺素以及皮质醇这些压力激素来帮助身体启动“逃跑或战斗”的应激机制。这么说来，肾上腺有点像我们身体里的特种部队，大部分时间它是不需要出马的，只有在紧急情况下，才需要它露个面解个围。糟糕的是，对于大部分的现代人来讲，无处不在的慢性压力源，比如说永远做不完的工作，总是越来越高的目标，这个月还完下个月还要还的房贷，等等等等，都像大老虎一样在追着我们跑。这个时候，我们的肾上腺几乎没有休息的时候，一直在拼命地工作。你想想，特种部队可不能这么给你用，它终有累瘫的一天，这就是肾上腺疲劳。更严重的是特种部队完全罢工，哪怕十头老虎扑上来它也不出动了，这就是最严重的情况，叫肾上腺衰竭。

虽然肾上腺衰竭的情况还不是最常见，但肾上腺疲劳在全世界几乎就像传染病一样高发。肾上腺疲劳带来的后果有比如发胖、免疫力下降、脑子不好用，等等。从疲劳来讲，很明显的症状体现在早晨很难起床，早上10点左右和下午尤其是2点到5点间，很容易精神不振。到了傍晚6点以后，精神状态开始好转。而到了晚上11点左右，不但不想上床，还不知哪来的精力，通常要持续到凌晨1点到2点。如果你有这样的症状，且听下回分解。我会在下一章详细介绍“晚上失眠早上嗜睡”的问题以及解决方案。

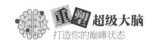

7. 第七个元凶：**慢性疲劳综合征**。如果你有超过六个月以上的不明原因的疲劳，那你要考虑慢性疲劳综合征（Chronic Fatigue Syndrome）的可能性。这是一种目前还没有明确病因和有效治疗手段的慢性病，常被戏称为雅痞病（Yuppie Disease）或者雅痞型流感（Yuppie flu）。如果你在以下八大症状中满足四项，在排除其他疾病的情况下疲劳持续半年或以上，那你可能就中招了：

★ 短期记忆力减退或者注意力不能集中
★ 咽喉痛
★ 淋巴结痛
★ 肌肉酸痛
★ 不伴有红肿的关节疼痛
★ 新发头痛
★ 睡眠后精力不能恢复
★ 体力劳动或脑力劳动后连续24小时身体不适

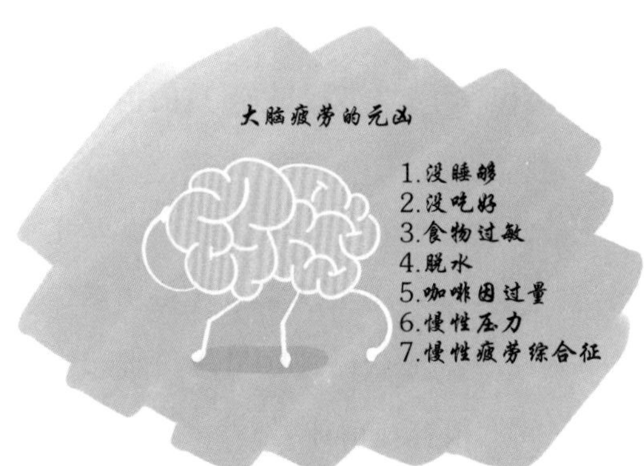

虽然目前的医学治疗手段只限于用止痛药物控制疼痛症状，但有不少研究发现补充镁元素、钾元素、维生素B族，运动等能较为有效地减缓慢性疲劳的症状。

除了以上列举的七大元凶，还有一些生理疾病，比如贫血、甲状腺功能减退、尿路感染、糖尿病、心脏病等，以及心理疾病比如焦虑症、抑郁症等，都有可能导致长期精神萎靡和疲劳现象。

如果你只是短期疲劳，缺乏精力，那么吃好睡好多运动，看看有没有改善；如果是长期疲劳，而且是不明原因的，那么建议你去看医生，获取专业的帮助或治疗。

Rewiring in Action 重塑行动

做一回福尔摩斯，把你自己精神萎靡、累到爆炸背后的元凶找出来！然后在下一节了解如何解决“晚上失眠早上嗜睡”综合征。

第二节　解决“晚上失眠早上嗜睡”综合征

在上一节，我们提到了肾上腺疲劳的概念，因为慢性压力导致长期过度负荷的肾上腺累瘫，严重者甚至进入肾上腺罢工状态。截至2014年的数据显示，全球大概有67%的人有肾上腺疲劳的状况（Wilson, 2014）。

有这种状况的人，通常展现的疲劳是有规律的。我们先一起来具体看看这个规律。

首先，在早上绝对是“起床困难户”，好不容易爬起来也可能各种起床气。即使睡满了7到9小时，醒来也并没有精神饱满、神清气爽的感觉。有些人甚至整个上午都在行尸走肉。然后，通常会在上午10点左右有低血糖反应，比如乏力、饥饿，最好要补充咖啡因、甜甜圈等富含糖和脂肪的东西才能开始干活。下午2点到5点之间精神最为低迷，长度可达15分钟到两小时不等，常常感觉累到恨不得趴下，有些会实在忍不住打瞌睡。到了傍晚6点以后，通常一天中最生龙活虎的时间段开始到来了。而到了晚上11点左右，不但不想上床，还不知哪来的精力，通常要持续到凌晨1点到2点。英文里把这个现象叫作second wind，说的就是这种萎靡之后又重振雄风的感觉。除此之外，周末或者假期如果能比平时多睡上个两小时再起床，通常萎靡不振的情况要改善很多。如果说你的疲劳模式符合上述描

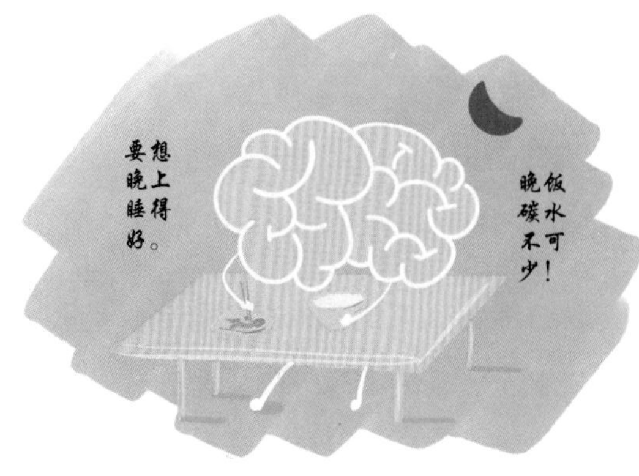

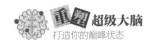

述，那么你可怜的肾上腺很疲劳基本没差了。

那么，像这样的“晚上睡不着，早上睡不醒”综合征该怎么解决呢？

首先，还是离不开吃，而且是属于反大部分人常识的**晚上多吃碳水化合物**。

你估计已经惊掉下巴了，这晚上多吃碳水化合物不是要胖死了吗？实际上科学告诉我们，并非如此。碳水化合物放在晚上吃，不但不会变胖，还能变瘦，并且有安神助眠的功效。这是怎么回事呢？

首先，晚上吃碳水能让人更加放松，心情更好。当我们吃了碳水化合物之后，能帮助身体合成血清素。这是一种让我们感觉开心、放松，并保持情绪稳定的神经化学物质。这也解释了为什么你心情不好的时候特别想吃甜食，因为吃完会感觉开心。抑郁症病人通常最缺乏的就是这种化学物质，所以怎么也开心不起来。

不过，让血清素什么时候起作用很重要。如果白天摄入大量碳水化合物，就会导致血清素升高，而使得身体和大脑过于放松，所以特别容易没有精神、昏昏欲睡。再加上高碳水食物会影响血糖和胰岛素水平，所以大部分人会因为这样的饮食习惯造成白天懒洋洋没动力的情况。你是不是中午饱餐一顿之后就特别想打个盹呢？但如果在晚上摄入健康的碳水化合物，能帮助提升血清素含量，从而放松身心，安神助眠。

第二个晚上吃碳水助眠的原因是因为这能降低压力荷尔蒙皮质醇。它作为一种压力激素，含量过高会让我们高度警觉，甚至焦虑，所以对于睡眠有很强的抑制和负面影响。本书在之前的章节已经多次提到这个“全民头号公敌”。但必须指出的是，皮质醇绝非一无是处。它作为一种类固醇荷尔蒙，对于我们的身体健康举足轻重。比如在正常情况下，它能够帮助我们控制血糖水平和血压，调控新陈代谢，还能帮助消炎，并参与记忆的形成，所以每个人每天都需要皮质醇。只有在其过高和过低以及分泌紊乱的情况下，才会成为我们全民的公敌，带来严重的健康危害。

我们身体里荷尔蒙的分泌通常遵循一个昼夜节律。比如皮质醇在正常情况下，会在每天早上自动上升。所以现在你知道，每天叫醒你的其实不是梦想，而是皮质醇。接下来如果你在一天中没有遇到什么紧急情况，那么皮质醇的水平会慢慢下降，到了晚上就会到达低谷。然后你的睡眠荷尔蒙褪黑素才会上升，这样你才能入睡。但对于肾上腺疲劳的人来说，晚上皮质醇应该降低的时候没降，反而升得更高，所以越到夜里越兴奋，导致入睡困难，就算睡着了质量也很差。而到了早上皮质醇该升高的时候，却没什么动静，所以就算赴汤蹈火地爬起来，也会无精打采、半死不活。

那么，如何让皮质醇该升的时候升，该降的时候降呢？还是得靠吃，尤其是在对的时间吃对的碳水化合物。根据纽约时报畅销书《重置肾上腺饮食》（*The Adrenal Reset Diet*）作者艾伦·克里斯蒂安森（Alan Christianson）医生的研究和临床试验，他提出了用一种叫作“碳水循环饮食法”（carb cycling）来将紊乱的皮质醇调理回正常的分泌节律（Christianson, 2014）。

这背后的原理是利用碳水化合物通常比其他食物，比如蛋白质和脂肪更能提升血糖水平。而当你的血糖上升的时候，身体就会分泌另一种荷尔蒙胰岛素来降低和稳定血糖水平。胰岛素和皮质醇就像一对玩跷跷板的朋友，一个需要上来，另一个才能下去。

所以按照这个原理，我们就可以策略性地吃了。如果你在早餐少吃碳水化合物，那么身体就不会分泌太多胰岛素，从而能将皮质醇维持在一个较高水平。到了中午，通常皮质醇水平在一个中间点，你可以进食正常量的碳水化合物。而到了晚上，如果你能摄入足够量的健康碳水化合物，提升胰岛素，从而降低甚至停止皮质醇的分泌，那么就可以睡个好觉了。

不知道你有没有这样的经历？就是饥肠辘辘的时候很难入睡，甚至有时睡着了也会被活生生饿醒。如果这时候爬起来吃点东西，比如一块面包，反而很快就睡着了。这是因为即使是在睡眠的时候，我们的大脑和身体也需要葡萄糖来维持基本的运作。当你缺乏碳水化合物而导致低血糖的时候，你的身体就需要分解肌肉中的糖原来转化为葡萄糖，而这个过程必须有皮质醇的参与。这就是为什么你肚子饿的时候很难睡着，也很难睡好。

我知道正在认真减肥的小伙伴们，肯定非常担心晚上吃碳水会让减肥成果前功尽弃。由于这种饮食方法比较新，相关的研究还不是特别多。但据已有的几个小型研究而言（Witbracht et al., 2013; Kinsey et al., 2014）结果都比较一致：把碳水化合物放在晚上吃，不但没有长胖，反而变瘦了，体重、腰围、体脂率和BMI体质指数都有所下降，而且还能提升一整天的饱腹感，并改善血液指标。从研究进展来讲，目前还不清楚为什么在晚上吃碳水反而能帮助减重，研究者推测是由于晚上进食改变了瘦素荷尔蒙（leptin）分泌的模式，使得白天食欲下降，从而变瘦。

说到这里，你可能会想，哇，我从此以后可以名正言顺地不好好吃早餐，然后到了晚上则可以大快朵颐了。好吧，我必须要说的是，吃什么可能比什么时候吃更重要。如果你就爱吃薯条、可乐、蛋糕，那么哪怕你再怎么精心挑选良辰吉时，恐怕还是没有谁能保证让你精力充沛，睡眠良好。

正确的方法是，白天尤其是早上要少吃甚至不吃碳水化合物，而是多吃蔬菜水果，尤其是优质高蛋白的食物，这样能够为身体提供氨基酸从而激活大脑中一个叫作食欲素（hypocretin）的系统。这是一个让你保持清醒的神经元组织。而到了晚上，选择多吃一些健康的碳水化合物，比如糙米、粗粮、全麦面包、淀粉类蔬菜、豆类等，则可以成为天使晚餐和消夜。

接下来我们要来看看为什么有些人就算睡满7到9小时，醒来却还是浑浑噩噩的。有一个可能，是你**早上的闹钟设得不对**。这是怎么回事呢？

其实这里牵涉到了一个叫作睡眠周期的问题。理论上来讲，人如果在没有任何外界干扰的情况下，通常平均会在90分钟倍数的时间自然醒来，比如6小时，7个半小时，或9小时。

每一个90分钟是一个完整的睡眠周期，包括入睡期、浅睡期、熟睡期、深睡期和快速眼动期五个阶段，但这里面不包括上床到睡着的时间。如果你很不幸地在熟睡和深睡期或者快速眼动期，也就是我们通常用来做梦的周期里，被可恶的闹钟叫醒，那么你就会感觉极度疲惫。但如果你在一个完整的睡眠周期结束时醒来，就会神清气爽得多。

最幸福的事情当然莫过于每天都能自然醒，但我估计大部分人都没有这么奢侈，所以就需要我们聪明地、有策略地设置你的闹钟了。举个例子，如果你每天把闹钟设在7点，而你是晚上11点上床的。如果你正好花了30分钟的时间睡着，那么早上7点正好是你第五个睡眠周期的结束，这时候起来就神清气爽了。但如果假设你晚上只花了五分钟就睡着了，那么早上七点你可能正进入第六个睡眠周期的熟睡期。这时候被叫醒，简直生无可恋。所以说，你需要根据你每天需要入睡的时间，以及上床到起床剩余的完整睡眠周期，巧妙地设置每天的闹钟。 幸运的是，现在已经有了各种智能闹钟或者手机睡眠智能闹钟APP（比如Sleep Cycle），能够探测你的睡眠周期，从而在对的时间把你叫醒。

在这一章里我们学习了如何用科学吃碳水化合物和科学定闹钟的方法来帮助我们应对“晚上睡不好，白天睡不醒”这样的综合征。我在“超级大脑睡出来”这一章里，讲到了另外一些影响睡眠的因素，比如光、温度、正念等等。我们每个人的身体是独一无二的，所以每个人睡不好原因也可能不尽相同。我们很难在短短一个章节里内去涵盖所有的可能性和解决方案。最重要的在于，找到影响你睡眠的根源，然后再对症下药，才能起到效果。想要睡得好，碳水少不了；想要精神好，闹钟设得妙。或许对你来讲，正好合适。为什么不尝试一下呢?

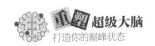

Rewiring in Action 重塑行动 

结合上一章及第十章"超级大脑睡出来"的内容，有针对性地解决你的睡眠问题。

第三节　大脑充能——元气满满每一天

在上一节里我们了解了如何通过有策略地吃，尤其是碳水化合物的吃法，和如何聪明地设置闹钟来帮助自己晚上睡饱睡好，早上醒来精神饱满、活力充沛。那么，关于跟饮食、睡眠、运动、冥想等相关的方法，我们在前面的章节中都已经学过了，所以这一章我们来学习一些新的方法，帮助你的大脑充能，让你每一天都元气满满。

第一个方法是**减少选择**（choice reduction）。与其说这是一个给大脑充能的方法，更精确点说是减少不必要能耗的方法。如果你看了前面的章节，一定已经知道大脑是个大吃货，每天要耗费身体20%—30%的能量。尽管如此，每天能供我们用来思考、决策和自控的认知资源还是非常有限的。不知道你有没有听说过一个叫作"决策疲劳"的概念？说的就是持续地做决定让人的生理和心理产生的疲劳和不舒适感。

美国前总统奥巴马说过："我只穿灰色或蓝色的西装，我不想在吃什么穿什么上面做决策，因为我有太多其他重要的决策要做。"脸书Facebook的CEO扎克伯格，基本每天都穿一样的灰色T恤。他说过："如果我在一些愚蠢或琐碎的生活小事上浪费我任何的精力，都表示我没有做好自己的工作。"

因为我们的每一个决策，小到今天穿哪件衣服，穿哪双鞋，拎哪个包，吃什么早饭等，都在消耗我们极其宝贵的认知资源。等到你好不容易到办公室，一天的限额搞不好已经用掉1/3了。

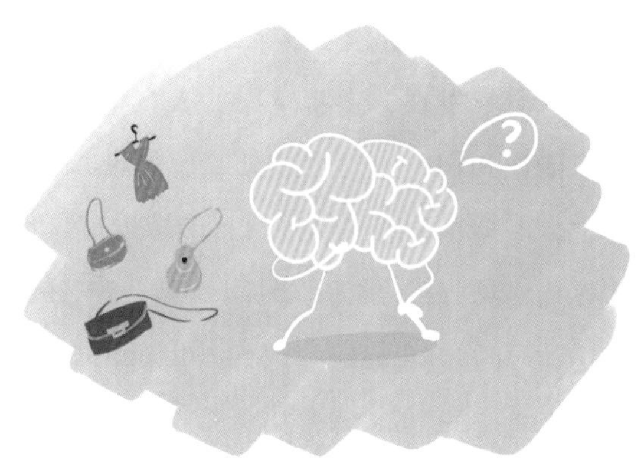

所以，我们有意识去观察一下，就会发现那些极其高效的成功人士几乎都有的一个共同点就是，早上起来有一个morning routine例行公事：比如每天相同的时间起床，吃相同的早餐，在相同的时间点做相同的事情，不管是运动还是冥想等，几乎都是日复一日、分秒不差地严格执行。这是为什么呢？其实就是在减少不重要的决策数量，节省认知资源，降低大脑能耗，以把宝贵的认知资源用在最重要的地方。

当然你可能会说，oh my god，这也实在太无聊了。尤其对于女生来讲，难道为了减少选择，每天穿同样的衣服上班吗？确实有人这么做，但如果你让我每天穿一样的衣服，估计我会抑郁的。曾经看到过两个调查数据，都是统计女生一辈子每天花在选衣服这件事情上的时间加起来有多长。一个调查说约六个月（Hughes, 2016），另外一个说是一年左右（The Telegragh, 2009）。你看，因为样本不同，差别就非常大。你自己估摸一下属于哪一档。

当然，既然我们已经知道认知资源每天有限额，那么如何聪明地去分配和调用就很重要了。如果你在前一天晚上睡觉前就选好明天的衣服、鞋子、包包和早餐，那么你用的就是前一天的认知资源。第二天早上的选择和决策就因此减少了。当然，如果第二天正好是周末，或者你知道第二天没有什么重大决策要做，那你完全可以放任一下，给自己一些惊喜，比如准备一份和平时完全不同的早餐。尽管这些认知刺激（cognitive stimulation）很耗能量，但是能促进神经再生，提升大脑可塑性，当然就是生活中不可或缺的一部分。

第二个方法是**保持感恩**。这个听着很鸡汤，对不对？在西方有不计其数的研究发现，常常感恩的人在精力和能量层面要明显高出对照组。除了能让我们更有活力之外，感恩带来的好处真的不胜枚举。比如研究发现，保持每天的感恩练习，能减少16%的不良身体症状，减轻10%的身体疼痛，增加8%的睡眠时间，提升25%的睡眠质量，甚至还能增加19%的运动时间（Emmons & McCullough, 2003），同时还能明显降低高血压（Shipon, 2007），及焦虑或抑郁症状（Seligman, Steen, Park & Peterson, 2005）。

那么为什么感恩有这么多神奇的功效呢？这个还要从我们大脑的默认设置讲起。对于我们的祖先来讲，大脑的存在最重要功能就是为了保证我们的安全和生存。所以我们的大脑有一个特有的消极倾向（negativity bias），也就是会主动将注意力放在可能会给生存带来威胁的负面信息上。那么感恩这件事情在干什么呢？其实，感恩就是一个非常有效的训练和重塑大脑的方法。科学家发现，仅仅八周的感恩练习，大脑中处理社交认知和同理心的部位，以及负责处理正面信息的奖赏回路等脑部结构都有所增强。另外，在我们大脑的CEO前额叶皮质层中负责学习和决策的内侧前额叶皮质（medial prefrontal cortex），也变得对于正面和积极的信息更为敏感。也就是说，通过感恩，我们其实在有意识地否决大脑的默认设置，并主动训练它抓取环境中的正面积极信息。而这种训练也被证实了很快能产生大脑结构和功能的变化，这就解释了为什么这种新的神经回路和运作模式能带来这么多看似神奇其实必然的长期的身心健康的提升。

那么如何来做感恩练习呢？其实非常简单，可以在每天起床后或睡觉前，花3—5分钟的时间，写下三个你今天要感恩的人、事或物。当然所谓的训练，一定不是每天都写一样的东西，而是要有点挑战和难度才算。所以，试着每天都找到不一样的东西来感恩，像这样的练习，有很多的成功人士奉为每天的必修课。比如美国脱口秀女王欧普拉，就是十年多来如一日，坚持感恩练习的奉行者。她说：“今天就有你可以做的、改变你人生的一件大事，就是开始感恩你的拥有。因为你感恩得越多，你所得的也就会越多。”

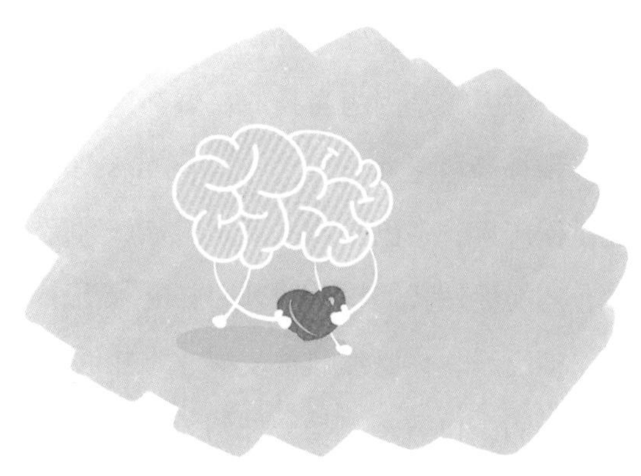

第三个方法是找到意义。你思考过为什么尽管很累很苦，你还在坚持？背后到底是什么在驱动和支撑你呢？可能有些人会说，是每个月的工资呀。当然！但是工资对你又意味着什么呢？是更好的生活吗？是更自由的选择吗？是实现自己的价值吗？是能更好地照顾你爱的人吗？

麻省理工学院和芝加哥商学院曾做过这样一个研究（Ariely, Kamenica & Prelec, 2008），发现在报酬不变的情况下，感觉自己的工作有意义的一组在生产力和工作效率方面，明显比对照组高出很多。

另外，意义感还能够提升抗压和复原能力，同时还保护你的大脑。比如有一份超过900人的研究发现，对于同样可能会罹患老年痴呆症的高危人群而言，在生命中找到意义感的人，比其他没有找到的人要减少一半的患病概率（Boyle, Buchman, Barnes & Bennett, 2010）。研究人员发现，有意义感这件事情能够影响认知储备（cognitive reserve）。这是近几年才被科学家提出的一个新概念。我们可以把它理解为，在年轻的时候往我们的大脑里储备养老金一样。你存的金额越多，老了之后能用的就越多，也就是说出现大脑认知功能退化和病变的风险就越小，时间也会越晚。有趣的是，除了之前章节里讲到的吃啊、喝啊、动啊、学习啊等各种重塑大脑的方法提升认知储备之外，寻找到意义和目标感就像一种新货币，同样能提升大脑细胞抗损伤和抗老化的能力。

另外，在你为之奋斗的目标中有没有他人的存在呢？比如说，想要帮助更多的人？想要给这个世界带来更多的美好？等等。当我们把利他和贡献结合在自己的目标中时，我们发现你就会更快乐、更有耐力和毅力。其中一个原因，是因为当我们在做利他的事情的时候，我们的大脑中就会分泌三种神经科学家称之为“happiness trifecta”幸福三要素的神经化学物质：催产素、多巴胺和血清素。催产素除了能帮助我们减压和疗愈身体之外，还能促使我们提升同理心，寻求更多的社交，并加深与他人之间的关系。多巴胺，你已经非常了解，它能够调动我们的内在驱动力，让你感觉活力满满。血清素，是一种调节情绪的物质，能让你保持快乐的感受。除了这三种物质之外，也有研究发现（Sprouse-Blum, Smith, Sugai & Parsa, 2010），当我们在帮助别人和利他的时候，还会分泌内啡肽。这是一种天然的吗啡，能减轻我们的疼痛感和疲劳感，并能提升在高压下的绩效表现。

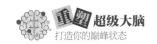

所以，试图去找到那个你为之奋斗的梦想背后的意义，尤其是超越了自我满足和实现的那部分。因为，只是追求快乐和成功，这些目标在短期是可以给你能量和动力的，但这些化学元素产生的作用是短暂不持久的。但一旦你找到目标背后的意义和最根本的驱动力，它能给到你的能量和动力，才是持久的、源源不断的。而且，不但能在当下给你供能，还能帮助你的大脑储备能量供你未来和老年的时候使用。

这一章我们聊到了如何通过减少选择、保持感恩和找到意义来给大脑充能。

在美国有专门的节日让大家表达感激之情。既然我们了解了科学，为什么不把每一天都当作感恩节来过呢？另外，也愿你不忘初心，每天元气满满！

Rewiring in Action 重塑行动

1. 检查一下你一天的生活和工作，看看哪些决策/选择是可以被减少的？看看如何可以减少选择，建立起一个属于你自己的morning

routine!

2. 每天花三分钟的时间写下自己感恩的人、事、物，先坚持21天，看看自己的心情有没有变化。

第四节　听这些音乐，迅速恢复脑力和体力

在这一节里，我们要来看看音乐对大脑的影响，尤其要了解如何听对音乐来迅速恢复和提升你的脑力和体力。

“音乐对大脑究竟有什么样的影响？”这个问题活生生给催生了一个新学科——神经音乐学，专门研究神经系统对音乐的反应。

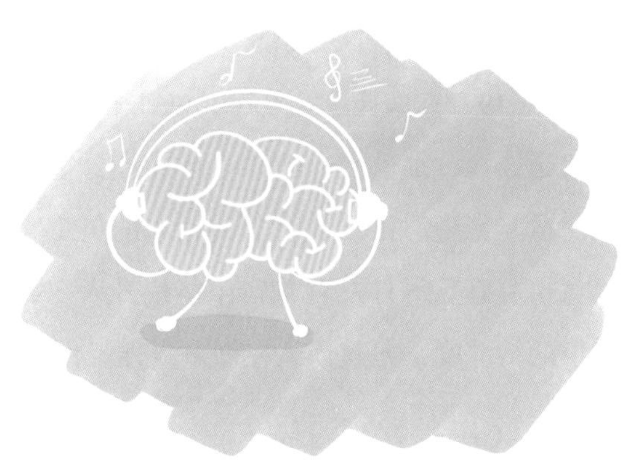

那么，我们当然要来看看目前已知的答案。

首先来看看，玩音乐对大脑有什么影响？

大脑扫描显示，**音乐家的大脑与普通人的大脑有明显区别**（Gaser & Schlaug, 2003）。他们的大脑体积更大，联结更紧密，并有着更敏锐的感受能力。他们的工作记忆、听觉技巧、认知弹性都优于常人。另外，音乐家的大脑结构更对称，听音乐时的反应更同步。他们大脑中负责动作控制、听觉信号处理和空间引导的区域也更大。音乐家还拥有体积大过常人的胼胝体。这是负责在左右脑之间传输信号的神经纤维。胼胝体更大，说明音乐家左右脑之间的交流更通畅。

那么，如果不玩音乐的，就只是听听音乐，对大脑有没有影响呢？当然，而且影响多到不胜枚举，那我就来举其中几个吧。

1. 音乐能改善情绪

激昂向上的音乐可以提振情绪。音乐影响大脑的途径很多，促进多巴胺的生成是一种方法。多巴胺一多，你就开心啊！想要多点多巴胺，“随机播放”是个好办法。当你最喜欢的歌在随机播放时忽然响起，你会为之一振，此时体内的多巴胺水准也会达到一个小峰值。另外，音乐还能缓解慢性压力，因为能有效降低压力荷尔蒙皮质醇的指数。

2. 音乐能提升效率

有充足证据表明大部分人在工作时听点音乐会更有效率（Fox & Embrey, 1972；Lesiuk, 2005；Angel, Polzella & Elvers, 2010）。如果音乐由你自己选择，那就更有效了。同为办公室职员，相比那些无法自由选择音乐的员工来说，可以自行选择音乐的员工完成任务的速度更快，想出来的创意也更好。另外，背景音乐能提升人在完成认知型任务时的表现，提高做事的精准度，尤其让人在做重复性工作上更有效率。

3. 音乐能激发善意

听音乐能让人更愿意付出时间和精力去帮助别人。研究发现，跟伙伴一起玩音乐，或者去听现场音乐会能促进脑内催产素的生成。催产素有“信任荷尔蒙”“道德荷尔蒙”之称，因为这种激素能促进人与人之间的信任和情感联系。有证据表明音乐爱好者催产素猛涨的体验能让他们变得更慷慨，也更值得信任。尤其是在大家都喜欢、欣赏音乐的场景里，比如跳舞，一起演奏音乐或去听音乐会时，友爱互助的气氛会特别浓厚。音乐的亲社会效果在成年人和儿童身上都有体现。即便是14个月大的婴儿，听音乐也能让他更乐于助人（Cirelli, Wan & Trainor, 2014）。另外，充满正能量的歌词能影响你友善和慷慨的程度，甚至能影响你消费的方式。研究发现（Jacob, Guéguen & Boulbry, 2010），餐馆中放的音乐越欢快，食客结账时给的小费就越多。

4. 音乐能提升智力

对于孩子来讲，音乐早教能提升大脑可塑性，拓宽大脑成长和改变的空间。对比没有音乐背景的孩子，受过音乐教育的孩子通常在语言、阅读、数学、科学等科目成绩更好，运动技能也更出色。音乐被发现能促进大脑神经元的连接，并小幅提升智力，比如空间智能，这是一种对事物组合运作的理解能力，所以对于建筑、工程、数学和计算机科学等需要很强空间智能的学科都有很好的促进作用。

伟大的科学家爱因斯坦就是位技艺高超的小提琴演奏家，音乐可以说是他的一生所爱。他曾说过："我的科学成就很多是从音乐启发而来的。"

5. 音乐能保护大脑

相比其他休闲活动，音乐能更有效地抵御记忆力问题和认知能力的衰退。听音乐的老年人在工作记忆方面表现出了显著的提升（Mammarella, Fairfield & Cornoldi, 2007）。相比那些没有音乐背景的同龄人，受过音乐熏陶的老年人在认知力测试中得分更高，头脑也更灵活（Lehmberg & Fung, 2010）。巴菲特就是很好的例证，大家都知道他是全球最成功、最富有的投资人之一。但他还有个隐藏天赋——88岁高龄的他还经常弹奏乌克丽丽，如此高龄还能保持这么敏锐的头脑，音乐的力量可以说是功不可没！

既然听音乐有这么多好处，那么，听哪种音乐最好呢？这个问题其实没有标准或最佳答案，只能说要看具体情况。首先得看你的诉求。举个例子，如果你是想用音乐来提升工作效率的，那么研究发现，79%的人工作时听音乐会有积极收效，而21%的人在无音乐的环境里反而表现更好

（Haake, 2016）。所以首先需要确定你是否适合在工作时听音乐。

在这里我推荐一个网站，你可以先通过它来测试音乐对你的工作状态是否有益。如果是，系统还会为你量身打造一个歌单：https://www.totaljobs.com/music/。

测完我们再来看，如果要提升脑力，听哪些音乐可以帮到我们呢？

1. 你喜欢的音乐

每个人对于音乐的口味必然不同，甲之蜜糖，乙之砒霜。大脑中到底有多少区域能被音乐激活是因人而异的，取决于你的音乐背景和音乐品位。但是，神经科学家用功能核磁共振扫描（fMRI）发现，当我们听自己喜欢的音乐的时候能更有效地促进大脑的血液循环和神经元连接。迈阿密大学的一个研究发现（Lesiuk, 2005），对于重复性劳动来讲，工作熟练度达到一定程度的人在听自己喜欢的音乐时，能够更快地完成任务，并且比没听音乐的人有更好的创意。

2. 自己没感觉的音乐

你可能在想，刚说要听喜欢的音乐，怎么马上就出尔反尔了呢？这个取决于你的诉求。因为研究发现（Huang & Shih, 2011），如果你需要的是绝对的专注，那么在选音乐的时候需要尽可能避免你非常喜欢或非常不喜欢的音乐类型，因为这样的音乐常常会唤起你的兴奋度和强烈情绪，从而使你分心。

3. 包含大自然声音的音乐

研究发现（DeLoach, Carter & Braasch, 2015），大自然的声音，比如溪水声、鸟叫声、雨声、海浪声，等等。这些声音和白噪声有点类似，一方面能掩盖背景中可能有的人声，另一方面还能够提升认知功能，改善专注力。

4. 没有歌词的纯音乐

研究发现，单纯的噪声通常不是让我们降低效率的罪魁祸首。真正让我们容易分心的是有意义的文字。所以当你听到有人在讲话或者是乐曲有歌词的时候，我们的大脑第一反应就是会试图去辨别到底在说什么。所以，2008年剑桥声音管理机构的一个研究发现（Haapakangas, Helenius, Keskinen & Hongisto, 2008），48%的白领工作者都会因为音乐中的歌词而分心。所以说，比如你想学习，大脑需要处理新的信息，这时候有歌词的音乐就不是很适合，因为歌词可能会让你分心。但如果你要做的是重复性、机械性的工作，那么选有歌词的就没有问题。

5. 选择合适的音乐节奏

加拿大的一个研究发现（Schellengerg, Nakata, Hunter & Tamoto, 2007），在做IQ测试的时候听快节奏的音乐，通常IQ分数会有所提高。当你希望能提升效率和心情的时候，科学家通常推荐快节奏的巴洛克风格音乐。而如果你想放松心情，减轻压力的，那么慢节奏的小广板（larghetto）会比较适合（Vijayalakshmi, Sridhar & Khanwani, 2010）。

最后，必须提醒你的是，听音乐时的**音量千万不要太大**！虽然有研究发现，大声的音乐能刺激大脑进行更为抽象的思维。但是，从另一方面来讲，太响的声音会降低大脑处理信息的能力，更可怕的是，一旦声音过响，比如超过85分贝，超过八小时就会杀死我们内耳中的毛细胞，而导致听力的永久性损伤（Chepesiuk, 2005）。

所以不要在太吵的地方，比如说马路上听音乐。通常马路上的噪声是70分贝左右，大部分人要调到90分贝左右才能在这样的环境下听得清楚。如果真要听的话，建议你考虑配备降噪耳机，降低对听力的伤害。你想，音乐这么好，千万要保护好你的听力，才能去欣赏和陶醉啊！

最后我们来看看，如果想要快速恢复体力，该听什么音乐呢？

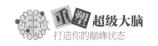

那就让我在这节的最后送你个彩蛋吧：经科学证实的世上最让人放松的一首曲子 *Weightless*，能缓和心率、血压，降低压力荷尔蒙皮质醇指数，减轻高达65%的焦虑感（Curtin, 2019）！其实如果你能去找到这张Marconi Union的专辑 *Weightless*，里面不只有这一首乐曲。整张专辑是由声音治疗师团队和音乐人共同根据科学专门创作的。想要放松心情、减轻焦虑，尤其是用来助眠、恢复体力的，这张专辑绝对是不二之选。实际上因为这些音乐实在太令人放松了，所以创作团队提醒你千万不要在开车的时候听。

除了这张专辑之外，还要推荐一个歌单。这是由英国国际思维研究室（MindLab International）通过实验测试出的目前市面上最科学、最令人放松的10首乐曲。包括 *Weightless*。如果你想要这个歌单，可以扫描我的公众号“玩转大脑BrainHacker”，输入“歌单”，就能收藏了。

在这一章中，我们了解了音乐对于大脑的影响。比如，玩音乐能改变大脑结构，而听音乐能改善情绪、提升效率、激发善意、提升智力和保护大脑。如果要提升脑力，根据你不同的诉求，可以听你喜欢的音乐，也可以听没感觉的音乐，包含大自然声音的、没有歌词的、有合适的节奏的音乐。当然，还有很重要的一点就是一定要控制音量，保护听力。如果想要通过音乐来降低焦虑、迅速恢复体力的，记得听 *Weightless*。

尼采曾说：“没有音乐，生命是没有价值的。”黑格尔更夸张，他说:“不爱音乐不配做人，虽然爱音乐，也只能称半个人。只有对音乐倾倒的人，才可完全称作人。”我想，按照黑格尔的标准，我们可能很多都算不上人。但是，不管怎样，多听音乐、多玩音乐一定没有坏处。

Rewiring in Action 重塑行动

参考这节课的内容，根据自己的需求制作几个不同主题和需求的歌单。

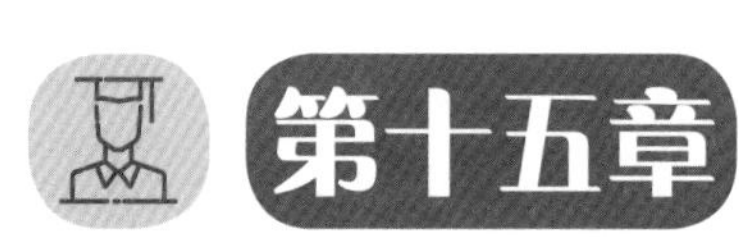

第十五章 提高专注力　加速完成工作

第一节　容易分心，无法专注？原来是大脑的错

从这一章开始，我们将进入实战篇——“超级大脑用起来”的第二个模块：提高专注力，加速完成工作。在这一章里，我们将要来了解一下，为什么你这么容易分心，无法专注？到底问题出在哪里？

如果你还记得我在第十四章第三节讲到的“决策疲劳”的概念，你就会知道，我们的大脑每天用于思考、决策、专注和自控的资源是有限的。所以说，如果你又累又饿，或者已经全神贯注了大半天，把一整天的大脑能量预算都用完了，那么你无法继续专注，就完全情有可原。我们要记住，你的大脑是一个有机生物体，不是一台冰冷的计算机。

但是，如果你不管在什么时间段，不管在什么情境下都很难专注，那就另当别论了。这是我们今天要探究的问题。

那么，到底是什么让你无法专注、容易分心呢？原来是你的大脑。

我们的大脑特别容易受到干扰，第一种叫外源性干扰，也就是外在的事物和环境因素让你分心。第二种叫内源性干扰，是来自于你大脑和身体内部产生的想法、情绪、感觉等对你产生的干扰。

我们先来看第一种，外源性干扰。这种干扰通常与你所处的环境有很

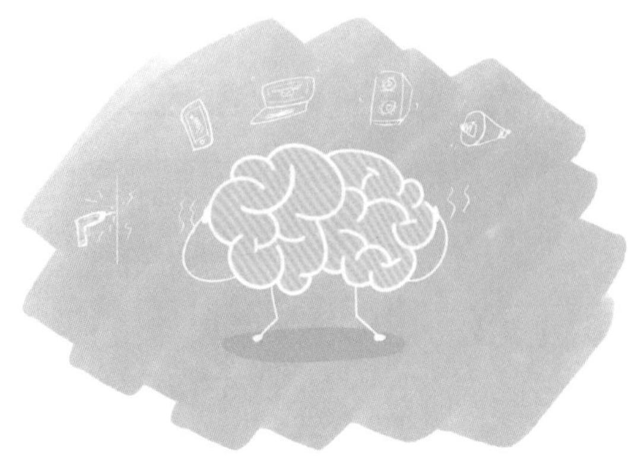

大的关联。比如你明明想要全神贯注完成手上的工作，但是一会儿你感觉有个人影从你眼前晃过，一会儿又不知哪来一个奇怪的声音。你准备不去猜到底是什么声音，但是此时你的手机铃声又响起，你一看是个骚扰电话，决定不接。没一会儿，电脑提示你有新邮件，手机提示你有新信息，搞不好同事或老板又在这时要求你去开会。真是应接不暇，搞了半天，本来信誓旦旦要做的事情基本没有进展。

哈佛医学院的爱德华·哈洛韦尔（Edward Hallowell）博士是美国一位研究注意力的专家。他提出了一个叫作**注意力缺乏症**（Attention Deficit Trait, ADT）的概念。这和通常意义上的注意力缺失紊乱（Attention Deficit Disorder, ADD）或注意缺陷多动障碍（Attention Deficit Hyperactivity Disorder），即我们常说的多动症，是有本质区别的。后两种通常和基因有关，而注意力缺乏症作为现代大部分人的通病，完全是由环境因素引起的，而且是日复一日逐渐发展起来的。

2015年，微软发布了一项在加拿大对2000名志愿者做的一项关于注意力广度的研究（McPadden, 2015）。所谓注意力广度指的是我们在单项行为中集中注意力的持续时间。结果发现，我们人类的注意力广度已经从2000年的12秒，下降到2013年的8秒，平均比金鱼还要短一秒。想想多年以后的现在，估计已经比8秒还要短了。此外，这个研究还发现，使用数字设备越多的人，越难集中注意力；而越早使用智能产品和经常使用社交媒体的人，越难长时间专注在某一事物上。

这个研究在当时引起了很大的轰动，曾被《纽约时报》《时代周刊》等媒体大肆转载和报道。虽然这个研究后来被某些学者质疑，但是，毋庸置疑的是因为互联网和电子设备的普及，上一次你安安静静坐下来读一本书，或者认认真真喝一杯咖啡，而不是一边喝一边看手机，大概是什么时候呢？

对于现代人来讲，最容易让我们分心的一个外源性干扰莫过于互联网和电子设备的普及了。最近的调查显示，全球网民的平均上网时间已经达到了6小时/天。而《2016—2017年中国青年网民网络行为报告》数据显示，中国年轻人绝对没有拖全球的后腿。我们的80后平均每天上网6.2小时，90后是时间最长的，平均每天6.5小时在线。

另外，据德国数据统计互联网公司的调查发现，我们平均每6.5分钟就会看一眼手机，假设一天睡8小时，那么清醒的时候一天要看150次手机，有些人估计更多。

为什么我们对于电子产品如此依赖呢？牛津大学心理学教授安德鲁·普日比斯基（Andrew Przybylski）提出了**错失恐惧症**（FOMO, fear of missing out）的概念。就是人们通过频繁看手机，刷微博、朋友圈等社交媒体，来提升安全感，因为害怕自己一旦错过什么重要的信息或潮流而落伍。

其实，不单是对于错失的恐惧，无处不在、无时不在的干扰还导致大脑超载，使其面临长时间的低强度恐慌。这种恐慌的代价是大脑捣蛋鬼杏仁核长期保持过度警觉和活跃，使得血液循环过度集中在情绪脑而很难到达你的大脑CEO，而这里才是让你能够保持专注力的所在地。长此以往，你的大脑运作模式就被改变了。

美国加州大学洛杉矶分校的研究者曾扫描了重度网络使用者和网络新手的大脑之后，发现两者的大脑活动很不一样（Small, Moody, Siddarth & Bookheimer, 2009）。但是，那些网络新手在短短五天之后再来进行脑部扫描的时候发现，只需每天一小时的上网时间，五天之后他们的大脑活动就已经与上网老手的不相上下了。我们的大脑就是这么有弹性，就是这么容易被重塑。这就是我在第四章提到的神经可塑性的黑暗面。正是因为大脑的可塑性，你可以正向重塑它，也可以反向重塑它。

所以，对于外源性干扰而言，我们这么容易分心，是因为大脑运作模式太容易被这些干扰重塑了。所以说，这是大脑的错。

说完外源性干扰，我们来看看大脑所受的第二类干扰，内源性干扰。这是一种怎样的干扰呢？

英国软件公司Silktide的创始人奥利弗·安博顿（Oliver Emberton）曾有过一个非常贴切的比喻。他说我们的大脑就像灌满了蜜蜂的沙滩排球，上百个互相矛盾的冲动想法把我们推向不同的方向。而我们迫不及待想完成全部的事情，比如想同时既锻炼身体又学习英语，还想同时能吃比萨。这些冲向不同方向的蜜蜂，把沙滩排球推向各个方向，最终结果是，球除了因为重力掉地上了，哪儿也没去成。

那么，好奇的你有没有想过，大脑中这么多蜜蜂到底是哪里来的呢？

一位叫马库斯·E·雷切尔（Marcus E. Raichle）的神经科学家在大脑中发现了一个叫作**默认网络**的脑组织（Default Mode Network, DMN）（Raichle et al., 2001）。这绝对是一个偶然的发现。因为在过去，我们都认为大脑在休息和发呆的时候是不消耗能量的。但科学家不小心发现，其实大脑在没有使用它的时候竟然活生生消耗了我们每天20%的能量，而你就算再卖力烧脑，顶多也就多用5%的能量。所以科学家就很好奇，这20%的暗能量到底去哪儿了呢？原来，大脑就像一个24小时待机的设备，以确保随时快速应对可能有的任务。也就是说，大脑内部随时保持着活跃，没有闲着，更没有关机的时候。而这条网络的功能强大，比如我们的自我意识、自我反思、判断评估、创意孵化、记忆整合、规划未来、道德推理等工作，都需要在这条网络开启的时候才能进行。

但是，这条网络同时也是众多问题的孵化器。比如，研究发现，抑郁症、自闭症、精神分裂和阿尔茨海默症等疾病，问题都出在这条网络上。对于我们一般人来讲，大脑里到处乱跑的蜜蜂就是从这条网络来的。研究发现（Hardy, 2018），我们成人每天会产生12000到60000个想法，都是默认网络的产品。

我们大脑里还有一个网络，叫**任务正激活网络**（Task Positive Network），也叫**注意网络**（Attention Network）。顾名思义，就是我们有意识地将注意力转移及专注到某个事物或某个任务上，及专注到当下的环境和身体感官感受上时，这条网络就被启动了。

默认网络和注意网络简直天生势不两立。我们有时也把它俩比作神经跷跷板，也就是一个开启另一个必定关闭。那么问题来了，为什么我们明明有注意网络，但却这么容易分心呢？原来，我们发现，大脑的默认网络通常天生都极其强悍，而没被训练过的注意网络则极其弱小。所以跷跷板上一边是个大块头，一边是个小不点。这画面你自行感受一下。

所以，我们这么容易分心，不是你的错，是内源性干扰的错，也就是强悍的默认网络的错。

我们今天从外源性干扰和内源性干扰两方面和大脑找了一下碴。说来确实都是大脑的错，但千万别忘记，因为神经可塑性，你有强大的纠错和自我修正功能，所以找完碴之后，接下来就是你自己的事了。

关键是，该怎么做呢？在后面的章节中我还将陆续介绍各种防止分心、提升效率的方法。但有一种方法我已经在之前的章节中隆重介绍过了，那就是正念。实际上，每一次你把注意力拉回当下的时候，都是在帮助注意网络撸铁，而它就会因为你不断地练习而日益强大。而它一旦强大，就可以和一样强大的默认网络抗衡。所以，对于外源性干扰，你就可以置若罔闻了；而对于内源性干扰，你也可以降龙伏虎了。而最终的结果就是，你可以随心所欲在注意网络和默认网络之间自由切换。

Rewiring in Action 重塑行动

要想把注意网络练强大，正念练习不能停！你一直在练吗？

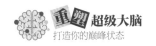

第二节　你的大脑是多线程处理器吗？

你的大脑是多线程处理器吗？很多人应该会很骄傲地回答是，因为我们平时不都是一心多用的老手吗？在现如今如此高压的生存环境下，几乎很少有人有这个奢望在同一时间只做一件事；另外，就算有时间，焦虑感也会让很多人觉得不同时多做几件事就对不起自己宝贵的时间。

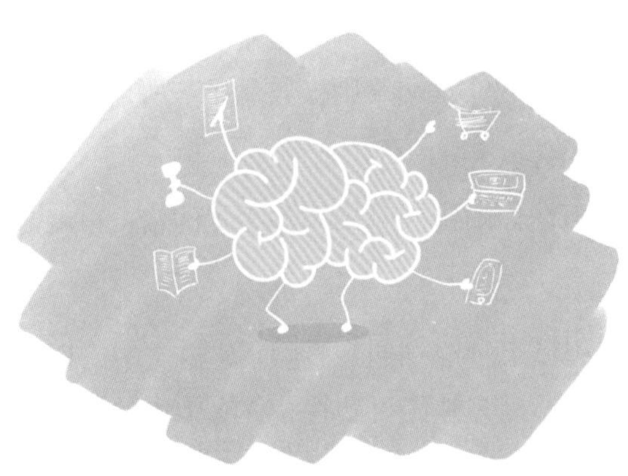

那么问题来了，不管是不得不，还是很喜欢多线程处理任务，是不是就意味着你擅长呢？我们的大脑的设置是更擅长多线程处理还是单线程处理任务呢？我们究竟应该一心一意，还是一心多用呢？

多线程任务处理的现象在英文中叫作multitasking。在人类身上，multitasking通常意味着同时处理两个或以上的任务。举个例子，如开车。我很少看到人开车的时候只开车的，通常会一边开车一边干点别的，比如有听音乐的，有听广播的，或者是听线上课程的。还有些人会打电话，甚至发短信的。我还遇到过出租车司机，一边载着我一边在手机上看电视的，我应该庆幸我现在还活着。

在对于大脑的核磁共振扫描时发现，当人把本来专注在开车这一件事情上的注意力分散到另外一件事情上时，注意力会即刻下降高达37%（Just, Keller & Cynkar, 2008）。所以这是为什么开车时一心二用或一心多用特别容易引发事故。

科学家发现，所谓的多任务处理，实际上只不过是人的注意力从一个任务上快速切换到另一个任务上而已，所以付出的代价是单个任务的完成时间延长，并且错误率升高。所以，**人类的大脑其实天生就是单线程，而非多线程处理器**。

现代管理学之父彼得·德鲁克（Peter F. Drucker）曾在他的经典之作《卓有成效的管理者》中提到，莫扎特是一个能够同时创作几首曲子，而且每首都是杰作的人。但这种才能几乎举世无双。其他高产的一流作曲家，不管是巴赫、亨德尔，还是海顿、威尔第，都只能同一时间创作一首曲子。所以，德鲁克就说，企业高管们别动不动就认为他们是管理届的莫扎特。

事实上，**确实已经有科学家发现了人类这个物种中像莫扎特这样特别擅长一心多用的人比例，只有2.5%**。美国犹他大学的大卫·斯特雷耶（David Strayer）教授把这2.5%的一小撮人叫作“超级工作者”（supertasker）（Watson & Strayer, 2010）。这些人能够一边开车、一边做数学题、一边回短信等，但都不会影响到任何一个单个任务的完成时间和准确性。这位教授发现，这些人通常生来就更擅长多任务处理，而不具备这个遗传基因的人，即使再多的练习也很难达到擅长“一心多用”。当然，有很多人是不信这个邪的。

比如，这位教授曾和《美国国家地理》频道做过一期叫作《大脑游戏》的节目。在这期节目中，他请来了一位名叫佩特鲁斯·万特（Petrus Venter）的参与者。这位老兄是一个大型集团企业的CEO。他对自己平时一心多用的能力特别胸有成竹。他觉得像他这样的高管，必须具备同时兼顾各种信息和挑战的能力，也不得不面临同时处理多个问题和制定不同决策的需求。自信和多年的磨炼使他走进实验室时，相当雄心勃勃、踌躇满志，坚信自己一定可以出色地完成任务。在对他家人的采访中我们得知，他的儿子认为爸爸非常擅长一心多用，比如会一边回邮件一边和客户通电话，还能同时和家人聊上几句，有时搞不好还在一边吃饭呢。而他的女儿则承认，坐在爸爸的车中，每次简直都是一回生死冒险。因为开车的时候，他的手虽然在方向盘上，但是他同时一定还在回短信或者邮件。

这位CEO的第一个任务就是让他一边开车一边通电话。当然你会发现，他一边需要在电话中回答研究者对他提出的简单问题，一边需要在行驶的过程中处理一连串的突发事件，比如在雪地上行驶，比如避开马路上突如其来的大皮球等各种障碍物。CEO在第一轮测试中对自己的表现大失所望。

第二个任务是把他带到实验室，一边进行虚拟驾驶，一边做数学题，同时还需要记住一串非常简单的词汇。这位CEO不出所料，第二个回合的成绩也是惨不忍睹。深受打击的他最终被斯特雷耶告知，他就是属于97.5%的不擅长一心多用的正常人而已。

如果你对自己一心多用的能力深信不疑，可能也需要像这位CEO一样重新审视这种工作模式对自己的工作效率和质量带来的影响。讽刺的地方在于，像Facebook这样的社交媒体巨头其实是导致很多人无法专注的罪魁祸首。另外他们也特别擅长推出各种所谓提升multitasking效率的工具给用户。但是你去看看，Facebook的CEO扎克伯格是不允许他的员工进行multitasking的。

那么，为什么鼓励我们multitasking的人反而自己不multitasking呢？

因为他们知道，这样的工作模式会给生产力和效率带来重创。美国加州大学欧文分校的一个研究跟踪了部分高科技或金融公司的知识型工作者三天半的时间，发现人们通常**每3分5秒就会进行一次任务的切换**，而其中**一半的打断都是自己发起的**，比如控制不住查朋友圈的信息。而更让人惊讶的是，**每一次任务切换重新回到原来的任务上，要达到先前的专注度平均需要花23分钟15秒**（Mark, Gudith & Klocke, 2008）。我第一次看到这个数据的时候叹为观止。我们真的需要来算一算，一天中有多少个23分15秒被这样白白浪费了？这或许是为什么我们从早干到晚，下班的时候却还常常感觉一整天下来似乎并没做成什么事情。这样的工作状态，使得我们感受到更高的压力，更差的心情和更低的效率。

另外，**multitasking会让人变笨**。伦敦大学的一个研究发现（Janssen et al., 2015），当人们在做认知任务的时候，比如做算术题，一心多用的人IQ分数直降15个点，相当于吸食了大麻或者一整晚没睡的大脑状态，也相当于智商即刻回到8岁小朋友的样子。

Multitasking还会改变大脑。斯坦福大学的克利夫·纳斯（Clifford Nass）教授和他的研究团队比较过重度与轻度的一心多用者之间的差别（Ophir, Nass & Wagner, 2009）。结果发现，越喜欢一心多用的人越容易被分心，他们的短期记忆功能更为低下，而且更难专注在单一的任务上。纳斯教授说："这些重度一心多用者，简直就是不相关信息的吸血鬼，因为不管什么都能让他们分心。"还记得神经可塑性之父迈克尔·梅策尼希吗？他对一心多用的评价更为一针见血。他说："每次我们在一心多用的时候，其实都在训练我们的大脑关注毫不相关的废物。"

过去我们认为，一心多用对于智商的影响应该只是暂时的，但是英国苏赛克斯大学（University of Sussex）的一个新研究已经发现（Loh & Kanai, 2014），长期进行多任务处理，尤其是长期在多个电子设备之间切换的人，比如一边看电视一边发短信，在对于他们的脑部扫描中发现，大脑中前扣带皮层（anterior cingulate cortex）的密度更低。这一部分的脑区，和我们的同理心，以及认知与情绪控制相关。一部分的科学家表示非常担忧，长期的一心多用，可能会对大脑造成永久的损伤。

我当然希望正在读这本书的你，是属于这2.5%里面天生擅长一心多用的超级工作者。我自己反正已经放弃了这个奢望，因为发现自己特别不擅长一心多用。比如我曾经试过一边回邮件一边开电话会议，结果发现邮件写了半天没写好，电话会议的重要内容也没听清楚，超级懊恼。

当然，也有研究发现，经过有意识的训练，人在一心多用方面的能力是可以有所提升的。当然，我们要思考的是，即使这种能力提升，但鉴于人的注意力资源是有限的，所以一心多用时恐怕总是要在某一方面付出代价的，比如整体的效率。

不过，一心多用虽然并不推荐，但在万不得已的情况下，如何在代价最小化的情况下高效地一心多用呢？分享两个我自己常用的小秘诀：

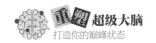

（1）**聪明地搭配任务。**最好其中一个任务的自动化水平已经很高，比如走路、跑步、洗碗等，这些任务通常消耗的认知资源极少，从而能匀出更多的注意力资源在另一项主要任务上。

（2）**把相类似的任务组合起来处理。**比如我经常一边查文献，一边写作，同时还会将当下用不到的资料积累在同时打开的一个文件中。看上去我在同一时间段做了三件事情，应该说确实影响了我写作的速度，但却极大节省了我今后资料查询的时间，总体评估下来还是合算的。

在这一节里，我们破解了多任务处理的迷思，了解了这种工作模式对效率、智商和大脑结构带来的损伤。如果你确定你的大脑不是那2.5%的天生多线程处理器，在可能的情况下尽量选择一心一意，实在不得已需要多任务处理的时候，记得科学有策略地进行一心多用。

Rewiring in Action 重塑行动

1. 检查一下自己的工作习惯，你是不是一个一心多用者呢？记录一下，你多久进行一次任务切换？

2. 看看可以如何重新规划和安排自己的工作？可以从哪里下手？

3. 必须要一心多用的时候，如何可以聪明有策略地一心多用？

第三节　不再走神——快速完成任务的秘诀

在上两节里，我们了解了大脑容易分心走神的原因，以及大脑作为单线程处理器的基础设置。知道了这些特征之后，我们就能有针对性地制定策略，帮助我们降低走神情况、提升工作效率。

首先，针对外源性干扰，我们知道大脑特别容易被外界因素分心，为了专注，我们就必须给自己设置不容易被打扰的工作环境。这可以包括：

1. 电子斋戒（digital fast）

斋戒通常是一种与宗教有关的禁绝行为，比如对于饮食或性生活的限制。电子斋戒其实就是对于电子产品的禁用。当然你乍一听可能要崩溃，这要是不用手机那我可怎么活呢？好吧，鉴于对于人身安全的考量，我绝不敢让你从此诀别电子产品，而是在你需要专注处理任务的时候暂时把手机关闭或静音。如果你在电脑上工作，那么可以暂时关闭电子邮件、社交网络、即时通信工具的消息提醒功能。如果你不相信自己一开始有这种能力管住自己不去看邮件或微信，现在有比如Freedom，Cold Turkey等很多防干扰的软件或APP帮助你，确保你在设置好的时段内无法打开应用。

电子斋戒实际是在主动训练我们的大脑更长时间不被外界因素打扰。研究发现（Steelcase, 2015），当代白领们大约每11分钟就会被邮件、信息等打扰一次。我们的大脑已经习惯了这种随时有多巴胺刺激的模式了。我们要做的是主动延长刺激之间的间隔时间。实际上，你会发现很多硅谷高管只会在一天中的特定时间段才会回复邮件和信息，而不是像我们这样24小时在线。

2. 设置适合你的工作环境

每个人最高效的工作环境是不同的。比如我在家工作的时候，通常喜欢极度安静的环境，然后把手机设置静音，扔到伸手够不到的地方。但我在出差的时候，就经常需要在高铁或机场等特别嘈杂的地方工作。这时候我通常会戴降噪耳机，消减掉一部分噪声。然后放上没有歌词的巴洛克风格的音乐，轻快的节奏，易于提升工作效率。我发现这样的设置对我来讲能屏蔽大部分的干扰。

而我有一位朋友曾经咨询过我一个问题，就是他无法在极度安静的地方专注工作，在嘈杂的咖啡厅等地方反而很高效。我当时非常惊讶，后来去查询文献，发现有些人在极度安静的环境下，焦虑感会上升，听觉细胞极度活跃，因为一直在保持高度警觉，蹲守着下一个声音刺激的出现。反而到了嘈杂的环境中，因为太多听觉信号要处理，很快听觉皮层就会对这些噪声适应了。就像你刚进入某个房间觉得味道很冲不能忍受，但没过多久，就闻不到这个味道了是一样的道理。所以我的朋友的解决方案是，直接到网上下载了咖啡厅嘈杂声的背景音，直接在家里放着就能专心工作了！

当然，如果你在办公室里觉得太嘈杂，或许你可以用音乐或白噪声来减轻干扰；或者找空的会议室把自己锁在里面专注工作一段时间。总之，先找到适合自己高效工作的环境，然后尽可能为自己创造这样的环境以提升专注能力。

3. 炮轰感官法

首先必须承认，这是我自己发明的说法。我念高中的时候常常喜欢在教科书上画画，有一次被老师活捉。不知道是不是因为这个有了创伤后应激障碍，长大后看的书，就算看完几遍还是像刚买回来时那么新。

这有什么问题呢？研究告诉我，书太干净不利于专注和学习！

伦敦大学学院认知神经科学研究所的尼尔利·拉维（Nilli Lavie）教授曾提出一个叫作“**疏忽性失聪**”（inattentional deafness）的概念。这个现象我相信你一定遇上过，就是注意力极度集中在某一件事情或某个人身上时，完全听不到其他的声音。拉维教授发现，我们人类的视觉和听觉居然共用非常有限的资源（Molloy, Griffiths, Chait & Lavie, 2015）。所以下一次你男朋友看球的时候听不见你说话，你千万别往心里去。是因为他的眼睛已经在处理太多信息，耳朵根本没有资源听到你说话了，绝对不是因为他不够爱你。

所以这给到我们一个很实用的启示。取决于你想要在什么类型的任务上专注，我们就可以设定针对性策略了。假设你需要专注在一个听觉任务上，比如听线上课程、有声书等，这个时候要尽可能减少视觉信息的输入和接收，所以最好的方法是闭上眼睛，那么你的有限注意力资源就可以更好集中在听觉任务上。而如果你需要专注在一个视觉任务上，比如看书或者在电脑上处理文件，拉维教授的建议是尽可能增加你的视觉负载，也就是说让你的眼睛越忙越好，比如书本本来就是彩色的话最好，如果是黑白的，那么可以用不同颜色的荧光笔在书上做标记啊、贴即时贴啊之类。在电脑上的话，可以在文件上做各种标注，等等。总之呢，你的眼睛如果要处理和这个任务相关的很多信息，那么你的耳朵就很难有多余的资源去处理环境中干扰你的声音了。所以，炮轰感官，让它们忙到没有时间开小差。

接下来让我们看一些关于降低内源性干扰，提升专注力和工作效率的方法。

1. 大脑能量管理

我在第十一章“超级大脑吃出来”中讲到了大脑的能量来源，所以我相信你现在一定知道，千万不要在感觉饥饿疲劳的时候做重大的决定，或在这个时候要求自己专注、高效。

专门研究决策疲劳的美国社会心理学家罗伊·鲍迈斯特（Roy F. Baumeister）曾经说过：“即使最睿智的人，也不会在他们没有休息好或者葡萄糖水平非常低下的时候做出好的选择。最好的决策者是那些知道什么时候不该相信自己的人。”这个原则其实不单适用于决策力，也同样适用于专注力、自控力，因为这些能力都是共用相同的认知资源的。

那么，在通过给大脑做能量管理提升专注力和效率时，有以下几件事情可以做：

（1）找到自己的高效时间段

研究发现，通常起床后两个小时之内，是一个人认知资源最充沛、效率最高的时间。而通常来讲，下午3点之后，不管是你的葡萄糖水平，还是大脑中的神经化学递质，比如血清素等，都开始走下坡路，所以你的效率自然就会下降。但是，也有一部分人在上午10点之后中午之前特别清醒高效。所以，找到适合你的时间段。

（2）在工作中小休

科学家发现，除了昼夜节律之外，还有一个次昼夜节律（Ultradian Rhythm）对我们影响很大。也就是说，我们白天醒着的时候，身体遵循90—120分钟为一个周期的节律。不管是心率、荷尔蒙水平、肌肉紧张程度还是脑波活动，都会呈现一个由强变弱的过程，在90—120分钟时，身体自动进入休息和恢复期，于是开始各种哈欠、懒腰、饥饿、走神。

这个时候，就是身体在给你信号，该小休一下了。著名的番茄工作法提倡每工作25分钟小休5分钟，然后每2个小时大休15—30分钟。当然，让大脑休息的方式有很多，比如散步、深呼吸、冥想等，都是让身体和大脑复原的方法。

（3）及时补充能量

这里所说的大脑能量，不单只是指葡萄糖，还包括水、氧气等。除了深呼吸，研究还发现，嚼口香糖能够给我们大脑的注意力中心提供更多的氧气，同时还能够提升长期记忆，并能使得血液中的胰岛素小幅度提升，从而给大脑一个能量的小峰值。当然如果嚼口香糖不是你的菜，你可以选择一些对大脑健康的零食补充能量。大脑需要约420卡路里以确保正常的功能运作，这相当于一百粒开心果或者四个香蕉。我当然不是说你一次要吃这么多，但是当你感觉到注意力和效率下降的时候，或许可以思考是不是到了给大脑补充能量的时候。

2. 设置思维停车场

未完成事件特别消耗大脑能量，这些事情通常最容易成为你的内源性干扰。所以不管是你的日程、想法、情绪，都把它们暂时卸载到你的笔记本或者电脑、手机中的记录软件中，不要占用大脑非常有限的工作记忆区的带宽。这样，你就可以把你所有注意力资源都集中在你当下要专注的事情上了。

在这一节里，我们了解了帮助我们减少走神、快速完成任务的方法。比如针对外源性干扰，可以通过电子斋戒、设置合适的工作环境以及炮轰感官法等手段。而面对内源性干扰，我们可以通过科学地管理大脑能量，包括找到自己的高效时间段、合理在工作中小休以及及时补充能量来帮助提升效率。另外还可以设置思维停车场卸载内部干扰源，减少分心，提升效率。

当然，除了以上的这些方法之外，还有很多方法，比如减少一心多用、提升任务复杂度、管理好情绪等，都会影响到专注度和效率。如果上述这些方法对你都不管用的话，你可能要想想是不是自己懒癌发作，或是拖延症已经病入膏肓。这个话题我们放在下一节来解答。

最后，再送你一个彩蛋，推荐一个网站www.testmybrain.org，这是一个完全免费的非营利研究项目，由几位哈佛大学的神经科学家发起。可以上去测测你的脑力，尤其是自己的专注力哦。

以下是我的测试结果的截屏。记住，所有的能力都可以经过训练而提升！

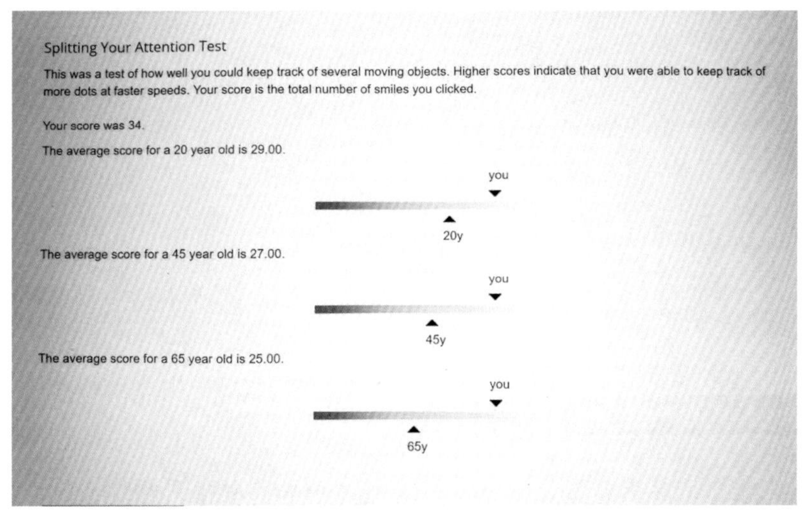

（注意力分配测试）

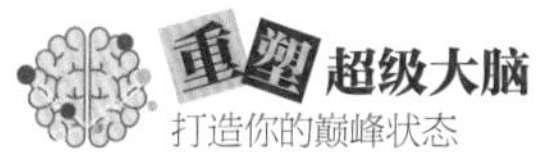

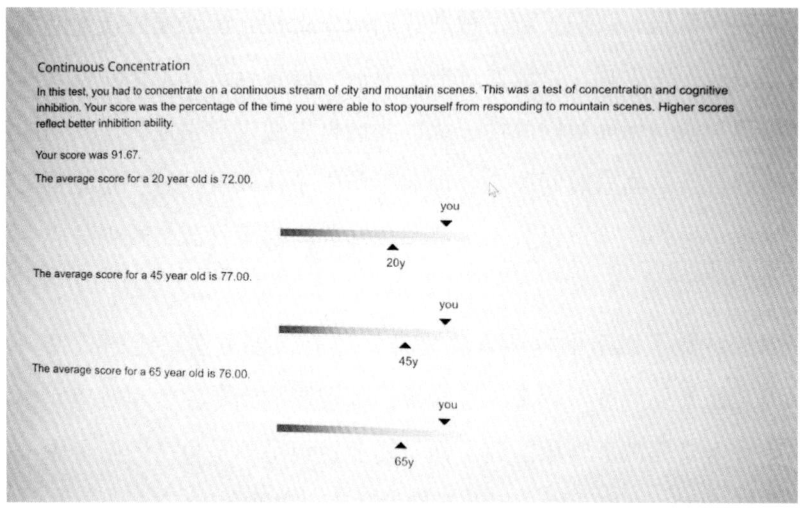

Continuous Concentration
In this test, you had to concentrate on a continuous stream of city and mountain scenes. This was a test of concentration and cognitive inhibition. Your score was the percentage of the time you were able to stop yourself from responding to mountain scenes. Higher scores reflect better inhibition ability.
Your score was 91.67.
The average score for a 20 year old is 72.00.
you
20y
The average score for a 45 year old is 77.00.
you
45y
The average score for a 65 year old is 76.00.
you
65y

（持续性专注力测试）

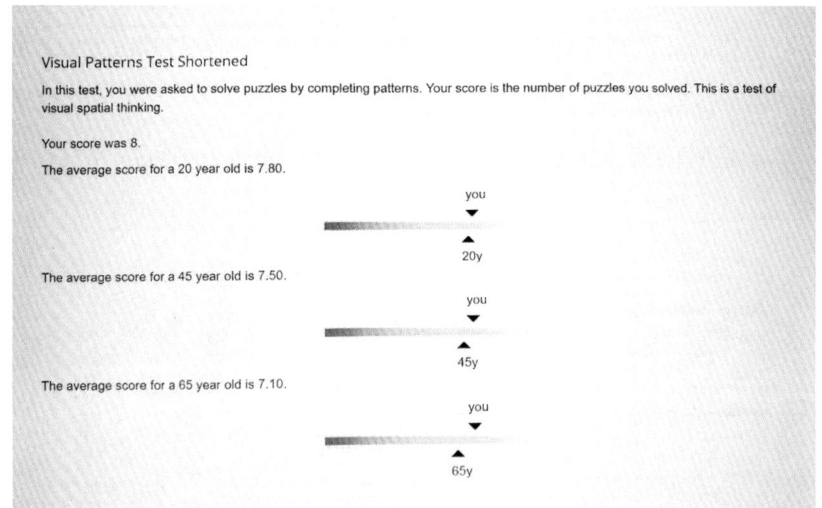

Visual Patterns Test Shortened
In this test, you were asked to solve puzzles by completing patterns. Your score is the number of puzzles you solved. This is a test of visual spatial thinking.
Your score was 8.
The average score for a 20 year old is 7.80.
you
20y
The average score for a 45 year old is 7.50.
you
45y
The average score for a 65 year old is 7.10.
you
65y

（视觉模式测试）

Rewiring in Action 重塑行动

检查平时最容易让你分心的原因，在本节中找到对症下药的方法，该吃的吃，该休息的休息。总之要找到最适合自己的方法。

第四节　如何解救拖延症病人

故事得从1991年说起。诺贝尔经济学奖得主乔治·阿克洛夫（George Akerlof）在《拖延与顺从》（*Procrastination and Obedience*）一文中自曝其拖延的经历（Akerlof, 1991）：一箱从印度寄往美国的衣物，本来只需要1天，结果人家拖了8个多月才寄出。这篇文章发表之后，拖延这个课题就开始成为哲学家、心理学家和经济学家的研究热门了。

实际上，牛顿第一定律告诉我们，任何物体都要保持匀速直线运动或静止状态，直到外力迫使它改变状态为止。也就是说，除非万不得已被外力逼迫，否则整个宇宙实际上都在拖延。就像我们好多女生，从年初嚷嚷减肥，结果马上年末了，还没开始减呢。

美国曾做过这样的统计（Gaille, 2017），95%的人都有拖延的毛病，而剩下的5%的人很可能在撒谎。而其中20%的人，属于长期慢性拖延症患者。所以，如果你也有拖延的毛病，那么你一点都不孤单。

在我们正式给拖延症开药方之前，得先来看看拖延症到底是个啥病呢？尴尬的是，虽然我们把它叫作“症”，但无论是在国际通用的精神疾病诊断与统计手册（DSM-V）中，还是中国的精神疾病诊断手册中，都找不到拖延症这个病。换句话说，拖延症在医学上不认为是个病。

实际上英文procrastination只是指拖延，并没有病的意思。但在中国，它确实被翻译成拖延症。中国有个专门从事拖延症互助的民间组织叫“战拖会”。他们除了“战拖”，还觉得必须正本清源，所以在官网上严正声明，“拖延症”其实只能属于“民间戏称”，非医疗疾患。

话虽这么说，但不管是不是症，这个问题已经像传染病一样在过去的25年中使全球的受害人数翻了至少两番。同时，拖延带来的后果和问题也是非常真实的。比如在美国做过这样的统计，40%的人因为拖延遭受过经济损失。同时，拖延带来更多的心理压力和焦虑，造成工作效率以及身

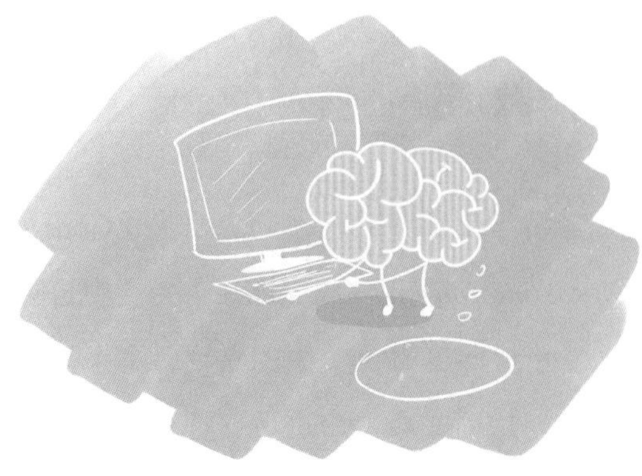

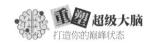

体健康的问题。另外，有高达64%的拖延症患者承认，总是一边拖延一边在遭受内疚、悔恨和耻辱感的折磨（Gaille, 2017）。

鉴于此，看来不管是不是病，都得治。

但在开药方之前，必须先搞清楚拖延的定义。加拿大卡尔顿大学的心理学教授蒂莫西·皮切尔（Timothy Pychyl）是研究拖延领域的权威，他认为“**所有的拖延症都是耽搁，但耽搁（delay）并不一定是拖延症**”。也就是说，是不是拖延症必须满足以下条件：**明知结果有害、不必要的自愿推迟**。

要解救拖延症病人，我们先得了解他们的大脑有什么不同。我国西南大学的三位神经科学家给出了答案（Zhang, Wang & Feng, 2016）。他们通过对拖延症患者的脑部扫描发现，这些人大脑中有两个部位：腹内侧前额叶皮层和旁海马皮层（ventromedial prefrontal cortex, parahippocampal cortex）活跃过度，带来的后果是弱化了大脑CEO的自控力功能，而强化了情绪脑发出的情绪信号。这是什么意思呢？之前提到的拖延症研究专家皮切尔教授说，**实际上拖延是一种习得的习惯，而每一次的拖延都是我们的思考脑和情绪脑之间的一场博弈**。我们人类作为一个追求即时满足的物种，当我们一想到或一看到一个复杂、麻烦、吃力的事情，你的情绪脑就不高兴了，于是要求你马上让它开心，比如去刷刷微信，看看抖音，吃吃零食之类。而我们都知道理性的大脑CEO虽然能力很强，比如能去规划未来、斟酌决策、聚焦任务，但这些都需要充沛的认知和自控力资源才能达成。更何况，作为长期慢性的拖延症患者，你的理性脑里面负责自控力的那块肌肉很虚弱，而情绪脑又很强悍，那么大部分的情况下，理性被感性轻易打败，所以继续拖延变成了常态。好在我们现在知道了大脑是可以重塑的，自控力说到底是一块可以练大练强的肌肉。

但在开练之前，我们来看看你拖延的原因。通常来讲可以分成两大类：**第一类通常是我们自身情绪或个性引起的**，比如担心自己做不好，害怕失败，有完美主义倾向等。而**第二类通常是任务本身引起的**。皮切尔教授曾在他的《拖延症患者文摘：解开拖延症谜团的简明指南》（*The Procrastinator's Digest: A Concise Guide to Solving the Procrastination Puzzle*）（Pychyl, 2010）一书中列举了容易造成拖延任务的六种特征：

- 无聊
- 难度大
- 让你感觉你的努力会白费
- 缺乏结构或者不够具体
- 没有物质或精神上的价值
- 没有奖赏，也就是你无法在过程中得到快乐

不过，不管是自身原因还是任务原因，结果都是一样的拖延。那么，到底有啥解药呢？给你四个建议：

1. 分解目标

举个例子，比如说你要完成一个项目提案，这个目标看上去又大又难。这样吧，把它想象成你最喜欢的口味的一个大蛋糕，不可能一口气吞下，所以得把它切成小块，每一块都是你预见到能一次吃完的。比如第一块是写下提案的题目，第二块是提案的大纲，等等。也可以借助工具，比如番茄工作法，这是我自己常用的方法，把大任务切割成一个个25分钟的小任务。如果你觉得25分钟也还是太难，那么从两分钟开始。创立GTD（Getting Things Done）高效工作法的大卫·艾伦（David Allen）提出了“两分钟原则”：任何事情如

果花的时间少于两分钟，那么马上就去做。后来《微习惯》（*Atomic Habits*）的作者詹姆斯·科利尔（James Clear）把“两分钟原则”发扬光大为：先别想大目标了，从第一个两分钟开始做起。比如要读一本书看着好厚啊，要不拖一拖？不，先花两分钟读第一页。不要被大目标吓坏，从最小的第一步开始了再说。

2. 制定期限

那些看上去不怎么紧急且没有具体完成期限的事情是最容易造成拖延的。所以，哪怕是老板没有给你期限，你自己必须给自己一个期限。这个我很有发言权。因为说实话，我是没有老板的，或者更确切地说，我是我自己的老板。所以，除了客户或者合作方逼我要东西之外，大部分的事情我都可以无限期地拖延下去。不过后来我发现这样下去会养不活我女儿。俗话说，deadline是第一生产力，一旦有了最后期限来逼你，你就不知道哪儿来的效率。

3. 找人监督

这部分特别重要，尤其是你拖延症病入膏肓时。找个人时常来监督监督检查检查，除非你脸皮厚比犀牛，否则还是会不好意思的。那监督你的这个人，可以是你的老板、同事、朋友、家人，也可以是科技。现在有一些特别有意思的服务，比如有一个叫作Stickk的网站，就是帮助你或战胜拖延，或养成习惯的。具体做法是让你自己设置目标和完成时间，最重要的是同时要设置一些抵押，比如说一定金额的钱。然后，你自己找一个监督人，一是监督你完成的过程，同时还负责核实最后的完成情况。如果说你在自己设置的时间期限内没有完成任务，那么你的抵押就会被没收，然后捐给一个你事先选择好的慈善机构。由于我们大脑有“损失厌恶”的特征，你会发现，除非拖延症晚期或者是钱真的花不完，大部分的人会选择不拖延，老老实实完成任务，赎回抵押。

4. 设置奖赏

除了刚才讲的收回抵押，完成任务后要记得奖赏自己。这里的奖赏不单单只是在整个任务结束时，而是在过程中每一个小节点的完成都要庆祝和奖赏自己。至于要奖赏什么，因人而异。有人喜欢买买买，有人喜欢吃吃吃。总之呢，要让自己有个奔头，多巴胺的诱惑会推动你朝下一个小目标奔去的。

如果说你尝试了以上四个药方还是收效甚微的话怎么办呢？那就别太为难自己了。我曾看过一本书叫作《拖延的艺术》（*The Art of Procrastination*）（Perry, 2012），从此放下了因为拖延带来的内疚感，同时还深深爱上这位可爱的作者，斯坦福大学哲学教授约翰·佩里（John Perry）。人家真的是可爱到爆，还被授予了2011年搞笑诺贝尔文学奖！这可是一个真的奖哦！因为人家提出了“**结构化拖延法**”，解救了一大批拖延症的死忠。所谓“结构化拖延”，就是通过不务正业，做那些其实也很重要但没有你正在拖延的那件事紧急的事情。举个例子，你看我有时一上午特别高效处理了一堆财务、行政的杂事，实际上我是在拖延写稿子这件事。但是那堆杂事早晚也得去做，利用拖延正事的时间高效完成了。

每当你感觉被拖延的焦虑摧残得生无可恋时，推荐你及时登录佩里教授的网站（structuredprocrastination.com），看看他那张“工作还没做但仍然在用海草跳绳”的照片，保准你顿时笑逐颜开。他建议拖延症病人们可以用比较不难，但也很有用的事情把时间充分利用起来，一方面聪明地拖延可以获得“高效”的产出，另一方面也可以继续当个快乐的拖延者。

这一节我抱着大爱无疆的情怀准备解救包括自己在内的拖延症病人们，给出了分解目标、设置期限、找人监督和设置奖赏四大药方。但是估计最终抵不过佩里教授对拖延症的哲学高度的反思。

说到底，我们终究还是热爱拖延的，否则我们怎么会这么久舍不得和它分手呢？那就聪明地拖，结构性、策略性地拖吧。让我们且拖且珍惜！

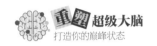

Rewiring in Action 重塑行动 

1. 检查一下自己的拖延症是否到了病入膏肓的程度?

2. 如果是的话，按照本章中的四大药方来解救。

3. 如果不好使，那就学一学佩里教授的“结构性拖延法”，高效快乐地拖起来!

第五节 如何进入心流状态，指数级提升效率

在这个模块的前四节里，我们学习了解了提高专注力、改善拖延现象等方法来提升工作效率。在这个模块的最后一节里，我们要来了解一个叫作“心流”的概念，学习如何通过它来指数级地提升我们的效率。

首先，我们来了解什么是心流。

心流是由一位有着世界上最难读的名字之一的匈牙利裔美籍心理学家提出的概念。这个名字难读到什么程度呢？你可以在Youtube上搜到无数专门教你怎么念他名字的教学视频。他的名字叫米哈里·契克森米哈赖（Mihaly Csikszentmihalyi），是一位专门研究幸福和创造力的积极心理学家。

他说的心流，英文叫flow，指的是全神贯注、全情投入地沉浸在当下做某件事情时，享受其中而体验到的一种精神状态。契克森米哈赖是这样描述心流的：“你全身心地投入在当下的活动中，自我的意识变得遥远，时间的概念变得模糊。所有的行为和思绪如行云流水一般自然，就像是在玩爵士乐一样。你全神贯注沉浸在其中，而你的能力也被发挥到极致。”

如果我们用八个字来总结心流，那可能就是**“物我两忘、如有神助”**的巅峰体验。

我相信你一定有过这样的体验，一刷自己爱的剧、一玩自己擅长的游

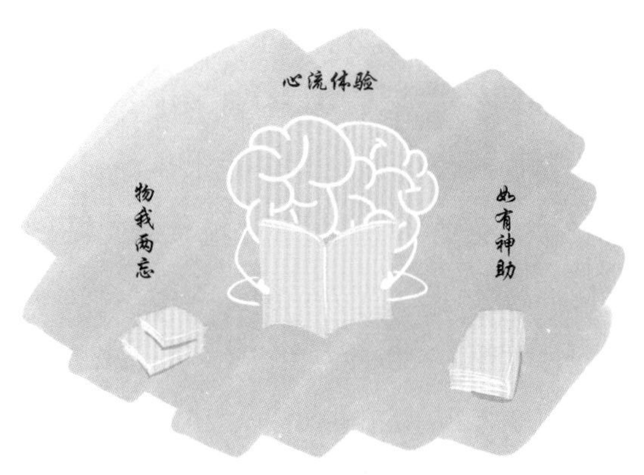

戏，或者一读自己喜欢的书，很容易就忘了时间，忘了空间，甚至可能连吃饭上厕所都顾不上了。调查显示（Csikszentmihalyi, Abuhamdeh & Nakamura, 2005），美国的年轻人中有13%的人在看电视的时候体验到心流，34%是在从事兴趣爱好的时候，而44%的人是在运动和游戏当中体验到心流。

我们先来看看，心流对大脑做了什么？

研究发现，在我们经历心流的时候，大脑中就像来了一位调酒师，调了一杯包含去甲肾上腺素、多巴胺、大麻素、血清素、内啡肽等神经递质的化学元素鸡尾酒。科学家发现，这样一个组合和你喝完咖啡或服用莫达非尼（modafinil）这样的促醒剂之后的神经化学元素组合特别相似，也就是大脑活动提升、专注和警觉性提高时候的大脑状态。

那么问题来了，这样说来，是不是只要喝杯咖啡或吞粒药片，我们就能进入心流、如有神助了呢？

好像没那么简单。研究还发现（Kotler, 2014），在经历心流的时候，我们大脑CEO中的一个部分，背外侧前额叶皮层（dorsolateral prefrontal cortex）不像平时这么活跃，甚至是关闭的。这一部分的脑区有点像我们大脑里的检察官，专门负责分析和质疑自己的行为。比如你演讲的时候担心自己讲不好，然后脑子真的就一片空白了；比如你好不容易能和暗恋的对象有独处的机会，却担心自己表现不够完美而更加语无伦次了。这个时候，都是这个部分的脑区在作怪，让我们过度思考、过度质疑、过度在意自己。所以，只有当这部分脑区关闭的时候，你才能享受不被自己大脑中的检察官管头管脚的束缚，获得意识上的自由，从而能快速反应、不被打扰、忘我地投入到眼前的事情上来。

那么这一忘我，到底会带来什么呢？

麦肯锡公司在一个长达十年的研究中发现（Cranston & Keller, 2013），**企业高管们发现心流状态能提升他们的生产力高达500%！**美国国防部高级研究计划局（The Defense Advanced Research Projects Agency）的研究发现（Pellerin, 2017），**心流能提升技能习得速度490%。**而悉尼大学的研究发现（Norsworthy, 2019），**心流能提升创新解决问题能力达到430%。**

试想一下，假设你周一的时候获得了心流，那你在一天内完成的工作就能意味着剩下的四个工作日都可以休假了，是不是想想就很爽！可惜的是，对于大部分人来说，心流的发生率低于5%。所以想象一下，如果你能将这个数字提升到10%或者20%，那你的生产力和效率就与一般人不可同日而语了。曾有研究者做过这样的尝试，用经颅刺激法（transcranial stimulation），也就是以人为的方式刺激脑部进入心流状态之后，狙击手的命中率瞬间提升230%（Bullard et al., 2011）！或许在不久的将来，我们很快就会有可穿戴式设备、高科技产品或者药物，用人为的方式将我们随时带入心流状态。但在这之前，我们恐怕只能通过自己来做这件事。

所以我们当然要来学学如何帮助自己创造和触发心流状态。

史蒂芬·科特勒（Steven Kotler）是《纽约时报》的超级畅销书作家，著有《盗火》《超人的崛起》等畅销书，同时他是"心流基因组计划"的共同创始人，专门帮助训练比如顶尖运动员、海豹突击队，以及硅谷高管们等利用心流创造巅峰表现。他提出了心流四大方面的触发器：心理、环境、社交、创意。这一节来看看前面两个和个体心流比较相关的触发器。

1. 心理触发器

（1）高度的专注

关于专注，我们前面的章节讲了很多，我就不赘述了。但有一点我特别想要补充的是，不要逼迫自己，因为你越是想专注，就越难专注。这是因为我们在专注状态时会分泌一种荷尔蒙叫作去甲肾上腺素（norepinephrine），当你硬要自己专注时，压力就会升高，而这个时候我们大脑CEO中关于这个荷尔蒙的受体alpha 2-A就会关闭（Laarakker, Raai, van Lith & Ohl, 2010）。只有当你既不是太紧张也不是太放松的时候，这个受体才能打开，而你才能真正进入到专注状态。

（2）即时的反馈

反馈是多巴胺的来源。为什么打游戏会上瘾呢？因为你马上就能知道对与错或者生与死。所以，不管是让别人给你即时的反馈，还是你自己给自己奖赏，都是心流的必需条件之一。

（3）挑战/技能比

这是指，如果一个任务的挑战难度太大，我们会感觉焦虑；而如果任务难度太小，我们又会感觉厌烦。心流一般出现在焦虑和厌烦之间的中间值附近，就是正好足以激发我们去努力克服困难，同时又不会让我们产生畏难情绪。研究发现（Fong, Zaleski & Leach, 2015），当任务的挑战比我们自己的技能高出4%时，最容易进入心流的美妙状态。

（4）明确的目标

当目标越清晰明确时，你对于自己能否胜任就越有把握，所以也越能专注。另外我们知道了这个挑战/技能比之后，就能设置更为合理高效的目标了，也就是要确保目标对自己来说既不能太难，也不能太简单。另外，还需要随着自己能力的提升，逐渐地把目标设置得更高和迎接更大的挑战，促使自己更多地进入心流状态。

2. 环境触发器

这部分指的是能够驱使我们沉浸到更深层次的心流当中的环境需要具备的特征。也就是说，如果想要更多心流，需要选择或者创造这样的环境。

（1）高风险环境

这里所指的高风险，并不是说你一旦没做好就会被解雇之类的风险，而是指你自己可以去选择所冒的风险，包括情感的、智力的、创造性的和社交性各方面的风险。比如本来在团队开会的时候不敢发言的你，可以试着去突破自己。研究发现，当我们敢于冒风险时，我们的专注力就会自动地被调用，所以也更可能触发心流。

（2）丰富的环境

还记得我在第六章中提到的“迪士尼乐园”老鼠实验吗？丰富的环境除了能提升大脑的可塑性，还能触发心流。这个丰富性包含了新奇性、不可预测性和复杂性三个元素。所以，去探索未知，去结识新人，去学习新知。总之，就是把自己变成迪士尼乐园中的老鼠。

在今天的章节里，我们从心理和环境两方面概览了一下心流的触发器。如果我们去思考一下前面章节所学的所有与提升大脑健康和可塑性相关的内容，就会发现，它们其实都是触发和提升心流不可或缺的基本条件。

比如在谷歌总部就有这样一个六周的心流训练项目（Schawbel, 2017）：参与者需要在每一天积极参加一系列活动，从睡眠、饮食、喝水、运动等方面的追踪，到收听脑波音频和进行呼吸、冥想练习，仅仅是这些基础的训练，参与者在工作当中的心流频率就增加了35%—80%，甚至在家里也会更频繁地进入心流状态。这样的发现告诉我们：**如果你训练了你的身体和大脑，管理好了你的精力和注意力，你就能够更频繁地触发心流，到达自己的巅峰状态。**

除了以上这些心流的触发条件之外，还有一个**不可或缺的因素就是内在的动机**，也就是说，你得喜欢，最好是热爱你在做的这个事情。如果你打心眼里痛恨手头的工作，那么基本没有可能进入心流。但是，契克森米哈赖教授也说过，工作与心流之间通常存在着一个悖论。因为传统文化常常让我们对工作有根深蒂固的成见，认为工作是强加在我们身上的限制，妨碍了我们的自由，所以哪怕体验再好，还是会觉得最好少工作多玩。所以，抛开成见非常重要。孔子就说过“知之者不如好之者，好之者不如乐之者”。所以，不管是做什么，试图先去找到其中的乐趣，去享受它，热爱它，才能更可能触发心流，享受到物我两忘、如有神助的感觉！

Rewiring in Action 重塑行动

1. 回忆自己在工作和生活中的心流状态。你当时在做什么？有什么样的感受？周围的环境是怎么样的？

2. 能否去复制当时的环境和心情？

3. 观察自己生活方式的改变对于进入心流频率的影响。

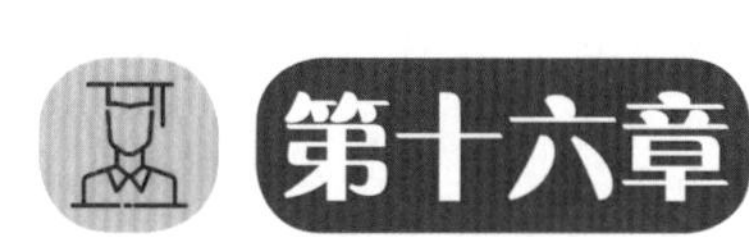

第十六章 升级记忆力　成为过目不忘的学神

第一节　海马体的自述——关于学习和记忆

从这章开始，我们就进入到了实战篇的第三个模块“升级记忆力——成为过目不忘的学神”。在这个模块的第一节中，我们先来通过海马体的自述，了解一下这个模块的主角。

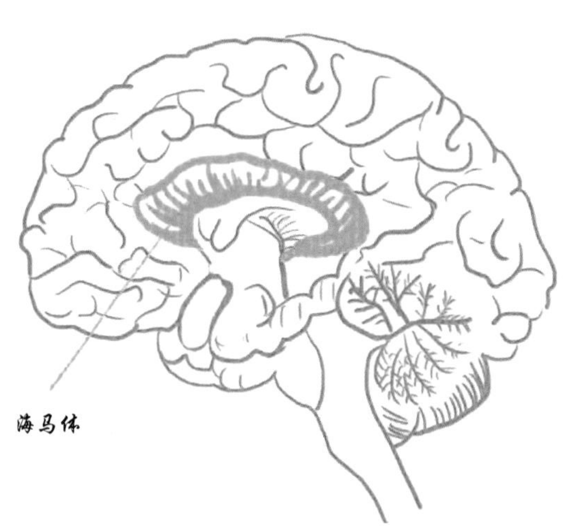

大家好，我是海马体，也有些人爱叫我海马回。我的英文名叫hippocampus，这其实是一个希腊文，指的是海马的意思。顾名思义，你估计已经能猜到，我长成什么样了。对，就是像海马的样子。但是，和海马不一样的是，我不是长在大海里，而是长在你的大脑里，左边一个，右边一个。更加具体点说，我长在你大脑的边缘系统里，也就是俗称的情绪脑里。如果你知道大脑里的捣蛋鬼杏仁核，那么我就是它们的邻居。

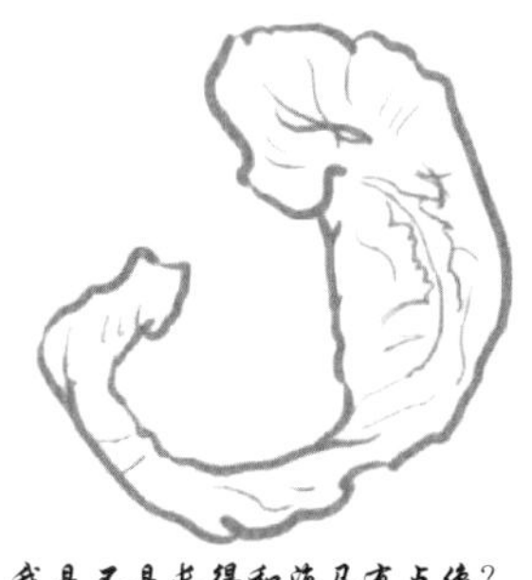
我是不是长得和海马有点像？

你别看我身材小，我可绝对不容小觑。不信的话，我们来看看如果没有我，你的生活会变成什么样。

这得从一个代号H.M.的病人说起。这H.M.可不是你们熟知的服装品牌，而是神经科学史上最著名的失忆者。他作为被研究对象，用他的一生撑起了多达12000篇的论文，是神经科学史上名副其实的网红，没有之一。这位病人的全名叫亨利·莫莱森（Henry Molaison），但直到他逝世的那一天，我们才知道他的全名。在所有的文献里，全部都被称为病人H.M.。他的大脑切片被保存在加州大学圣地亚哥分校，和爱因斯坦的大脑一样，成为世界上被观测得最多的大脑标本之一。

H.M.在7岁时遭遇了一场自行车事故，后来出现严重的癫痫，使得他在27岁时不得不接受脑部手术，切除了包括两侧海马体在内的部分脑组织。手术明显改善了他的癫痫症状，但却带来了意想不到的副作用：严重的失忆症（amnesia）。首先是部分的逆行性失忆（retrograde amnesia），也就是记不起手术前一两年间发生的事情，但对童年和往事依然记得非常清楚。最要命的是他患上了严重的顺行性失忆（anterograde amnesia），失去了对新事物的记忆能力。比如他能通过不断重复记住6个数字，说明他的短时记忆没有受到影响。但是如果在他记忆数字的时候分散他的注意力，他不仅会立即忘记这些数字，连被要求记忆数字这一事实也会忘记。如果你和他交谈，他可能会把一个笑话重复讲三遍，每一遍都是一模一样的语气和句式，因为他记不住自己已经讲过了。他形容自己的生活“像是大梦初醒……每一天都和其他日子没有关联……”

有趣的是，他依然能通过重复练习学会新的技能。比如他能照着镜子里的图像，在纸上画五角星。这对正常人来讲也并非容易，但他能通过日复一日地练习，越画越好。

通过H.M.的案例，你发现记忆可以分为两种：一种是**陈述性记忆**（declarative memory），是指人对事实性资料的记忆；另一种叫**程序性记忆**（procedural memory），是指如何做事情的记忆。陈述性记忆是外显的，比如你现在正在学习的知识、自己看的书、经历的事等，这些内容在需要的时候通常可以用语言表达出来；而程序性记忆则是相对内隐的，和操作相关的，比如如何画五角星、骑自行车、游泳等，这些事情你不一定能描述出来，但是你记得怎么做。

H.M.的问题是失去了形成新的陈述性记忆的能力，但是能通过不断重复练习形成新的程序性记忆的能力还是完好无损的。

实话实说，因为H.M.的走红，我也着实跟着红了一把。因为他，你们人类对我的了解有了质的飞跃。你们开始知道，**我海马体对你的陈述性记忆很重要，但是对程序性记忆没有很大的关系**。

也正是因为我和陈述性记忆能力的相关性，你们也开始知道我和你的学习能力密切相关。因为从记忆的角度来说，学习的本质无非就是记忆，尤其是长期记忆的形成和巩固。陈述性记忆又可根据所记信息性质的不同，分为以下两类：1）经历性记忆（episodic memory），又称自传式记忆（autobiographical memory），指的是有关个人生活经验上的记忆；2）语意性记忆（semantic memory），指的是个体对周围世界中一切事物的认识，尤其是对代表事物之抽象符号意义之了解。语意性记忆是人类一切知识的基础，凡是语言、文字、概念、原则等知识与应用，都必须有赖于语意性记忆。总之呢，**你要是学习成绩差，而且还没人可怪，那么可以从某种程度上怪我**。

另外，我还和你的空间讯息储存与处理能力有关。换句话说，**你可以把我想象成是你大脑自带的GPS系统**。若海马体不健全，你可能就无法记住曾经去过的地方，以及如何前往想去的地方。还记得伦敦出租车司机的海马体吗？因为用得多，他们的海马体的体积比你们一般人的要大。所以，不管是记住新的路线，还是要在熟悉环境中找出最佳路线，我海马体都扮演着极其重要的角色。举个例子吧，你开车开得好不好跟我关系不大，但是你能否在不依赖车载或手机导航系统的帮助下开到目的地，以及能否快速在车库中找到自己车的位置就得靠我了。

你看我本事很大吧！不过呢，**我同时也有些公主病，很容易受伤**。除了一部分基因造成的影响，有很多后天因素也会伤害到我。比如，**我极度不喜欢缺氧，更讨厌炎症**。所以，你们要多运动，吃得健康。

另外**我和压力荷尔蒙皮质醇简直是势不两立**。你们已经知道它是你们的头号全民公敌了，当然它同样也是我的敌人。抑郁、沮丧、慢性压力和童年创伤都会使皮质醇长期偏高。而皮质醇对我有毒，能杀死我的细胞。比如，一个人抑郁得越久，他的海马体就越小。而遭受到童年创伤的抑郁症患者，他们的海马体比未受童年创伤的抑郁症患者小了18%（Doidge, 2007）。所以，麻烦你们想开些，多解压，别总是让皮质醇来骚扰我。

除此之外，**我也非常非常讨厌你们将我闲置**，不管是记忆还是导航，你们把本来应该由我做的事情都外包给谷歌或者百度了。就像刀不用会生锈一样，你们一直不用我，那我就会萎缩凋零，我这海马体的一生也就失去了意义。最后你还怪我让你变傻变笨，你说我有多委屈。

你必须知道，一旦我受到了伤害，那么问题就大了。你看，患上阿尔茨海默症的病人，我一定是他/她大脑里面最先产生病变的组织。但这样的病变不是一天两天的事情，提前几十年你就可能感觉到有记忆力衰退的现象，容易忘东忘西，搞不好还会迷路。当然，其实不需要严重到病变的程度，当我开始不好用时，你就会发现你比较难记住新知识和新经历，提取和回忆过去知识和记忆的难度变大，甚至空间感也会受到影响。所以我劝你不要等到出现了问题再后悔。

我虽然公主病不轻，但好消息是，你们都已经知道了神经可塑性的概念了。作为神经可塑性的一种形式，目前学术界大部分的共识是认为我的神经元细胞能再生。比如瑞典神经科学家乔纳斯·弗里森（Jonas Frisén）就发现人类的海马体每天大约会形成700个新神经元细胞（Spalding et al., 2013）。

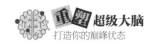

不过呢，在2018年3月的《自然》期刊上发布了一项新的研究（Sorrells et al., 2018），据说美国加州大学旧金山分校、西班牙瓦伦西亚大学以及中国复旦大学，花了5年的时间收集了来自不同年龄段的59个人的大脑组织，发现人类大脑在早期发育后，神经元的再生急剧下降，到成年时就戛然而止。这项研究的结果遭到了包括乔纳斯·弗里森在内的很多神经科学家的质疑，目前这个问题的答案还在纠结当中。

至于你要问我，我的细胞到底能不能再生，那么我只想说，我可不是这么容易就被破解的！所以，你们人类要继续努力，继续加油，来破解我，甚至改变我。哪天要是伊隆·马斯克的脑机接口成功问世，或许我的历史使命就到此结束了呢。

除了神经再生，神经可塑性还包括髓鞘化和突触可塑性呢。所以，不管有没有新细胞再生，你至少可以在你的饮食、睡眠、运动、脑部训练等方面干预我的已有细胞的死亡和凋零的速度啊！另外，多多使用我，可以像伦敦出租车司机一样，把我的体积变大，更好用。

最后我想说，我海马体是爱憎分明的。“君若相依，我必相惜；君若不离，我定不弃”，但若你虐我千百遍，就别指望我待你如初恋了！

好了，在这一节中，我们通过海马体娓娓道来的自述，了解了这个和我们的学习、记忆和空间认知能力最密切相关的脑组织。它帮助我们形成新的记忆、整合巩固长期记忆起着举足轻重的作用。同时我们的空间认知和导航能力、学习能力都离不开海马体。但是，海马体的公主病使得它很容易萎缩和细胞死亡，所以保护和训练海马体，刻不容缓。

Rewiring in Action 重塑行动

这节的课后作业是去分析一下你自己的现状，列出伤害你的海马体的生活习惯和行为。

第二节　大脑内存优化——提升工作记忆

在上一节里，我们了解了和我们的记忆和学习能力密切相关的海马体。在这一节里，我们暂时先将有公主病的海马体一边晾着，来看看记忆的另一种形式：工作记忆。

工作记忆是一种对信息进行暂时加工和储存的容量有限的记忆系统，常被比喻成“**思维的黑板**”（blackboard of the mind）或者“**思维的便利贴**”（mental sticky note）。

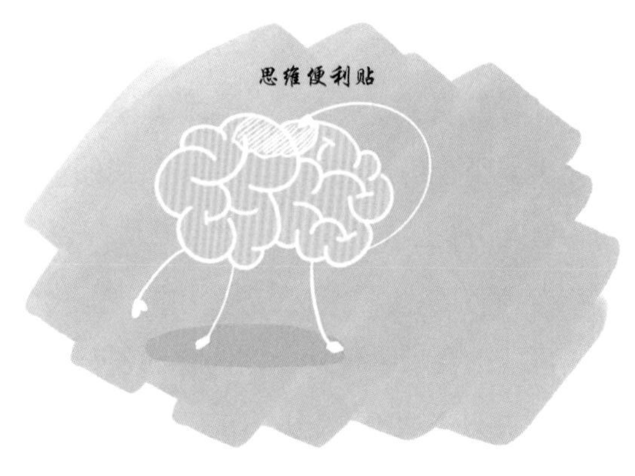

如果把我们的大脑比喻成一台电脑的话，长期或长时记忆是大脑的“硬盘”，里面存储着几乎无限的、海量的信息；而工作记忆则是大脑的“内存”，它的容量是非常有限的。从解剖位置来讲，工作记忆区集中在我们的大脑CEO前额叶皮层以及大脑头顶处的一部分顶叶区。

工作记忆常常会与短期或短时记忆的概念混用，但大部分学者认为这是两个不同的概念。短期记忆只是对于信息的短暂存储，而工作记忆除了存储之外，还包括对于信息处理和加工的过程，因而是学习与记忆、演算与推理、计划与决策、语言与理解等高级认知能力的基础。笼统点讲，你的工作记忆从蛮大程度上决定着你的智商高低。

俄亥俄州立大学的乔安妮·鲁斯萨茨（Joanne Ruthsatz）和乔丹·乌尔巴赫（Jourdan Urbach）两位学者曾做过一项颇具争议的研究，想从生物学的角度看看到底是什么造就了神童（Ruthsatz & Urbach, 2012）。他们研究了八名在音乐、烹饪、艺术、语言等方面各有天赋的神童。虽然这个研究主题属于心理学里几乎永恒的“先天vs后天”决定论的范畴，但这个研究有了一个新的发现就是：**八名神童的共同点就是超常的工作记忆**。

举个例子，像18×23这样的乘法你花多久心算出来？如果你看过江苏卫视《最强大脑》节目的话，可能就明白，我们与里面那些心算高手们的运算速度不是在一个数量级别上的。差别是什么呢？就是工作记忆的差别。这里牵涉到了一个非常重要的“**工作记忆容量**”的概念。

什么是“工作记忆容量”呢？

我们在某一时刻能够快速保存、注意或者维持的信息的数目就是工作记忆的“容量”。这里就不得不提到最早对工作记忆容量做出测量的是美国心理学家乔治·米勒（George A. Miller）。他在1956年发表的一篇名为《神奇的数字7加减2：人类信息加工容量的某些局限》的论文（Miller, 1955），至今仍让大部分人坚信我们的工作记忆的容量介于5—9之间，平均为7。实际上，米勒之后大量的研究表明，人类工作记忆的容量其实只有4左右。

可能你会表示怀疑，因为你随便记个手机号码，不就已经11位了吗？怎么可能只有4位呢？实际上，这个容量是按“组块”（chunk）来衡量的。组块是我们把原本碎片化的信息打包之后的存储单元。举个例子，一个11位的手机号码，我的记忆方式是前三位运营商的号码为一个组块，然后把后面8位以4位一个的组块记忆，也就是说11位号码分解成三个组块来记忆。那么，说不定你的号码后八位就是你的年月日生日。这个对于别人来讲非常随机的一串数字对于你来讲非常有意义，就可以轻易成为一个组块。所以有可能是11位号码对你来讲用两个组块就能完成记忆。由此，我们来感受一下，对于工作记忆容量，是7还是4其实不重要，重要的是每一个组块的大小。这些大小从某种程度上拉开了天才与普通人之间的智商差距。

由此，很明显，学习更高效地组块化信息是给有限的工作记忆扩容，从而提升工作记忆一个非常重要的手段。我会在本章第三节里具体展开介绍组块化的方法。目前我们先来看看有哪些因素会影响工作记忆的容量。

第一，**基因、年龄、疾病等因素被发现能影响工作记忆的容量**。工作记忆容量随着儿童的生长发育而逐步增加，到了老年则会逐步减少。而患有精神分裂症、中风、脑外伤和注意力缺陷多动障碍等精神类疾病的人群通常表现出工作记忆容量的下降。比如，脑损伤的病人可能只剩下一个工作记忆的容量，所以想要喝杯水，可能拿起杯子就忘了倒水，想倒水又忘了杯子，导致失去简单的生活自理能力。

第二，**因为我们的工作记忆集中在大脑CEO，而我们已经知道它有多么难伺候了**。相关研究表明，较高的工作记忆容量通常伴随着额叶和顶叶皮层内较强的血氧水平依赖的神经元活动（Honey et al., 2002）。换句话说，你的睡眠、饮食、运动等导致的对于大脑的供糖、供血和供氧水平都会影响工作记忆的容量。

第三，**注意力被认为是影响工作记忆容量的重要因素**。将注意力从关注的任务上转移，会干扰工作记忆的维持。还记得上一节提到的失忆症病人H.M.吗？他虽然失去了形成长期记忆的能力，但工作记忆的能力并没有受到很大影响，能记住6个随机的数字。但如果在过程中让他分心，他就会忘记这些数字，甚至连让他记忆数字这个事实都忘记。因此，保持专注是形成较高工作记忆容量的重要保障。

第四，**工作记忆的容量还和长期记忆有很大的关联**。之前提到的如《最强大脑》节目里边那些记忆力超群的人，可以在很短的时间内记住大量的信息，似乎拥有过人的工作记忆容量。但事实上，他们中的大部分人只是经过长期的训练，具备了将新信息与自己长期记忆中的信息相关联的能力，从而大大提升了组块化的能力，也就是间接给工作记忆扩了容。长期记忆中存储的大量知识储备和丰富人生经验，这恐怕是成年人的工作记忆容量要大于儿童和青少年的重要原因之一。

第五，**后天训练能提升工作记忆容量**。过去，人们认为工作记忆容量是不可改变的个体特征。但是最近十几年的研究表明，通过系统的训练，我们人类，尤其是儿童和青少年的工作记忆容量是可以得到提升的。这个现象也得到了神经可塑性现象的佐证，比如多项研究发现，持续进行工作记忆相关的训练，对于大脑额叶、顶叶区域的激活状态、皮层厚度和多巴胺密度都产生了变化（McNab et al., 2009）。这些改变不仅仅改善了工作记忆，同时还影响到了更加广泛的认知功能的改善。

那么，到底如何训练才能给你自己的工作记忆加个内存条，给大脑优化内存呢？

我相信大家都注意到了近几年所谓脑力训练的软件或APP层出不穷，通常都宣称能通过练习提升智力，尤其是流体智力（fluid intelligence），流体智力指的是学习、解决新问题和抓住事物核心的能力。但其实严谨的研究并未能证实这样的宣称。不过，有一个训练虽然在提升智商方面的作用还未取得学术界共识，但对于提升工作记忆的作用是有目共睹的。今天就给大家隆重介绍一下这个叫作**n-back的工作记忆训练法**。

这个练习要求被试者将刚刚出现过的刺激与前面第n个刺激相比较，n-back，就是往回n个。什么意思呢？挺难说清楚，所以我们来看一个例子。

丹·赫尔利（Dan Hurley），是一位备受赞誉的科学记者。他在他的《更聪明：增强脑力的新科学》（*Smarter: The New Science of Building Brain Power*）一书中详细描述了n-back这个方法（Hurley, 2014）：想象一下你正在听一串字母。每次你听到相同字母重复的时候，你需要按下按键。这就是1-back。假设你听到这样的一串字母序列n-a-m-m-a-m，你需要在听到第二个m的时候按下按键。现在我们来尝试2-back。这一次，你需要在听到最后一个m的时候才按下按键，因为最后一个m的往前两位才是与m相同的字母，也就是2-back。如果你是被测试3-back, 那你需要在听到第二个a的时候才能按下按键，因为第二个a往前三位才是相同的a。以此类推。

这个练习难的原因是因为这个序列是在不断刷新的，所以需要你的工作记忆不断地快速保存、转移和刷新。为了增加难度，后来又有科学家发明了更加难的双重n-back的练习。也就是你一边在处理听觉信息，不管是数字还是字母，你还需要在电脑或手机屏幕上同时处理视觉信息，比如一个在九宫格中随机移动的点或者图片，需要你去判断是否和前n次的相同。

我自己试过这个练习，一开始完全是一副手忙脚乱、鸡飞狗跳的惨状。不过，目前学术界研究的共识就是，确实对提升工作记忆有帮助。比如约翰·霍普金斯大学的136位学生参加的研究发现仅仅5天的练习，工作记忆就提升了30%，相当可喜可贺。科学家建议每天训练20—30分钟即可（Blacker, Negoita, Ewen & Courtney, 2017）。

在这一节里，我们了解了工作记忆的作用、容量，以及影响这个容量的因素，包括基因、年龄、疾病等，还有大脑的血氧水平、注意力、长期记忆，以及后天的训练。最后我们学习了n-back这个著名的工作记忆训练法。

Rewiring in Action 重塑行动

彩蛋来啦！这是两个可以免费测试和练习双重n-back的网址。赶紧开练，优化你的大脑内存吧！

https://www.brainturk.com/dual-n-back

http://brainscale.net/dual-n-back/training

第三节　大脑硬盘升级——提升长期记忆

在上一节里，我们了解了大脑的内存“工作记忆”，同时也了解到我们的长期记忆，就像大脑的硬盘一样，可以储存几乎无限量的信息。但是，就算硬盘再大，有时也会遇到卡壳甚至死机的时候。有没有这样的场景，重要场合记不住他人长相，想不起别人名字，场面一度非常尴尬。

记忆是在大脑中积累和保存个体经验的心理过程。运用信息加工的术语讲，就是人脑对外界输入的信息进行编码、储存和提取的过程。这一节我们就来看看如何更科学高效地提升长期记忆能力，给你的大脑硬盘升个级！

在这之前，我们必须先来看看长期记忆是怎么形成的。目前主流的记忆理论认为长期或长时记忆是由瞬时记忆和短时记忆转化而成的。瞬时记忆也叫感官记忆，是我们在瞬间接收到的感官信息，通常只维持1/5到1/2秒的时间。这些瞬时记忆的信息有些会直接越过短时记忆，在无意识情况下就被储存进长期记忆了。有些则成为短时或短期记忆，通常能维持10到15秒的时间。这些短时记忆中的一部分直接进入到海马体，而另一部分则会经过工作记忆的加工处理后再被输送到海马体。信息被汇总到海马体之后，它负责进行分析、编码和整合，并决定是否将它们转化成长期记忆。它有点像一个汇总和中转中心，把我们阅读的书、吃的美食、看到的美景、爱过的人、受过的伤，分门别类，并将它们与大脑中已经存储起来的信息进行比对和关联，然后经过一个叫作记忆固化的过程，最终形成长期记忆，珍藏到大脑的不同位置，并帮助我们在需要的时候提取这些珍贵的回忆。

当然，以上指的是陈述性记忆的形成过程。还记得失忆病人H.M.吗？他因为海马体的切除，失去了将短期记忆转化为长期记忆并进行巩固的能力，因而在手术之后无法再形成新的陈述性记忆。而另外一种程序性记忆，比如开车、弹琴、打球等技能，这些通常也被称为肌肉记忆，它的形成机制很不一样。不过我们都知道，要强化这样的记忆，无外乎就是依赖重复性的练习。

所以，这一节我们来关注一下**陈述性记忆**。我们想要知道的是，为什么对于我们这些有着完整海马体的人来讲，总是有记不住和想不起来的时候呢？

其实在记忆的记，也就是编码和储存的过程中，以及忆，也就是提取过程中，每个环节都有很多影响因素。我们分别来看一些例子。

在上一节中，我们接触了“组块”的概念。你已经知道，将原本碎片化、无意义、随机的信息组块化之后能够提升工作记忆的容量。实际上对于长期记忆来讲，**组块化**也同样是一个秘密武器，帮助提升记忆的编码效能。

因为从编码的角度看，我们发现长期记忆通常以意码（semantic encoding）为主，也就是说，信息是否有意义，将对形成长期记忆产生影响。研究发现，人在学习新知识的时候，都是用旧的内容去理解新的内容的。所以，想要使记忆的内容产生意义，就需要与旧知识或旧记忆产生联结，使其与原有的记忆挂钩，让旧知识赋予新内容以“意义”。

我们来看一个例子。赫伯特· 西蒙（Herbert Simon）和威廉·蔡斯（William Chase）曾研究过国际象棋大师是如何做到如此准确地记住棋子位置的（Simon & Chase, 1973）。他们发现经过5分钟的研究，对于棋盘上棋子的位置，新手大约只能记住 4 个棋子，而大师能够记住约 2/3 棋子的位置，远远超越了平均工作记忆的容量。西蒙和蔡斯把这些叫作“数据块”，实际就是我们这里所说的组块。西蒙认为，一位新棋手训练成国际象棋大师，他基本已经积累了 5 万个这样的组块在长期记忆中了。每次面对新的棋局时，对他们来讲都是一个有意义的、可以与过去相关联的新组块，所以能快速地理解并记住。

从神经科学的角度来讲，组块就是让多个神经元共同运作的网络，而组块化就是通过创建小的神经组块，并将这些小组块组合成大组块，再将这些大组块组合成更复杂更大型的组块，融入到已有的神经网络中。

那么我们**如何能快速高效创建这些小组块呢**？我们不如来举个例子，学外语。

第一步是把注意力集中在需要组块的信息上，这可以是小到一个新单词，一个新句子，或是一个新时态。关于专注力，我感觉已经被讲得老生常谈了。但你必须知道，当你分心时，你很可能将一些不相关的记忆编入记忆“组块”之中，从而影响记忆的纯度，比如说记错了这个单词，导致这个组块在神经网络中更为孤立、兼容性更差，因而影响到你对这部分记忆的巩固和未来的提取。

第二步是理解这个组块的基本概念。我相信你一定同意，凡是死记硬背的东西通常比你经过理解之后记忆的东西要更容易忘记。这是因为，理解就像强力胶，能将这个新组块与你神经网络中已有的组块相联结，从而融入到你原有的知识体系中。比如说，当初我在大学里辅修法语时，发现每当我记一个新单词时，如果同时去知道它的英文对照，这个单词就会记得更牢。这是因为，首先在法语和英文中，除了发音不同，有很多的单词的拼写和意义要么相同，要么相似；另外，当我同时用中文和英文去理解一个新的单词时，等于把这个小组块与我原本的两个大组块挂了钩，所以记忆的强度少说也增强了一倍吧。

第三步是获取背景信息。背景信息是指超越这个组块本身，而去从更大的维度找到与这个组块相关联的信息。举个例子，你学了一个新单词，那么你接下来要做的可能是用它来组短语，然后组句子，甚至去了解它的反义词、近义词，等等。也就是说，你得知道如何来使用这个新建成的组块，并知道它可以如何融入到你的整体知识框架中。

好了，我们用组块化帮助记忆编码之后，就需要去巩固它了。想必你听说过**艾宾浩斯遗忘曲线**？这位德国心理学家艾宾浩斯（Hermann Ebbinghaus）的研究发现，我们记忆的衰退是遵循一定规律的，先快后慢。通常在学习20分钟后，只记得原来的六成左右，一天后基本剩下三成，一个月后差不多只剩两成了。艾宾浩斯的发现，告诉我们“不要用战术上的勤奋掩盖战略上的懒惰”，因为过度学习并不能使记忆的效果增加。只有有策略、有计划的复习才是最高效的。根据他的理论，一般记住之后，在5分钟、20分钟、1小时、12小时，以及第1、2、5、8和第14天的时候进行复习，最能够加深记忆，防止遗忘。

另外，必须指出的是，**小休和睡眠被发现是固化记忆必要的因素**。比如爱丁堡大学的塞尔吉奥·德拉·萨拉（Sergio Della Sala）与密苏里大学的尼尔森·科万（Nelson Cowan）的一项开创性研究发现（Cowan, Beschin & Della Sala, 2004），对于脑损伤（比如中风）患者而言，在学习中间加入10分钟无干扰的休息时间，对于后续的记忆提升高达三倍左右，从14%增长到了49%。另外，当这些人被要求在听一些故事后在一小时后回答问题时，如果不让他们休息，他们只能记住7%，而得到休息后，这一数字竟然激增到79%！对健康人群的研究发现也出现类似规律，只不过没有脑损伤病人的差别这么大，但记忆改善程度也高达10%到30%不等（Cowan et al., 2004）。研究发现（Levy, Levitan & Susswein, 2016），新记忆的形成中一个很重要的生化过程就是蛋白质的合成，而休息的时间正好给到这个合成足够的时间，从而固化新记忆的形成。

此外，我曾在第十章“超级大脑睡出来”中讲到大脑在睡眠的时候至少忙着干五大事情，其中就包括制造和整合记忆。大量的研究证据已经表明（Yang et al., 2014），在睡眠期间发生的海马体神经元的再激活、慢波震荡以及突触的修饰现象，都对记忆的巩固起着极其重要的作用。所以说，熬夜学习并非良策，足够的睡眠才是记忆巩固的重要保障。

我们在这一节里了解了长期记忆形成的机制，同时学习了如何通过高效的组块化方法提升记忆的编码效能。另外，我们也了解了无干扰的休息和睡眠对于固化记忆的重要性。

学习完今天的内容，希望你能明白，**对于学习和记忆来说，战略上的聪明要远远胜于战术上盲目的勤奋**。科学告诉我们，**不该复习的时候不用复习，该休息的时候休息，该睡觉的时候睡觉，不但不影响学习效果，反而让你记得更牢**。

这是我热爱科学的一个非常重要的原因，就是可以帮助我们心安理得地做个有策略的懒人。

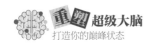

Rewiring in Action 重塑行动 

1. 有什么你特别需要记住，但却总是记不住的东西吗？用组块化的方法试试看，能不能记得更牢！

2. 记住之后别忘了及时复习！

3. 不要忘了在学习过程中加入休息和睡眠的时间！

第四节　吃这些，提升记忆力

在我们继续学习提升记忆力的方法之前，是不是先需要夯实一下硬件基础呢？所以这一节我们先来看看，如何通过吃来提升记忆力。实际上我们在第十一章“超级大脑吃出来”里分享了一系列对大脑健康必不可少的营养素。而在第五章“大脑硬件升级”中了解了很多能提升大脑，尤其是海马体部位神经可塑性的食物，因此这些食物都对记忆力有所影响。那在这一节，我尽量在少重复之前内容的基础上，从提升记忆力这个维度，看看哪些具体的食物具备这样神奇的功能。

1. 深海多脂鱼类

包括三文鱼、鲭鱼、鲱鱼、沙丁鱼等在内的深海多脂鱼类因为富含omega-3不饱和脂肪酸，通常总是位列健脑食品榜首。

我们已经知道，我们人类的大脑是一块大肥肉，60%都是脂肪，而其中一半是omega-3不饱和脂肪酸。我们的每一个脑细胞都离不开它，因为它是生成细胞膜不可或缺的元素。

Omega-3同时还具有很强的消炎作用。还记得“海马体的自述”吗？它可是非常讨厌炎症的，因为长期的大脑炎症会导致抑郁、焦虑、脑雾，甚至更严重的神经退行性疾病如老年痴呆症和阿尔茨海默症等。

看过奶粉广告的一般都知道DHA，这是omega-3不饱和脂肪酸的一种。它是构筑我们人类大脑和眼球的主要脂肪。在大脑中，DHA占全部omega-3脂肪酸的97%（Greenberg, Bell & Ausdal, 2008）。DHA是大脑皮层的主要构成部分，因而与我们的记忆、语言、创造力、情绪、注意力等关键功能运作都有所相关。长期缺乏DHA会导致抑郁症、躁郁症、过早的大脑老化，以及大脑萎缩，尤其是海马体的萎缩。你一定知道海马体萎缩会带来什么后果！而摄入充足的DHA，能有效抵抗因年龄增长引起的智力下降，并可降低老年痴呆症的患病风险高达47%，降低阿尔茨海默症的患病风险达39%（Schaefer et al., 2006）。

可惜的是，统计发现（King et al., 2004），大约有70%的人群缺乏足够的omega-3。我们的身体无法合成这种脂肪，所以必须通过饮食来补充。不过，在选取深海鱼类的时候一定要记得选那些omega-3脂肪酸含量高，而水银含量低的鱼类。

这里分享一份已被证实属于健康深海鱼的产区清单（EDF, n.d.）。单子并不长，说明满足这些条件的鱼类并不多：

- 美国或加拿大产大西洋鲭鱼，阿拉斯加多线鱼
- 大西洋或太平洋鲱鱼
- 美国或加拿大产太平洋沙丁鱼，西班牙沙丁鱼、橙斑小沙丁鱼和日本沙丁鱼
- 美国太平洋西北部，尤其是阿拉斯加产的五种三文鱼：王鲑（chinook），狗鲑（chum），银鲑（coho），粉鲑（pink）和红鲑（sockeye）
- 阿拉斯加罐装粉鲑或红鲑

记住，对于三文鱼来讲，一定要选择野生的品种，甚至情愿选择罐

装三文鱼，也尽量避免大西洋的三文鱼，因为那是非常明显的人工饲养种类。这种三文鱼中，二噁英、杀虫剂等有毒物质的含量普遍严重超标。所以说，鱼要吃，但是一定要选择高omega-3低水银及低有害物质残留的深海脂质鱼，保证每周吃2次到3次，才可以起到减缓大脑衰老，保护我们的海马体，维持和提升记忆力的作用。

2. 鸡蛋

鸡蛋富含蛋白质、维他命B_{12}，同时也是获得omega-3不饱和脂肪酸的重要来源。

整只鸡蛋中的胆碱（choline）含量在所有食物当中排名第一。这是一种B族维生素，而90%的人都被发现摄入不足（Zeisel & da Costa, 2009）。胆碱是生成乙酰胆碱（acetylcholine）必不可少的成分，后者是一种提升记忆和学习的重要神经递质。常常记不起东西犯糊涂？那你很有可能缺乏乙酰胆碱。想要才思敏捷，过目不忘，那就必须确保足够的乙酰胆碱。

可惜的是，鸡蛋的名声并不好，因为大家都知道它富含胆固醇。你可能不知道的是，你的大脑需要胆固醇。作为身体上最肥的器官，你全身25%的胆固醇都集中在你的大脑里（Björkhem & Meaney, 2004）。到目前为止，还没有可靠的证据证明鸡蛋会诱发健康人群的心血管疾病，倒是发现鸡蛋能提升健康胆固醇高密度脂蛋白（HDL），并能将不健康的胆固醇低密度脂蛋白（LDL）转化为无害物质（Fernandez, 2006）。当然，如果你还是担心胆固醇的问题，那么可以选择散养鸡的鸡蛋，这些蛋的胆固醇含量要比一般鸡蛋少2/3。另外吃鸡蛋的时候，千万不要只吃蛋白了，因为蛋黄里面才富含对你的大脑有益的营养物质。

3. 牛油果

牛油果被很多脑科学专家誉为世上最完美的食物。有趣的是，植物学家把牛油果列为浆果，即使它这么大这么肥！牛油果营养丰富，富含包括C、E、K和B族类等多种维他命。牛油果还富含酪氨酸（tyrosine），这种氨基酸能帮助形成我们非常熟悉的多巴胺，帮助提升你的专注力和自我驱动力。

另外，牛油果还能改善大脑的血液循环，并具有抗炎症的功效。这对于海马体来讲，绝对是好事情。牛油果中75%都是单链不饱和脂肪酸（Nutritiondata, n.d.）。这种脂肪和鸡蛋中的胆碱一样，同样能够帮助合成乙酰胆碱，从而提升记忆和学习能力。

美国非营利组织“环境工作组”将牛油果列为“最干净的15种食物”排名榜第一位，因为极少有农药残留，所以牛油果基本上不用买有机的（EWG, n.d.）。问题是我们可能经常买到太生的牛油果，一个快速催熟的小窍门就是把它们和苹果或香蕉一起放在牛皮纸袋里。

4. 西蓝花

西蓝花富含高剂量的抗氧化和抗炎症的物质。我们知道大脑特别容易氧化，同时炎症对大脑的伤害还特别大。

西蓝花还富含维他命K。研究发现，维他命K是对于记忆力来讲不可或缺的一种重要维生素。它对于改善记忆，尤其是和语言及文字相关的记忆特别有帮助，同时还能降低阿尔茨海默症的患病概率。

不过总体上来讲，大部分的健康人群不会过度缺乏维他命K。但如果你长期服用抗胆固醇类药物和抗生素的话，就属于缺乏维生素K的高危人群。另外，如果你在服用抗凝血药物的话，也要小心维他命K对此类药物的干扰作用。

如果你不喜欢吃西蓝花的话，那么花菜、白菜、抱子甘蓝和羽衣甘蓝，都是很好的替代品。

5. 坚果和瓜子

美国曾有研究跟踪了超过15000名女性约20年时间，发现长期食用坚果的人记忆力明显好于没有吃坚果习惯的人（O’Brien et al., 2014）。理论上所有的坚果都对大脑有好处，但是核桃更胜一筹的原因是它还富含omega-3不饱和脂肪酸。

各类瓜子通常富含各种微量元素。比如南瓜子中就富含镁、锌、铁、铜，每一种元素都对大脑健康起到至关重要的作用。

例如镁元素对于学习和记忆能力不可或缺。缺乏镁元素被发现与多种神经系统疾病相关联，比如偏头痛、抑郁、癫痫等。锌元素参与我们大脑的神经信号传导。缺乏锌常被发现与阿尔茨海默症、抑郁症和帕金森氏综合征等疾病相关联。铁元素的缺乏常常会导致脑雾，并影响多种大脑功能。铜元素帮助控制我们大脑的神经信号传导。所以当这种元素缺乏的时候，更有可能患上阿尔茨海默症等神经退行性疾病。另外，南瓜子也富含强劲的抗氧化物质，保护我们的大脑免受自由基的伤害。

6. 黑巧克力

虽然我们在第五章里讲到抗氧化物质的时候已经提到过黑巧克力，但在这一节里我还是决定再拉它出来讲一讲。因为万一以上所讲的五类食物你都不喜欢，那至少还有希望，因为谁会不喜欢巧克力呢？它当之无愧霸占着全世界最受欢迎的食物榜首。

大家之所以热爱巧克力，是因为吃完容易开心。这是因为巧克力含有色氨酸，这种氨基酸能帮助形成血清素，让我们感觉开心。另外，巧克力也是少有的富含大麻素的食品之一。大麻素是一种被称为“快乐分子”的天然神经递质。巧克力当中还含有苯基乙氨，常被戏称为春药，可以让我们感受到恋爱时那种销魂的感觉。

当然，巧克力除了让我们开心愉悦之外，还对大脑健康和功能有着不可多得的促进作用。首先，巧克力中含有不多不少的咖啡因，正好可以提升记忆、情绪和专注力。此外，丰富的抗氧化物质类黄酮，帮助提升大脑的可塑性，延缓大脑衰老，同时还能提升血液循环，帮助提升专注力、反应时间、问题解决能力以及记忆功能。研究发现（Commenges et al., 2000），吃黑巧克力能帮助老年人抵抗短期记忆损失及认知功能下降。黑巧克力吃得越多，患老年痴呆症的概率就越低。

当然，最最重要的是，大脑爱黑巧克力，指的是可可含量达到70%以上的，这个数字越高对大脑越好。也就是说，里面的糖分越低越好，因为大家都知道，糖是引发炎症的大脑杀手。当然如果你觉得实在太苦的话，可以尝试可可粉或可可豆碎粒，是巧克力的原材料，没有黑巧克力苦。

另外，巧克力再好吃也不要过量。大部分对于巧克力的研究推荐每天黑巧克力的摄入量控制在42—80克之间。

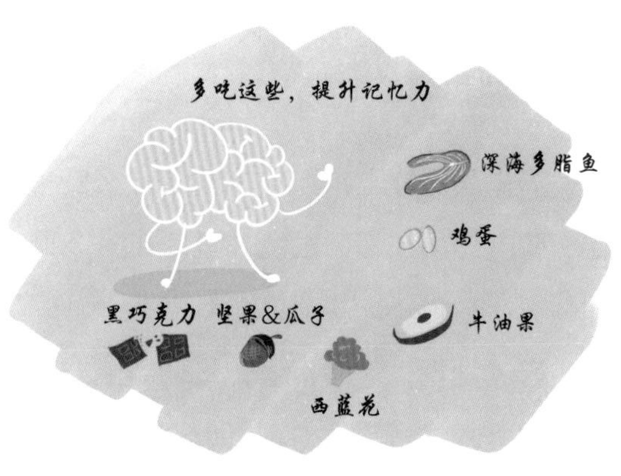

在这一节里，我们介绍了深海多脂鱼、鸡蛋、牛油果、西蓝花、坚果和瓜子以及黑巧克力六大类提升记忆力的食物。实际上还有不少食物，比如蓝莓、姜黄素、橄榄油、绿茶、椰子油、发酵食物等也都有提升大脑功能和记忆力的功效。我相信你一定能从中找到你喜欢的美食，既犒赏味蕾，也犒赏大脑，一举两得。

Rewiring in Action 重塑行动

1.觉得自己健忘？检查一下你的食谱，是否吃了足够的提升记忆力的食物？

2.如果没有，看看如何在日常饮食中加入本节中列举的这些食物。

第五节　做这些，提升记忆力

在这个模块的前几节中，我们从内存优化的角度学习了如何提升工作记忆，以及从硬盘升级的角度学习了如何提升长期记忆。而上一节，则是从吃的角度，学习了如何先夯实记忆力的硬件。实际上，提升记忆的方法可谓五花八门、各有千秋。我们将在这一节里学习更多有趣、好玩，更关键的是，实用的提升记忆力方法。那就让我们迫不及待地开始吧！

1. 利用情绪

如果我问你上周二中午吃了什么？可能你已经记不起来了。但是如果你像我一样，在那天的色拉里吃出一条肥壮的大青虫，那你恐怕一定会对那顿饭记忆犹新，甚至想忘都忘不掉呢！

研究发现，情绪对于记忆的影响非常大。我们在事发当时的情绪越高涨，感受越强烈，这份记忆就会越深刻。这是因为，情绪除了能作用于杏仁核、海马体、大脑皮层等与记忆相关的大脑组织之外，同时还能通过几乎通达全身的迷走神经，以及因为情绪分泌的荷尔蒙等神经化学物质，将全身上下的大脑、肾上腺、各重大器官，以及整个神经系统相互关联，使我们全身都感受到这个体验。也就是说，这样的记忆不单印刻在大脑里，还记录在身体的各个部分。

过去科学家认为，情绪对于记忆的影响只是在记忆编码和储存、巩固阶段，但越来越多的研究发现，其实情绪还能极大程度上作用于记忆提取阶段。对于情绪与记忆的研究，目前有这些重要的发现：

- ★ 充满感情色彩的事件，通常会被记得更牢；
- ★ 正面积极的情绪，通常比负面的情绪更能有助于记忆；
- ★ 正面积极的记忆中通常包含更多的场景细节，也因此更有助于记忆；

- ★过于强烈的情绪，有时反而会阻碍记忆，所以情绪反应要适度；
- ★有助于记忆的是情绪的唤起程度，而非信息的重要程度；
- ★情绪一致性：指的是我们通常更能记住与我们当时情绪一致的事件，比如说当我们情绪低落的时候，我们更能记住负面的事件；
- ★情绪的依赖性：表示在提取记忆的阶段，如果我们的情绪和记忆编码时的情绪相一致的话，更有可能回忆起尽可能多的细节。

由此可以给到我们的几个实用启示是：

- ★尽可能在记忆的时候融入感情，尤其是对于无聊的内容，尽量通过联想将情绪和记忆内容关联；
- ★尽量在情绪比较积极正面的时候，去记忆重要的信息和事件；
- ★在提取记忆的时候，尤其是记不起来的时候，尽可能地去重现记忆当时的情绪状态，你就更容易想起记忆的具体内容。

可爱的近代小说家米兰·昆德拉（Milan Kundera）曾说过这样一句话："提倡'我思故我在'的学者低估了牙痛带来的情感困扰。"而美国著名的非裔作家及诗人玛雅·安吉洛（Maya Angelou）曾说过"我发现，人们会忘记你说过的话，忘记你做过的事，但他们永远不会忘记你带给他们的感受"。何其经典！

所以，**要想记得牢，情绪不可少。**

2. 助记术（Mnemonic Devices）

助记术是一种融合了视觉化、图像思维、空间思维、韵律和旋律等的记忆训练法。比如把你要记忆的内容用首字母编成一个单词，一首诗，或者一个小调，就是很常用的助记术。这种类型的记忆训练被发现能提升大脑前额叶和顶叶的神经连接，并能减缓由于年龄带来的记忆力退化。

在众多的助记术当中，常被称为记忆术中的《九阳真经》的，非**记忆宫殿**（Method of Loci）莫属了。那些混战江湖的记忆神人们，比如亚洲首位世界记忆总冠军王峰，德国全能记忆冠军鲍里斯·康拉德（Boris Nikolai Konrad），英国记忆超人本·普利德摩尔（Ben Pridmore）等都揭秘自己是记忆宫殿训练法的忠实用户。

那么，对于我们这样的普通人，这样的方法有没有用呢？研究发现（Engvig et al., 2010），仅仅八周的记忆宫殿训练，大脑的皮层厚度就有所增加，从而提升了和记忆相关的能力。而之所以这样的方法能快速提升记忆的能力，是因为一方面人对空间的记忆力（spatial memory）远强过死记硬背的抽象记忆（semantic memory）。记忆宫殿的方法更进一步地调动起了海马体的空间运算能力，从而强化了记忆的编码和固化。另一方面联想式记忆（associative）比直接凭空思考和回忆更给力。

那么，**该怎么建立自己的记忆宫殿呢？**我们来看一个简单的五步法：

- ★找到一个你熟悉的地方，比如你的家、办公室，或者去上班的路线，等等。初学者最简单的选择是自己的家，因为最熟悉。
- ★在这个空间里想出一条路线，比如从家门进口到客厅到卧室，或者从家里出门一路来到办公室，等等，然后牢牢记住这条路线。
- ★在这条路线上挑出一些具体的地点或物品作为接下来储存信息的“文件夹”，比如进门的玄关，餐厅的餐桌，床，等等。初学者可以先从10—15个“文件夹”开始练起。
- ★关联。这是最关键也是最有趣的一步。把你需要记忆的内容，不管是电话号码、密码还是英文单词，或是复杂抽象的专业内容，把这些信息按顺序“放进”你选的位置或物品“文件夹”里。这里的窍门是：越图像化、越夸张、越反常的联想，越有助于记忆。比如想象那个让你怦然心动的暗恋对象正坐在你家沙发上，那么这个文件夹的内容恐怕你很难没有印象。

★复盘，反复刻意练习。尽可能在大脑里重复走几次这条路线，并回忆每个“文件夹”里与之关联的记忆内容。

这样就大功告成了！

3. 嚼口香糖

其实在第五章“大脑硬件升级”中，我已经讲到过关于咀嚼这件事情对于大脑可塑性的好处。多啃啃、多嚼嚼能有效促进新脑细胞的生成。

而现在有更有趣的研究发现，在学习新知识的时候嚼口香糖能帮助记忆。研究发现（Morgan, Johnson & Miles, 2014），当人们在学习的时候嚼口香糖，他们在随后的记忆测试中准确率更高，而且反应更快。

科学家认为，其中一个可能的原因是嚼口香糖加强了我们海马体的活动；另外一个解释是因为嚼口香糖能够改善脑部供氧，从而提升学习时的专注度。曾有研究发现（Wilkinson, Scholey & Wesnes, 2002），一边嚼口香糖一边学习的被试组比对照组的心跳提升，从而给予大脑更多的供氧。

当然，目前来讲并非所以研究都已证实这样的说法。所以我建议你把自己当成一个试验品，带着开放的心态尝试一下。如果好用，那就继续；如果没用，那就试其他方法，反正方法绝对不缺，缺的可能是你的尝试和坚持。

4. 使用特殊字体

这个听上去不寻常的方法是由墨尔本皇家理工大学（RMIT）的学者发明的，其中包括专业的字体设计师以及心理学家。他们研发出一种叫作Sans Forgetica的字体。Sans在法语里是“没有”的意思，所以我把这种字体索性翻成“忘不掉字体”。这种字体的特色是略微向左倾斜，然后每个字母都有缺口。所以你乍一看，第一反应可能是“这是啥玩意儿”？然后再仔细认真一看，“噢，原来如此”，还是能看懂的字母和句子，只不过要稍稍用点脑力才行，但绝对不是难读到读不了。这种适度增加字体辨识难度的方法被发现能提升学习者的专注度，增加记忆的编码强度，从而提升记忆。

Memory is the mother
of all wisdom.
- Aeschylus

（以上就是Sans Forgetica字体）

正如墨尔本皇家理工大学参与研究的行为商业实验室（Behavioral Business Lab）的Jo Peryman博士表示：“Sans Forgetica符合学习‘理想的困难度’（desirable difficulty）的原则，也就是说，当一个阻碍被加入到学习的过程中导致更深层次的认知加工，从而提升记忆。”他们在400位学生身上的实验发现通过此字体记忆的准确度比其他字体提升了7%（Quito, 2018）。

目前我还不知道中文字体里面是否有相类似的字体，如果没有，你可以尝试去发明一个！但如果你用来背英文单词或学习小段的英文材料，那就绝对不妨一试“忘不掉字体”。字体的发明者不建议整本小说或大段文章用这个字体，但绝对适合用来突出重点，尤其是用来考前复习简直不能再好用！你可以直接在墨尔本皇家理工大学的官网下载此字体，安装之后就可以直接在word文档里面使用了。我会把下载地址附在章节最后，感兴趣的同学可以尝试一下。

在这一节里，我们学习了如何利用情绪、助记术（记忆宫殿）、嚼口香糖和使用特殊字体来提升记忆力。建议你先可以在这么多方法选取哪怕一到两个，先去尝试，然后坚持看看效果。希望你今后不再丢三落四，当然最好的，莫过于练成过目不忘的学神！

Rewiring in Action 重塑行动

别忘了下载“忘不掉字体”！

https://sansforgetica.rmit/

写下，最好是画出你的记忆宫殿，然后开始记忆训练吧！

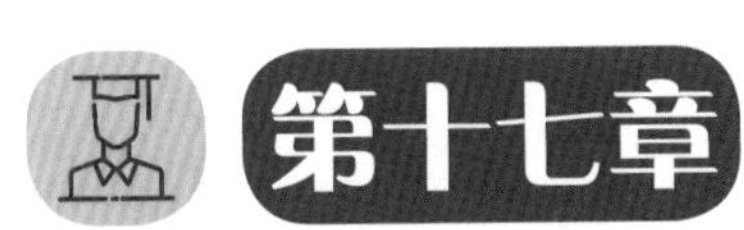

第十七章 激发创造力　让脑细胞动起来

第一节　源源不断的好点子，来自哪里？

从这一节开始，我们将进入实战篇的最后一个模块“激发创造力——让脑细胞动起来！”这一节我们将先从脑神经科学的角度来了解一下创造力。在后面两节中，我们将会学习提升创造力的具体方法。

话说我2018年夏天看到一个新闻，说是作为最早进入中国市场的外资投资基金IDG资本宣布正式聘请因为创作《三体》而大红大紫的科幻作家刘慈欣担任IDG资本的“首席畅想官”。我当时就觉得这可真是一个脑洞大开的操作，然后人家IDG就说，未来双方确实将会有很多脑洞大开的合作（新浪科技, 2018）。

2010年的IBM全球CEO调研访谈了来自全球60个国家、33个不同行业的1500位CEO之后，发现大家一致认为创造力是决定企业未来成败的首要领导胜任力（IBM, 2010）。说来也巧，我很荣幸受邀混沌大学创新院担任2018级首届创新领教之一，帮助中国的创业者和企业高管从各个基础学科的角度去探寻创新的本质，并探索在商业模式、产品、服务创新等方面的应用。你会发现，每个企业都是铆足了劲。因为大家都已经意识到，要想在如今和未来的市场中占一席之地，要么就创新，要么就灭亡。

因此，企业除了要搭建一个孕育和激发创造力的环境和文化之外，首先就是要去识别、吸引和留住高创造力的个体。但是，你会不会发现，身边总是有那么一些人脑洞清奇，动不动灵光乍现，而我们却再怎么抓耳挠腮、苦思冥想，也还是很难得到好点子的垂青！那么问题来了，这些人的脑洞到底是怎么开的呢？他们的大脑真的和我们的不一样吗？

或许你听说过，有创造力的人貌似右脑比较发达。这是不是真的呢？答案是否定的。我们确实知道，右脑更多负责抽象化和艺术性的思维。但是不管是对于个人还是企业，一个想法再创新，如果只是停留在想法层面，而不能解决真实的问题或产生价值，那就谈不上创造力。所以这里就不得不先说说创造力的定义。

到底什么是创造力呢？一个听着如此抽象、难以捉摸的概念，引无数学科和学者竞折腰。对于什么是创造力，其实学界一直存在争议。早期对于创造力的研究，更加关注于人格特质，也就是研究什么样的人具备创造力。直到哈佛商学院心理学教授特瑞莎·阿玛拜尔（Teresa Amabile）对传统的创造力定义提出了质疑，并提出了一个更为操作性，且为目前最为广泛认可的一个定义：**创造力是指产生创新的，并且适宜的（novel and appropriate）想法的能力**。她所谓的“创新”包括原创性、出人意料，而“合适的”则是指既符合限制条件，但又切实可行、确实有用的。我国著名的经济学家许小年更加直白，他曾说过：“**不赚钱的创新都是耍流氓。**”

2011年，诺拉·梅嘉（Nora Madjar）等学者将创造力进行了分类，包括渐进式（incremental）创造力和突破式（radical）创造力，前者指的是在原有基础上的改进，而后者指的是更为原创的想法。但不管是渐进还是原创，都需要用新的方法去判断和完成手头的任务或解决真实的问题，而这部分需要左脑的参与。所以说到这里，你就会发现，创造力绝非大脑某一部分的事情，而是一个全脑的运动。

实际上，神经科学的发展已经帮助科学家识别出与创造力相关的神经网络。

第一条与创造力相关的神经网络是执行注意网络（executive attention network），也叫任务正激活网络（task-positive network）。我在第十五章第一节“容易分心，无法专注？原来是大脑的错”中介绍过这条网络。这是一条用来帮助我们专注在手头上的任务时用到的网络。

第二条网络叫默认网络（default mode network）。我在第十五章第一节里也同样提到过，想必你已经记住它了，因为它是给我们带来内源性干扰、导致我们容易分心的罪魁祸首之一。但是这条网络同样也是创造力的孵化器，因而也有神经科学家索性把这条网络叫作“想象力网络”（imagination network）。我们通过这条网络来发呆、神游、做白日梦，在大脑中构建动态的对于过去和未来的心理画面，就像在大脑里拍电影和放电影一样。同时我们也通过它来想象看待事物不同的角度，就像变成别人肚子里的蛔虫一样，去揣测他人的想法和感受。

第三条网络叫突显网络（salience network）。这条网络专门用来监控我们所有外在刺激和内在意识，然后挑选最突显、最重要的进行回应。我曾看到过对突显网络一个非常贴切的比喻，说它就像大脑网络这条高速铁路上的跳闸工人，由它来决定让这列火车驶向执行注意网络，或者是默认网络。这就好比你在做白日梦的时候突然听到外面一声巨响，你到底是起来去看个究竟，还是继续做你的白日梦，这是由突显网络这个跳闸工人决定的。

科学家发现，创造力虽然与这三条大型神经网络密切相关，但并不表示这三条网络需要同时活跃。在不同的创意活动中，哪条开哪条关，哪条需要更活跃，哪条需要更低调，不同的排列组合非常重要。比如说，当你在刚开始需要创意的头脑风暴阶段，提升默认和突显网络的活跃度，并降低注意网络的活跃度，显得十分重要。这是一种专注而又放松、愉悦的状态，不紧张、不焦虑。而当创意过程进入到检验和实施阶段，比如说去判断一个新想法是否可行时，就需要将注意网络调至最佳状态，而另外两条网络就暂时可以休息休息了。

有研究发现爵士乐手（Limb & Braun, 2008）或说唱歌手（Liu et al., 2012）在即兴创作的时候，他们的大脑就是在一个默认和突显网络高度活跃，而注意网络活动弱化的时候。而这个状态，和我们在第十五章第五节中提到的心流状态不谋而合。“心流基因组计划”目前仍在进行的关于创造力的大型研究显示（Kotler, 2014），当人们在心流状态中，创造力能提升6到8倍之多。

除了心流状态，**创造力的产生还需要特别的神经化学元素的助攻，尤其是两种神经递质血清素和多巴胺**。血清素过低的时候，我们会觉得焦虑甚至恐惧；而一旦血清素提升，就能让我们感到平静和放松。多巴胺过低的时候，我们会觉得无聊、懒散；一旦上升我们就会感觉开心、兴致高涨。因而当我们又放松又开心、感觉爽的时候，也就是血清素和多巴胺双高的时候，我们最容易灵光乍现，英文中把这种现象叫作A-ha moment。所以研究发现（Kauffman, 2015），72%的人在洗澡的时候有过A-ha moment，而且有14%的人专门用洗澡的方式来获取灵感。

好了，我们知道了创造力在大脑中的运作机制之后，需要思考一个问题：创造力到底是不是一种天赋呢？研究发现，对于某些人来讲，确实比其他人更有创造力，因为大脑中与创造力相关的一些特质，发现具有遗传性：比如天生就具备高水平的血清素和多巴胺（Shiv, 2012）；又比如天生的血清素水平高提升了大脑后扣带回皮质（posterior cingulate cortex）的神经连接（Kraus et al., 2014）。这部分皮质是属于默认网络，也就是想象力网络的重要组成部分，所以对于创造力来讲是不可或缺的，连接越多，创意的火花也就可能越多。

另外，还有一项令人担忧的发现就是，**创造力常常和精神疾病相关联**。创造力研究学者中的先驱、美国心理学家弗兰克·巴隆（Frank Barron），从20世纪60年代开始就已经在研究各行各业中的高创造力人群（Richards, 2006）。其中一个发现就是，那些极具创造力的人，比如作家，通常精神健康问题都比较严重，比如罹患严重的抑郁症、躁郁症等。而现如今，神经科学的研究进一步证实（Power et al., 2015），某些精神疾病的存在的确能提升创造力，因为天生或后天造成的脑回路和常人不同，所以就会有不同的思维方式。而创造力的一个产生条件，就是会用不同的视角去看待相同的问题。所以我们也并不难发现，天才和疯子之间可能都谈不上一线之差，有时可能根本不存在分界线。

那么问题又来了，既然创造力看来是天生的，那我们这种一没病二没基因的，是不是就没有谈下去的必要了呢？先别着急，千万不要失去信心。这书你都读到第十七章了，想必你一定已经知道，我们的大脑是可以重塑的。而创造力是大脑肌肉中的一块而已，照样可以通过训练来提升。当然不需要你练出精神病来，但一定是通过科学高效的方法激活创造力。

在这一节中，我们了解了创造力的定义，以及创造力相关的三个神经网络：注意网络、默认网络和突显网络。在不同的创新阶段，这些网络的使用和活跃程度是不同的。另外也了解了血清素和多巴胺对于创造力的不可或缺性。虽然我们知道有些人的大脑天生具备与高创造力相关的特质，而成为创造力的宠儿。然而，因为神经可塑性的存在，我们也绝对不要妄自菲薄。

另外，话也必须说回来，就算你爸是写得出《三体》的刘慈欣，或者你和乔布斯有同一个妈，你如果没有积累，好好的底子也会被浪费。源源不断的好点子，不是凭空而来的，是在具备了足够的知识、能力和动机的情况下，正确使用和训练大脑里的创造力这块肌肉而来的。

从下一节开始，我们就要来学习如何锻炼创造力这块肌肉啦！

Food for Thought 深度思考

你在哪些情况下最有创造力？

第二节　怎样插上想象力的小翅膀 I

首先我们可能要先来了解一下创造力和想象力的区别。上一节我们了解了创造力。这是一种产生创新的，并且适宜的想法的能力。那么，或许可以这么说，“**想象力是创造力的前提，而创造力是已经实现的想象力**”。很明显，想象力是创造力的第一步，没有想象力，创造力就无从谈起。所以在接下来两节课里，我们把焦点放在激活想象力、捕捉灵感上。

但在正式介绍方法前，我想先来聊聊想象力的刽子手，也就是说，什么会阻止想象力的发生。

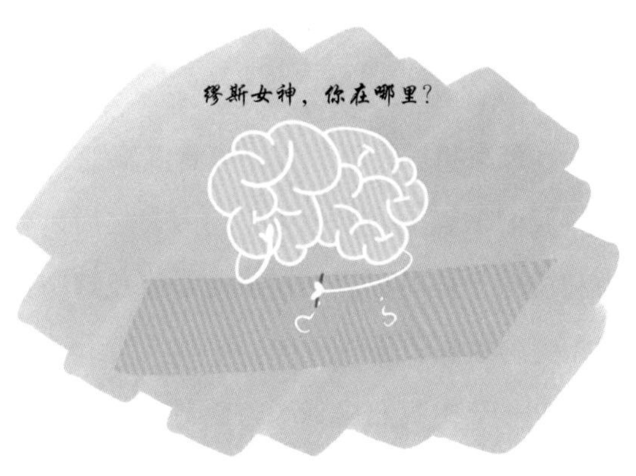

首先，**压力是想象力的刽子手**。在之前的好几个章节中，我们都有提到过皮质醇这个压力荷尔蒙。当这个荷尔蒙上升时，我们的大脑会通知身体进入到应激状态。从进化的角度来讲，当我们的祖先正处在生死攸关的当口，比如看到一只大老虎朝你奔过来，那么能量这时候必须去调用四肢，赶紧该逃逃，该打打，哪儿还有多余的资源分配到大脑去想些有的没的呢？想象力是一个需要耗用大量认知资源的事情，所以在压力很大的情况下，它的优先度就会被挤到根本不在考虑范围内的可悲下场。所以，管控自己的压力很重要。通常越想创新越难创新，因为大脑受不了这种压力。

另外，我们的**大脑里还有一个想象力的刽子手**，叫背外侧前额叶皮层（dorsolateral prefrontal cortex）。我们在第十五章第五节“如何进入心流状态，指数级提升效率”里曾提到过它。它有点像我们**大脑中的检察官**，专门负责分析和质疑我们自己的想法和行为，是阻止我们进入心流反应的一个重大障碍。也有人把它比作**我们的自我批评家**（inner critic），对于我们自己的想法进行各种评判、挑刺和指摘。我突然感觉自己的这块大脑应该属于体积蛮大、蛮强悍的。因为我是一个特别擅长幻想的人，所以不管是好点子还是坏点子，从来都不缺。但是为什么我还是我，没有成为第二个乔布斯或爱因斯坦呢？就是因为我大脑里这位自我批评家把99.99%的想法在冒出来的那一刻就被挑剔得体无完肤，然后因为“这个不靠谱，那个太麻烦，还有万一不成功”，于是统统被扼杀在萌芽状态了。所以说，想要提升想象力，必须在适当的时间关闭或弱化这个自我批评家。人类及儿童发展作家约瑟夫·其尔顿·皮尔斯（Joseph Chilton Pearce）就曾说过：“**想要过一个富有创造力的人生，那么先要放下对于害怕犯错的恐惧。**”而伟大的梵·高也说过：“**如果你听到内心的声音‘你不能画画’，那么想方设法让那个声音沉寂吧！**”

我们了解了抑制想象力的因素之后，就知道了要想有源源不断的想象力和灵感，首先必须先管控或是避免这些抑制因素，然后才能去营造激发想象力的氛围和条件。

上一节中我们提到了与创造力相关的三条神经网络：执行注意网络、默认网络和突显网络。而在一开始的创意酝酿和孵化阶段，需要降低执行注意网络的活跃度，而提升默认和突显网络的活跃度。

要想激活这种状态，我们要学会**离焦**（unfocus），我索性叫它“发呆模式”。当我们高度专注聚焦在手头任务上的时候，我们的执行注意网络会高度活跃。而当我们离焦，也就是发呆的时候，这条网络的活跃度就会下降，而默认和突显网络开始活跃起来。这其中，默认网络，也就是“发呆模式”的启动尤为关键。这条网络的英文名叫Default Mode Network，所以首字母缩写是DMN，有幽默的科学家把DMN戏称为“Do Mostly Nothing”网络，因为过去我们确实认为我们既然不刻意专注了，开始发呆、分心、神游、做白日梦了，就是没干啥事、不务正业的状态了。但是令人惊讶的是，这貌似没干啥事，却整整消耗着我们整个身体20%的能量！这些能量用去哪儿了呢？原来是常常被用来激活尘封的记忆，并在过去、现在和未来之间来回穿梭，从而将那些本来看似无关的信息串联和结合起来。正因如此，在某个瞬间，你可能突然就有了“咦，以前怎么没想到”的一个A-ha moment，这就是顿悟、灵感乍现。神经科学里常把这种灵感称为洞见（insight）。而你会发现，主动切换或启动“发呆模式”，竟然是训练提升想象力和创意的基本原则。我们来看一些例子。

第一个方法是由耶鲁大学的认知心理学家杰罗姆·辛格（Jerome Singer）开创性地提出的一个叫作**积极建设性的白日梦法**（positive constructive daydreaming，PCD），来有目的地激活“发呆模式”——默认网络，提升想象力。所谓的白日梦，辛格用了一个非常形象的餐具的比喻来形容PCD：当我们的大脑刻意高度关注的时候，就像使用叉子在有意识地选择大脑中的信息，而你在进行积极建设性的白日梦时，就像是用勺子在过去的回忆中一勺勺挖取信息，然后又用筷子把大脑里不同区域产生的不同想法夹到一起来，最后还用一把取骨髓用的细长勺把大脑里面边边角角的早已遗忘的东西都掏出来。而在某一瞬间，可能突然就灵感迸发，文思泉涌，如有神助了（McMillan, Kaufman & Singer, 2013）。有趣的是，事实也的确如此。科学家发现（Jung-Beeman, Collier, Kounios & Beeman, 2008），**当大脑中的伽马脑波突然间大量涌现，这就说明灵感女神就要降临了！**伽马脑波是频率最高的脑电波类型。这种脑波大部分人很少能体验到，只有在比如灵感迸发、深度冥想等状态下才会发生。

那么，如何来做积极建设性的白日梦呢？辛格是这样建议的，你可以选择一个低调的、机械性的、重复性的活动，比如说织毛线啊、填色游戏啊、种花种草等园艺活动啊，等等，基本就是不需要动用意识的事情，然后允许你的大脑开始发呆和神游。不过，不像我们平时顺其自然地做白日梦，通常就不知神游到哪去了，你需要先在脑海中想象勾画一个你喜欢的、让你觉得快乐的、身心放松的场景，比如说在大自然中漫步，或者躺在游艇上晒太阳。总之，是让你心驰神往的一个画面。然后慢慢地再将你的注意力从外界拉回到内心，一边继续做你的机械性活动，一边将这个积极正面的画面保持在大脑里。最后你要做的，其实就是静静地等待灵感女神的降临了。

传说中托马斯·爱迪生常常用类似的方法来获取灵感。听说他常会坐在一个舒适的椅子上放松，然后让他的大脑开始发呆和神游。但由于这样的状态可能会导致睡着，所以他会用手将一个勺子放在一个碗碟上保持平衡。这样的话，如果他睡着，那么勺子会掉到地上把他唤醒。这个时候他会将当时脑子里的想法赶紧写下来，而他认为这些想法通常都挺有创意。

接下来我们来看第二个激发想象力的方法，叫作**“心理万圣节法”**（psychological halloweenism）。这个名字比较有趣，是Neuro Business Group的CEO、哈佛医学院兼职助理教授史利尼·皮莱（Srini Pillay）提出的。它的本质其实就是假装自己是另外一个人，就像在万圣节的时候穿上戏服假扮一个角色一样，或者跟小朋友过家家一样。2016年的时候，教育心理学家丹尼斯·杜马斯（Denis Dumas）和凯文·宕巴（Kevin Dunbar）做了这样一个有趣的实验（Dumas & Dunbar, 2016）。他们让研究的参与者分别想象自己是一个古怪的诗人或是一个古板的图书管理员，然后随便给他们一个物件，比如一块砖，然后让他们想出尽可能多的用法。有趣的是，想象自己是古怪诗人的那组的创意表现要远远好于图书管理员那组。另外，对于同一个人的实验也一样，当你假装自己是诗人时就是比假装图书管理员时要更有创意。

为什么这个方法会有这样的作用呢？实际上，默认网络还有一个功能，就是让我们具备同理心。也就是说，让我们有能力变成别人肚子里的蛔虫，让我们能换位思考，去揣测他人的想法和感受。所以心理万圣节法其实就是在有意识地用假扮他人换位思考而激活我们的默认网络。另外，当我们在假装别人的时候，其实也是从某种程度上在逼迫我们自己从不同的角度去看问题，去挖掘新的或没有想到过的信息，从而提升与自己原有信息连接的可能性。不是所有的创新都必须是原创的，将原有信息重新排列组合，或在原有的解决方案上加入新的信息，就是渐进式、组合式的创新。

所以说，今后当你觉得自己实在才思枯竭的时候，或许可以假装自己是乔布斯，或者刘慈欣，或者任何一个你认为非常有想象力、创造力的人物，从他们的角度重新去思考你手上的问题。

在这一节中，我们了解了想象力和创造力的关系，了解了扼杀想象力的因素，包括压力和自我批评。然后我们学习了积极建设性白日梦法和心理万圣节法来弱化执行注意网络，启动和激活“发呆模式”的默认网络，将你的大脑设置在一个更容易获得灵感和想象力的状态。

美国著名的非裔作家及诗人玛雅·安吉洛曾说过“你不可能用完创造力。使用得越多，你就拥有越多的创造力。”我们将在下一节继续来学习训练提升创造力的第一步——想象力的方法。

Rewiring in Action 重塑行动

你有着什么样的白日梦？你过什么样的心理万圣节呢？

下次觉得才思枯竭时，试一下这两个方法。

第三节 怎样插上想象力的小翅膀 II

在上一节中，我们学习了积极建设性的白日梦法和心理万圣节法来提升想象力。今天我们将继续学习简单实用的方法来锻炼想象力这块大脑肌肉。

首先，我们继续上一节的话题来聊聊如何主动切换到“发呆模式”，激活想象力网络——默认网络的其他一些方法。

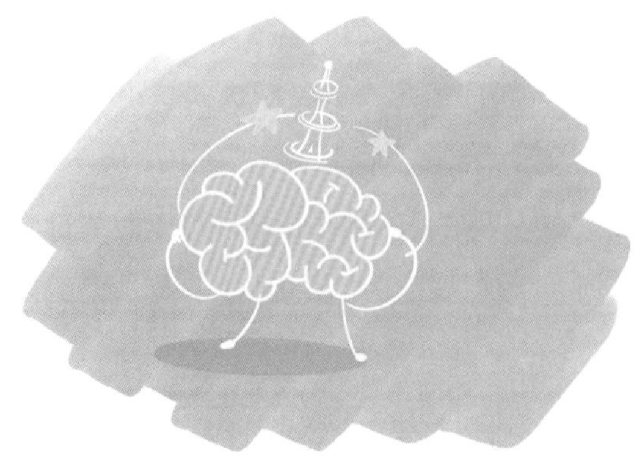

1. 走路

乔布斯生前酷爱走路，他不但用走路来锻炼和思考，同时还用走路来开会，利用这个时间进行头脑风暴。其实不单只有乔布斯，像脸书的扎克伯格、前美国总统奥巴马，也经常进行步行会议。还有很多牛人比如贝多芬、歌德、狄更斯、达尔文等，都是步行或者徒步的狂热爱好者。听说他们常在步行或者长时间的徒步过程中，来捕捉创作或发明的灵感。那么，这真的有用吗?

2014年斯坦福大学的一项研究表明（Oppezzo & Schwartz, 2014），**人们在步行时创造力比坐着时高出60%!** 感觉这个结果有被重复三遍的需要。除此之外，81%**的参与者在行走时的创造力比自己原有的状态有所提升**。你可能会担心，这空气质量这么差，怎么走路呢? 谢天谢地的是，这个研究还发现，不管是在室内枯燥的跑步机上，还是在空气清新、风景如画的大自然中，只要是在走路，效果都一样!

经过前面章节的学习，估计你已经能够猜到，当我们走路的时候，实际上是在启动让我们提升想象力的默认网络。所以下一次你感觉江郎才尽、才思枯竭的时候，禁止抱怨，赶紧起来去走路!

2. 涂鸦

牛津英文字典对于涂鸦的定义是“心不在焉时画的草图”（a rough drawing made absent-mindedly）。这个心不在焉是不是似曾相识呢? 对，说的就是“发呆模式”，是你的默认网络启动时候的状态。

史上最著名的关于涂鸦的研究可以追溯到1938年。当时有三位美国的精神科医师研究了多达9000份的涂鸦作品（Maclay, Guttmann & Mayer-Gross, 1938）。他们发现，通常人们在无所事事或苦思冥想的时候会进行涂鸦，也有一些人会在感觉无所适从、犹豫不决、焦躁不安或满怀期待的时候忍不住乱涂乱画。不管是什么样的情绪状态，人们在涂鸦的时候，他们的大脑通常都并不专注在画画本身，而是在无意识中思考和处理其他的问题，或者正酝酿孵化一些原创的想法。

其实，涂鸦除了能激发想象力之外，还有很多其他的好处哦，比如解压、提升记忆力。2009年曾有一个研究发现（Andrade, 2010），一边涂鸦一边听音频信息的人，比对照组的记忆提取表现高出29%。

《涂鸦革命》（*The Doodle Revolution*）一书的作者桑尼·布朗（Sunni Brown）在她的书中写道，行业中最为有创意的人和公司，不管是苹果还是迪士尼，都不遗余力地在利用涂鸦来作为获取更多的灵感和效率的工具之一（Brown, 2015）。

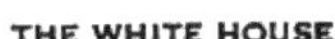

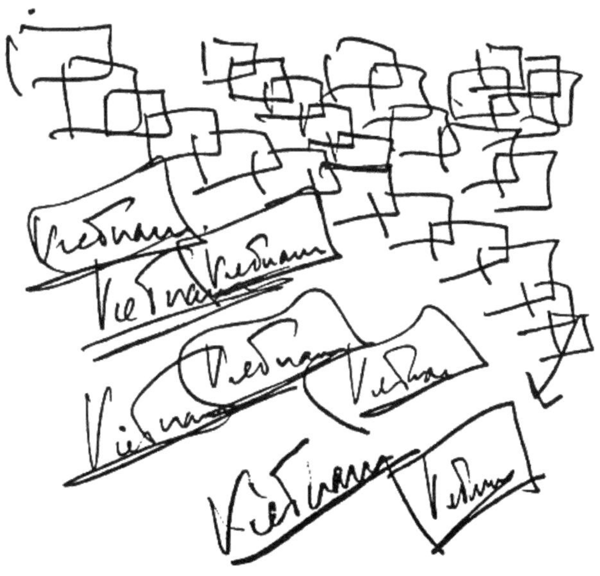

（肯尼迪总统的涂鸦，图片来源https://www.theatlantic.com/magazine/archive/2006/09/all-the-presidents-doodles/305115/）

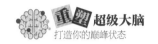

那么，怎么来涂鸦呢？其实涂鸦的本身并不在于你有多少绘画的技巧，而在于用涂鸦这个动作来激活想象力网络。所以，随时随地都可以拿出笔和纸，或者是在手机或电脑上都有涂鸦软件可以使用。据说在44届美国总统当中，竟然有26位喜欢涂鸦，比如罗斯福总统喜欢画动物和孩子，里根总统喜欢画西部牛仔和橄榄球运动员，而肯尼迪总统则喜欢画多米诺牌。或许你可以结合我们上一节讲到的“心理万圣节”法，假装自己是某位美国总统，或者是任何一个人，然后涂涂画画，说不定就灵感迸发了呢。

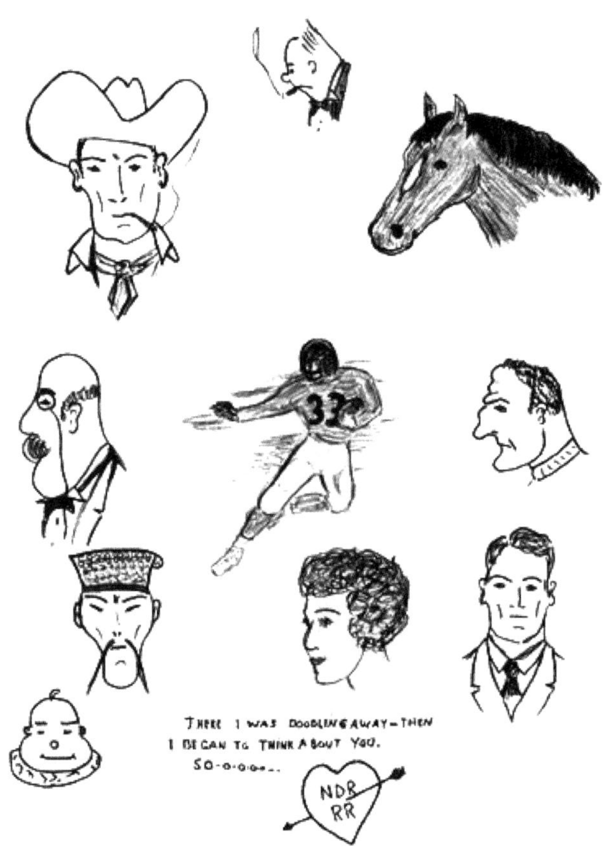

（里根总统的涂鸦，图片来源https://www.theatlantic.com/magazine/archive/2006/09/all-the-presidents-doodles/305115/）

这里再给大家介绍一个“**达·芬奇法**”（The Leonardo Da Vinci Method）。具体做法是：先在大脑中有意识地去思考那个正在困扰你的问题，然后闭上你的眼睛，在纸上随机地进行涂鸦。然后睁开眼睛，看看纸上有什么。接着，利用你的想象力，在这些可能看似随机、无意义的图案或线条中，找出一些和你正在思考的问题可能相关的线索。或许没有，但或许你突然灵光一闪，答案就浮现了。想象力和创造力的本身，其实就是将看似完全无关的东西联系在一起，所以何不尝试一下呢？

好了，不管是这节讲到的走路、涂鸦，还是上一节讲到的积极建设性的白日梦和心理万圣节法，都是基于启动默认网络，提升想象力。接下来我想从神经化学元素的角度，来看看我们有什么样的方法利用它们来提升我们的想象力。在本章第一节中，我曾经提到过两种神经递质血清素和多巴胺对于创造力的重要性。斯坦福大学商学院的巴巴·希夫（Baba Shiv）教授把这种组合称作**创意的化学元素鸡尾酒**。

那么要如何调配这杯创意鸡尾酒呢？哪些因素会影响到这两个元素的水平呢？

- 压力：压力荷尔蒙皮质醇的上升会抑制血清素的分泌。
- 睡眠：希夫教授发现，我们通常每晚需要两个小时的深度睡眠才能将血清素水平恢复到正常状态。深度睡眠通常占整晚睡眠的30%及以下。当然还会受到酒精和咖啡等摄入量的影响。
- 运动：有氧运动能够促进身体分泌一种特殊的肽类物质，从而帮助身体合成血清素。所以，回到我们之前讲过的走路，哪怕只是10到15分钟的步行，不但激活默认网络，还能帮助身体合成更多的血清素，从而灵感爆棚。
- 饮食：高蛋白的早餐能够帮助身体合成更多的血清素和多巴胺。
- 时间：通常来讲，血清素会在早晨达到一个峰值，也就是说，没有比这个时候更适合来进行头脑风暴了。

除此之外，还有一些方法，虽然从科学的角度来讲，我们还未能完全揭示它们运作的机理，但结果显示对于提升想象力有很大的作用，所以我们不妨也来了解一下。

第一个方法是**睡午觉**。研究发现，仅仅是十分钟的午睡，就能够让你的大脑更为清醒和警觉。但是，如果你是希望能通过午睡来提升想象力和创意的，那你得睡满90分钟才行。这听上去不怎么可行，但大脑确实需要这样一个完整的睡眠周期才能去关联大脑不同区域的信息，并在记忆网络中去挖取创意的素材。

第二个方法是去**获取新的人生体验**。这个能做的事情就多了。比如去认识新的人，尤其是那些完全不在你原来社交圈和工作领域内的人。因为他们的知识、观点、经验等，都在帮你开拓你的认知边界。就好比读不同领域的书籍、学习不同领域的课程，又比如去培养新的兴趣爱好一样。但是，我并不建议带着功利心和实用主义去做这些事情。当年乔布斯去旁听书法课的时候，完全只是出于爱好，从未想过有什么实用功能。谁也没想到，多年后的Mac电脑的字体却深受这段经历的影响。乔布斯曾经说过："创意其实就是把不同的事情联系起来。当你去问那些特别有创意的人是如何做到这么有创意的，他们会觉得有点内疚因为他们其实没做什么，他们只是看见了一些东西。这些东西在一段时间后对于他们来说会变得很明显。"之前提到的希夫教授把这些统称为"知识节点"（knowledge nodes）。而想象力和创造力就是把这些看上去没有关系的知识节点连接起来，从而碰撞出新的、意想不到的解决方案。希夫教授说："这就是乔布斯的运作方式，广泛的兴趣爱好使得他充满创意的一生都在用来连接这些不同的节点。"

第三个方法是**调暗灯光**。这个乍听上去不可思议。不知道你看没看BBC版的《神探夏洛克》？里面的卷福在遇到难解的谜团时，会贴上尼古丁贴片，然后关掉灯帮助自己思考。这个看上去符合他古怪个性的做法，其实关灯思考被发现是有科学依据的。研究发现，当光线变强的时候，我们的情绪，不管是积极情绪还是消极情绪，都会被强化。这里并不是在评判情绪的好坏，但强烈的情绪被发现会影响记忆、创造力等认知功能。而光线变暗的时候，情绪对于思维的影响就会被弱化。另外，光线变暗也会减少其他的视觉刺激，减少外部干扰。研究者还发现，人们在光线较暗的环境中思维和行为更加放得开，所受的约束更小，这也有利于创意的产生。所以呢，今后做脑力风暴的时候试着关掉家里或办公室的几盏灯，实在不行，哪怕闭上眼睛，主动切断光源，也照样是个方法。

在这一节中，我们继上一节，进一步学习了启动默认网络的方法来激活想象力回路，包括走路和涂鸦。然后我们从压力、睡眠、运动、饮食、时间五个维度学习了如何调配这杯创意鸡尾酒——提升血清素和多巴胺。最后，我们还了解了另外三个方法，包括睡午觉、获取新的人生经验和调暗灯光，来提升想象力。

未来学家阿尔文·托夫勒（Alvin Toffler）预言："资本的时代已经过去，创意的时代正在来临；谁占领了创意的制高点谁就能控制全球！"咱先不想控制全球吧，但必须要思考和准备好，作为个体如何在这样的大环境下更好地存活和发挥自己的潜能。

Rewiring in Action 重塑行动

方法多到不行！选择一到两种坚持实践！

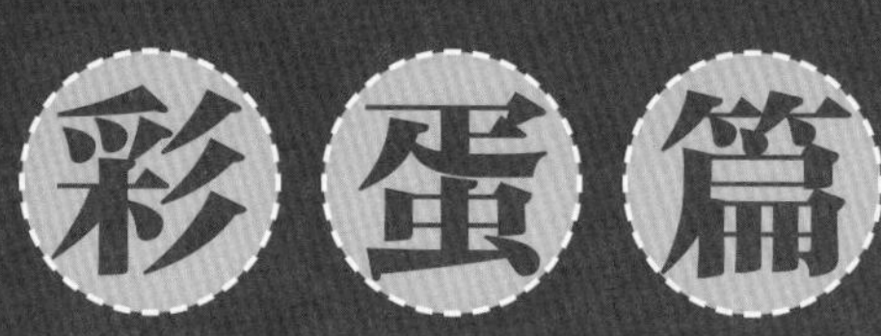

快速提升脑力秘诀

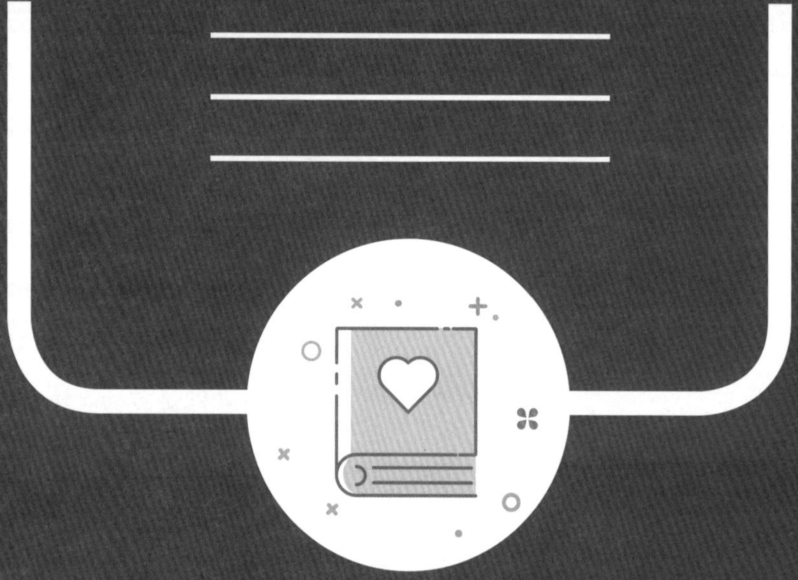

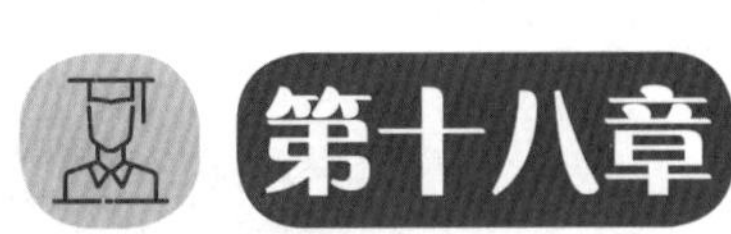

第十八章

重大事件（考试/面试等）期间怎么吃?

从这一章开始，我们就进入到了本书最后一个模块“彩蛋篇：快速提升脑力秘诀”。在之前的模块中，我们学习的方法大都需要花时间和毅力去刻意练习，才能逐渐改变大脑的结构和功能。而这个模块的内容，有点像是让大脑临时抱佛脚，快速起效，提升大脑短期的功能。我当然不是想教你偷懒，也不是否定之前的内容，但是在那些方法起效之前，甚至是起效之后，我们还是总会在生活、学习和工作中时不时遇上一些重要事件，而我们当然希望自己的大脑在这样的时刻能好用一点，再好用一点。

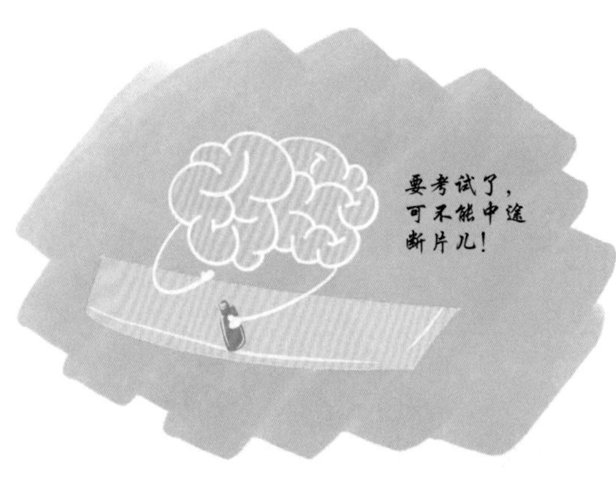

比如说考试，不管是学校里的考试，还是职场中、生活里的考试，总之，人生简直处处是考场。还有比如要去参加一场重要的面试、一个重大的比赛，也或者是去见一个重要的人。不管是考试、面试，还是相亲、比赛，等待我们的通常都是一场脑力和体力的马拉松。让你的大脑在这些重要的时刻长时间保持巅峰的状态，无疑是你的目标。除了睡眠之外，能短期内影响你的大脑状态的，恐怕非食物莫属。虽然我们已经在之前的好几章中都提到了吃，但在这一章里，我们要具体来看看在这些重大事件期间，应该如何通过吃来提供大脑足够的能量，保持足够长时间的专注度和放松度，并激活记忆。可以这么说，这些时刻是对大脑巅峰状态的终极考验。

由于每个人的饮食习惯、地域习俗、食材供应等，我不准备在这章列举太多具体的食物或食谱，而是要来谈重大事件期间饮食的七大重要原则。

第一，一定要吃早餐，一定要吃早餐，一定要吃早餐！

重复了三遍的话，你应该知道它的重要性了。研究已经一次次地证明（Akitsuki, Nakawaga, Sugiura & Kawashima, 2011），不管是什么年龄段的人，吃过早餐相比较没吃早餐的，大脑的警觉性更高、专注度更高，而且考试成绩更好！对于孩子的研究来说（Levin, 2011），学校有早餐供应的学生通常更加健康、更加快乐，成绩也更好。而针对青少年来讲，美国的研究发现（Adolphus, Lawton & Dye, 2013），吃早餐的人群在俗称美国高考的SAT考试中成绩要更高。

当然，更重要的是早餐吃什么。如果只是喝一杯咖啡，就一片面包；或者啃个包子，喝杯豆浆或牛奶就算是完成任务，肯定是不够的，何况是在重大事件的当天！早餐的能量供应至少要达到一整天卡路里的20%，最好是要包括复合型碳水化合物、优质蛋白质和健康的脂肪。研究证实，通常会吃这样一份营养均衡的早餐的人，相较于只吃高碳水早餐的人，在认知任务上的表现更为优秀。

第二，每一餐都要包含碳水、蛋白质和脂肪！

当然，不单单只是早餐，中餐和晚餐也一样，你都需要碳水、蛋白质和脂肪这三者，来帮助平衡血糖和大脑的神经化学水平。比如，你需要蛋白质来提供氨基酸，从而合成多巴胺和去甲肾上腺素。这些化学物质能帮助你感觉精力充沛，并保持高度警觉和专注。又比如，你需要复合型碳水化合物来转化成葡萄糖给大脑提供稳定能量。另外，碳水化合物还帮助合成血清素，这是一个让你放松，而在重要时刻，比如考试的时候不过于紧张的一个重要的化学元素。此外，健康的脂肪能延长消化的时间，从而帮助提供更长时间的饱腹感，并平衡血糖水平。

第三，喝水喝水喝水！

这又是一件看上去很小但其实很大的事情！尤其是对于考试，很多考生可能会因为担心要上厕所而比平时喝更少的水。这会带来什么问题呢？其实我在第十一章“超级大脑吃出来”就讲到过水对大脑健康的重要性。轻微的缺水就会使你的记忆力、专注力和其他认知能力都有所下降。

你的大脑有73%是水分。试想一下，我们的神经元细胞之间是如何沟通的呢？首先得先通过电脉冲信号，那么是不是就得有导电物质呢？当你感觉口渴的时候，通常已经脱水2%—3%了，这个时候大脑中的电解质已经开始有紊乱的现象，所以脑细胞之间的沟通就成问题啦！在针对成人的研究中（Ganio et al., 2011），发现仅仅是1%的轻度缺水，就能够导致专注力和警觉度的下降。而在针对青少年学生的研究中，发现他们比成年人更容易缺水，但一旦补充水分，专注力和记忆力马上就有提升。

在2013年的一个针对英国东伦敦大学的447名学生的研究中（Pawson et al., 2013），发现有25%的学生在进入考场时会携带并饮水。在控制其他变量之外，发现喝水的学生的总体成绩高出未喝水学生的4.8%。另外，不管你是不是觉得口渴，只要喝上330毫升的水，你的大脑敏锐度就会有20%—40%的提升（Rogers et al., 2001）。所以，记得考试前考试时都要喝水！当然也不要喝到肚子胀一直要跑卫生间哦！

第四，及时补充脑友善零食！

如果你的考试要持续一整天，那么一定记得要在休息的间隙给大脑补充能量。在选择零食的时候，请记住和正餐相似的原则，尽可能包含健康的蛋白质、脂肪和复合型的碳水，或者是其中两种组合，一方面能延长饱腹感，另一方面是防止血糖水平的不稳定，从而影响大脑功能。

那么哪些零食属于脑友善零食呢？可以尝试酸奶蘸蔬菜条（比如黄瓜、胡萝卜、西红柿），苹果加奶酪，全麦饼干配牛油果酱等。我最喜欢的是香蕉裹黑巧克力酱！

第五，利用食物来抗压！

很明显，遇到重大事件时，我们的心理和生理压力都会比平时大，尤其是像考试这种事情。在这种时候，我们的肾上腺需要分泌更多的压力激素来应对这样的压力，而合成这类激素需要动用多种重要的营养素，从而导致身体对于这些营养素的需求显著提升，比如维他命C、维他命B_5、维他命B_6，锌、镁、钾，酪氨酸。因此，多食用新鲜蔬果比如香蕉、牛油果、菠菜、西蓝花，豆类、鸡肉、鱼肉、酸奶等能帮助身体和大脑更好地应对重大事件期间的压力。

第六，避免摄入脑力抑制食品和饮料！

我们知道，要想在重大事件比如考试当天确保大脑保持在巅峰状态，一定不能让你的血糖水平忽上忽下。所以，必须要避免摄入脑力抑制食品和饮料，比如精制碳水化合物和含糖饮料。这就包含但不限于精白米面以及其制成的所有食品，比如白米饭、粥、面条、包子、馒头、饼干、蛋糕、甜品、糖果等等。其中大部分食物可能都是我们习以为常的，但其实这些都不是提升而是抑制大脑功能的食物。再老生常谈一遍，请换成复合型碳水化合物，比如各种粗粮、杂粮、豆类、全麦食品等。

不要在考试当天喝含糖饮料，比如可乐、雪碧、奶茶、运动及功能饮料，包括鲜榨果汁。这一点我在第十三章“大脑杀手”中详细解释过。这里不赘述了。

另外，说到喝的，恐怕不得不提一下咖啡因。那么，考试之前，或者面试之前，要不要喝咖啡呢？这个问题的答案有点复杂，我这里给一个简单的建议：假设你平时没有喝咖啡的习惯，那就千万别在当天尝试了。虽然适量的咖啡因能让大脑分泌多巴胺，从而能提升短期的警觉性和专注度。但是，多巴胺很快会转化为肾上腺素，从而引起你的血糖水平像过山车一样不稳定。所以，千万别在重大事件的当天铤而走险。当然，如果你有每天喝咖啡的习惯，那么也千万不要在考试的那天突然不喝，因为这会带来或轻或重的戒断反应，比如头痛等，很容易会影响你当天的表现。不过，也必须注意千万不要喝过量，因为咖啡因过量很容易引起心悸、紧张。另外，咖啡还有利尿的作用，容易让身体和大脑脱水，而我们前面刚讲过脱水对大脑的影响。

第七，善用神奇的草本植物！

先说一下神奇的薄荷吧。曾经有这样一个研究是让180位志愿者分组喝薄荷茶和洋甘菊茶之后对他们的认知和情绪进行测试（Moss et al., 2016）。喝薄荷茶组的人的长期记忆、工作记忆及警觉度明显提升，而喝洋甘菊茶组的人因为洋甘菊的镇静作用导致记忆和注意力都明显受到负面的影响。

另外一个神奇的草本植物是迷迭香。据说在古希腊，学生们在考试期间会在头上戴个迷迭香的花冠来帮助提高成绩。我担心这样的做法不一定会被监考老师允许。不过幸运的是，闻迷迭香的精油有相同的功效！这可绝对不是古希腊神话，而是被科学验证的事实。比如有一个研究是针对150位超过65岁的健康人群，分组后分别闻迷迭香和薰衣草精油之后对他们进行记忆力测试（Bussey, Moss & Moss, 2016）。神奇的是，迷迭香组比薰衣草组及什么都没闻的对照组的测试分数整整高出15%。迷迭香中有一种名为1,8桉叶油素的物质能促使大脑分泌乙酰胆碱（acetylcholine）。这个神经递质我在第十六章第四节“吃这些，提升记忆力”中曾经提到过。它对于学习和记忆能力起着不可或缺的作用。怪不得国外有这样的报道，说一到考试季，迷迭香就妥妥地断货。甚至莎士比亚都在哈姆雷特中借奥菲利亚说过“迷迭香，代表记忆”（There’s rosemary; that’s for remembrance）。

在这一章里，我们了解了重大事件期间关于饮食的几大原则，包括一定要吃早餐，每餐合理搭配碳水、蛋白质和脂肪，喝水，补充脑友善零食，利用食物抗压，避免摄入脑力抑制食品和饮料，善用神奇的草本植物。最后还想加一个重要的提示：遵循这个原则很重要，但切记不要在重要事件当天随便尝试从没吃过的食物，以免引发过敏反应，得不偿失。

希望不管你是要上考场、情场还是战场，都能保持一个清醒、巅峰的大脑。祝你好运哦！

Rewiring in Action 重塑行动

在重大事件前，按照这七大原则准备食材，并在当天践行！

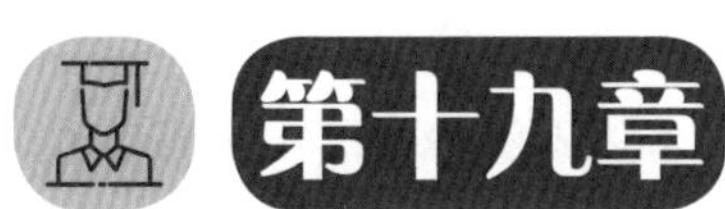

第十九章 10—20分钟快速提升脑力妙招

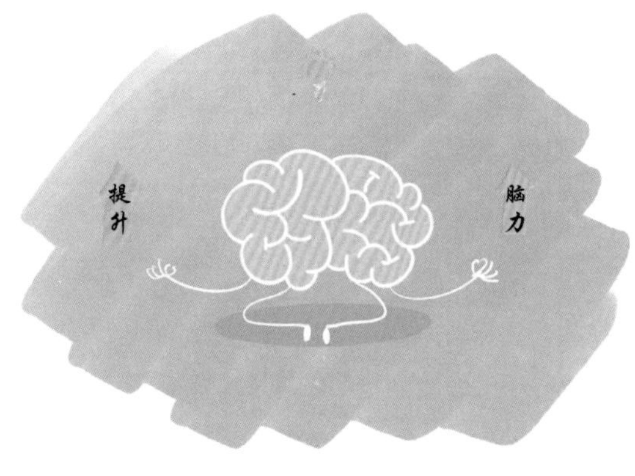

不知道你有没有这样的体验，通常在上午10点左右、吃完午饭或者下午三四点的时候，身体很疲劳，脑子转不动。而重要的会议和工作正等着自己，这可怎么办呢？有没有什么小妙招能快速起效，将大脑激活呢？这一章我们就来看一些10—20分钟内就能快速提升大脑表现的方法。

1. 10分钟的冥想练习

冥想或其他各种正念练习的好处已经在本书的不同章节中不止一次提过了。现在我们来看看短到10分钟的冥想对大脑有什么作用。2018年8月在《人类神经科学前沿》（*Frontiers in Human Neuroscience*）上刊登的一份研究证实，仅仅10分钟的冥想练习，即使是对于首次尝试冥想的初学者，也比对照组的人要大大提升专注度（Norris, Creem, Hendler & Kober, 2018）。所以，想要快速提升脑力，给自己10分钟静心的时间。从来没有练过冥想的也别担心，可以在网上找冥想音乐引导自己。

2. 10—15分钟中高强度的有氧运动

运动这件事情我们在第十二章“超级大脑动出来”中用了一整章的篇幅，讲了运动如何帮助重塑大脑。但是你可能正在郁闷，这得多久才能起效呢？确实，要想让大脑产生结构性和功能性的变化，我们需要长期坚持运动。但是，短时间的运动对大脑有没有好处呢？2018年1月刊登在《神经心理学》（*Neuropsychologia*）期刊上的一个研究目标是想看看短到10分钟的运动是否能对大脑产生短期表现的影响（Samani & Heath, 2018）。研究者将参与者分成两组，一组人坐着看杂志10分钟，另外一组则是踩单车10分钟，然后在约20分钟后进行测量并与实验前的数据相比，发现运动组的大脑反应速度提升了14%，而坐着看杂志组则没有明显变化。

当然，这项研究的潜在问题是样本很小，只有14人，而且都是年轻人。我们当然可以对这个研究结果持一定怀疑的态度，尤其是要看对于更大的样本和不同年龄段的人群来讲是否也有类似的效果。还好，我找到了2013年出版的一个相类似的研究（Hogan, Mata & Carstensen, 2013）。这个研究的样本数是144，而且年龄从19—93岁随机分布。随机将这些人分成两组之后，一组也是骑单车，持续时间是15分钟；而另外一组则为对照组，坐着看一些中性的图片。结果发现对照组没有变化，而运动组在工作记忆任务测试中的反应速度变快了，而且可喜的是，这个结果在不同年龄段的人身上都有观察到。

这样我们就放心了，不管是10分钟还是15分钟，中高强度的有氧运动能对大脑快速起效。所以今后觉得脑子不好使的时候，有条件的可以赶紧花10—15分钟的时间在公司的健身设备上骑单车、快走、慢跑之类，没条件的自己备根绳子跳绳，或者去爬楼梯，或者出去快走，都可以快速让你的脑袋瓜清醒好用起来！

3. 15—20分钟的充电式小睡

英文把这种小睡叫power nap，我觉得特别贴切，就是一个迅速给大脑power，充电式的小睡。著名美国记者兼作家皮特·哈米尔（Pete Hamill）是这样说的："小睡带来的充电效果让你在一天中拥有了两个早晨。"据说丘吉尔、约翰·肯尼迪总统、里根总统、拿破仑、爱因斯坦、托马斯·爱迪生等都是小睡的忠实践行者。

我们先来想象一下这样一个产品，它能提升你的警觉性，激发你的创造力，降低你的压力，提高你的觉知力、耐力、运动机能、精确度，还能改善你的性生活和决策能力，甚至能让你看上去更年轻、帮助你减轻体重、降低心脏病风险，还能提振你的情绪，加强你的记忆。同时这个产品无毒无害，没有任何副作用，最重要的是，还完全免费。你相不相信这世上有这样听上去简直天方夜谭的产品呢？根据美国加州大学河滨分校以心理学教授萨拉·梅德尼克（Sara Mednick），著名的研究睡眠的专家的研究，这个产品就是小睡（Mednick & Ehrman, 2006）。她在她的《小睡片刻！改变人生》（*Take a Nap! Change Your Life*）一书中有对于小睡的详细描述。

我在第十章"超级大脑睡出来"中已经谈到过不同时长的午睡带来的不同效果。其实power nap因为时间短，不一定是要安排在中午，而是可以灵活地安排在一天中对你合适的时间段。在第十四章第二节"解决'晚上失眠早上嗜睡'综合征"中我提到过睡眠周期的概念。通常一个完整的睡眠周期大约为90分钟，包括入睡期、浅睡期、熟睡期、深睡期和快速眼动期五个阶段。为什么想要快速提升大脑功能的午睡不可以睡太久呢？这就需要知道一个睡眠惯性（sleep inertia）的概念。其实我们不需要去知道它的定义，你肯定有过这种体验，就是睡得正香硬是被叫醒的时候那种全身上下无力、脑袋昏昏沉沉，常常不知身在何处的感觉。这个通常是因为你不是在入睡期和浅睡期醒来的原因。15—20分钟的小睡对于大部分人而且恰好还在睡眠的第二阶段浅睡期，还未进入第三阶段熟睡期。这个阶段醒过来，人就会觉得神清气爽，精力充沛。所以，记得充电式的小睡千万别睡过头，最长不要超过30分钟，否则就会进入睡眠惯性。

4. 20分钟瑜伽练习

瑜伽源于古印度文化，是其六大哲学派别中的一系。但到了现代，我们所知的瑜伽更多是作为一种休身养性的方法，包括调身的体位法、调息的呼吸法以及调心的冥想法。

我们之前已经说过中高强度有氧运动对于快速提升脑力的有效性。美国伊利诺伊大学2013年的一个研究发现（Gothe, Pontifex, Hillman & McAuley, 2013），有比运动更有效的方法，那就是瑜伽。与20分钟的快走或慢跑相比，20分钟的瑜伽练习一方面更快对大脑功能起效，另一方面极大地加快了大脑反应速度，以及提升了在认知任务上的精确度。

这个研究的首席研究员尼哈·哥特（Neha Gothe）说目前还不知道为什么瑜伽的效果会好过有氧运动，但是她认为瑜伽练习当中的冥想和呼吸练习能有效降低焦虑和紧张，从而对于快速提升脑力功不可没。

对于不喜欢跑步、骑单车，或没有条件动的同学，我们明显有了一个有效甚至更好的替代方案。只要有一张瑜伽垫大小的地方，你就可以随时练习了。以下是这个研究中运用的体式串联，感兴趣的同学不妨一试：

- ⋆ 直立前弯式 1分钟
- ⋆ 树式 1分钟
- ⋆ 三角式 2分钟
- ⋆ 反转三角式 2分钟
- ⋆ 下犬式 2分钟
- ⋆ 骆驼式 2分钟
- ⋆ 兔子式 2分钟

★ 拜日式 4分钟

★ 莲花坐深呼吸 4分钟

5. 喝一勺椰子油

喝椰子油这个方法是我在麻省理工听课时，当时的讲师分享的。她说喝完椰子油之后20分钟左右就能感觉到大脑能量满满，当时我就震惊了，原来椰子油还有这个功能。这要归功于一种叫作MCT（medium-chain triglycerides）中链脂肪酸甘油三酯，或中链甘油三酯的脂肪。MCT在自然界中含量稀少，主要来源有母乳、牛奶及其制品，棕榈仁油和椰子油等。而椰子油是目前已知的MCT含量最高的自然食物，比例高达15%。

实行生酮饮食法或者听说过生酮饮食法的人应该不会对MCT这个所谓的“减肥神器”陌生。但我必须首先声明的是，大家可别误会，我可并非是在推荐这种饮食方式。生酮饮食说来话长，也并非我们的重点，所以我在这里不展开。另外，MCT还被发现有很多的功能，比如改善阿尔茨海默症的症状。但这里我只想说说MCT和快速给大脑供能之间的关系。

还记得我们大脑的首要能源是什么吗？对，是葡萄糖。有趣的是，大脑还有一个后备的能量来源，那就是酮体。MCT神奇的地方就在于能走捷径，直接进入肝脏快速代谢成酮体，而酮体又能穿越血脑屏障，进入大脑快速供能。换句话说，当你饥饿疲劳、血糖水平下降、大脑没有能源可用的时候，一勺椰子油或从椰子油、棕榈油等提取的更高纯度的MCT油喝下去，20—30分钟内，就能为大脑提供能量。研究发现，服用MCT油之后能提升大脑能量达8%—9%（Courchesne-Loyer et al., 2013）。

如果你喝不下油，或许你听说过一款防弹咖啡。这两年异常火爆，尤其是在硅谷和娱乐圈。其实就是在黑咖啡中加入MCT油、黄油、椰子油。国外好多媒体都宣传过这种咖啡带来的“醒脑”效果。以创作力著称的英国创作型歌手黄老板（Ed Sheeran），曾在格莱美颁奖礼上说道：“防弹咖啡让我获得更多创作灵感，更能集中精力创作音乐。”

在这一章里，我们学习了五大方法，用10—20分钟来快速激活大脑，提升脑力。一是通过10分钟的冥想练习；二是进行10到15分钟中高强度的有氧运动，比如踩单车、快走、慢跑等；三是采取15到20分钟的充电式的小睡；四是进行20分钟的瑜伽练习；五是通过喝一勺椰子油、MCT油或防弹咖啡的方式，来快速地给大脑补充能量，提升脑力。

Rewiring in Action 重塑行动

选择你自己喜欢的方式每天为你的大脑充电！

第二十章 脑力优化秘籍大公开

上一章我们学习了10—20分钟快速提升脑力的一些方法。说实话，我个人有喜欢收集整理任何提升大脑性能方法的怪癖。而且，我还有个强迫症就是，每个方法我一定要追根溯源到学术研究论文本身才会罢休。因为在看到很多大众或科普媒体上常有的胡言乱语、断章取义之后，我都已经成了怀疑论者了。所以从2017年开始，我就萌生了一个想法，就是追溯到源头去整合大家可以用得上的、简单易行的，但必须是经过实证研究的有效方法，而非道听途说，一知半解。于是我在过去一两年中花了不少时间去阅读整理了很多原版文献，然后分门别类，从运动、饮食、补水、睡眠、解压、记忆、正念、情绪、学习、关系、神经可塑性和创新这十二大方面，集结了近百条相关的最新研究结果，并选取了其中的58条，编写成通俗易懂的秘籍，然后做成了一本日志，每月一个主题，每周一条秘籍。我的初心就像这本书和出这个线上课程一样，希望更多的人能够离真实的科学更近一些，所以这本书的几乎所有研究，我也都标明了文献出处。其实在课程之前的内容中，我们已经接触了很多重塑大脑、提升大脑性能的方法，也涵盖了这十二大方面中很多的内容。在这一章里，我想和大家分享在整理这些文献时最让我个人感到震撼的一个主题，也正好是我们在之前的章节中还没来得及花时间展开的，那就是：关系。

首先，这里所说的关系指的是社交或社会关系，是我们与他人之间的连接，我们的社会支持系统，是爱情、亲情、友情。社会神经科学（social neuroscience）的奠基人、已故芝加哥大学认知和社会神经系统科学中心主任、心理学教授约翰·卡乔波（John T. Cacioppo）在他的《孤独是可耻的：你我都需要社会联系》（*Loneliness:Human Nature and the Need for Social Connection*）这本书中指出："你本质上就是个社会动物。要想获得理想的生活，就必须建立有意义的、令人满意的社会纽带。"

我们先来看看这样的纽带如何影响我们的大脑。

1. 关系能同步脑波，减轻疼痛

美国科罗拉多大学博尔德分校及以色列海法大学的一群专门研究疼痛的学者在2018年做了这样一个研究（Goldstein, Weissman-Fogel, Dumas & Shamay-Tsoory, 2018）。他们招募了22对年龄在23到32岁之间、相恋至少一年以上的异性恋情侣，然后研究者会对情侣中的女生通过一定的温度刺激在手臂上引发中度的疼痛感后，在三个情境中观察情侣之间的反应：一是坐在一起但不能碰触，二是坐在一起并手牵着手，三是分别坐在不同的房间。

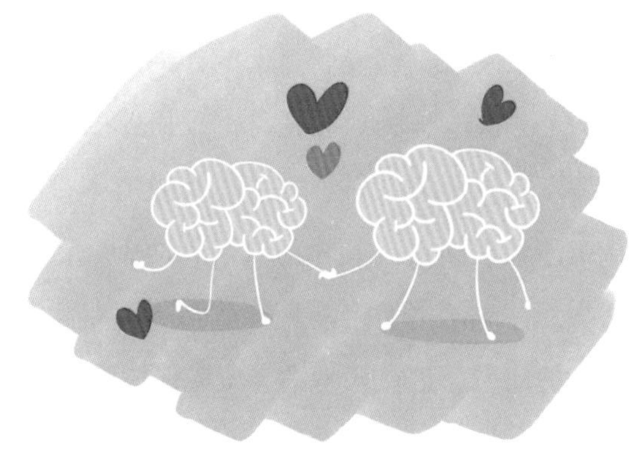

首先研究者发现，不管有没有疼痛，只要两情侣是坐在一个房间内的，不管有没有碰触，他们的脑电波都会有一定程度的同步，尤其是集中在阿尔法波段，通常表示为高度的专注。而当其中的女生感觉疼痛的时候，如果这时候男朋友牵着她的手，那么双方脑波同步的现象会更为明显，而且女性会有疼痛感的下降。另外还有一个变量就是，男朋友的同理心越强，他与女朋友之间的脑电波同步现象就会越明显，而脑波越同步，女朋友就越没那么疼。你看，**爱情和同理心是多么好用，简直就是天然的麻醉剂**。研究者认为，具有同理心的碰触能让对方感觉到被理解，从而激活大脑中的奖赏机制，进而降低疼痛的感受。

有趣的是，研究者还发现，当男朋友看到女朋友疼痛的时候，如果他不能碰触她，那么这对情侣之间的脑波同步就会逐渐消失，而这个发现与之前相关研究的结果不谋而合。过去的研究发现（Goldstein, Weissman-Fogel & Shamay-Tsoory, 2017），如果男朋友看到正处于疼痛中的女朋友却不能用碰触去抚慰她的话，他们之间原本心跳和呼吸频率的同步会逐渐消失。显然，疼痛会切断情侣之间原本有的同步，但是神奇的碰触能快速唤回这种同步。

2. 关系能让大脑反应更快

研究者招募了46位年龄介于18到56岁之间的女性，分成两组后比较：爱是否能对大脑的认知功能，尤其是语言功能产生影响（Bianchi-Demicheli, Grafton & Ortigue, 2006）。所以他们使用了潜意识暴露（subliminal exposure）的方法将爱人的名字用肉眼基本探测不到的速度闪现。结果发现，深爱着自己的伴侣的人比那些没有这种感觉的人大大提升在词汇判断这样的认知任务的反应速度。我们常常认为，爱情让我们变笨变傻。其实不然。科学家发现，爱情本身不仅仅只是一种情绪或感觉，而是牵涉到大脑中一大片和情绪、动机、目标导向、奖赏机制等有关的神经网络。这个网络一启动，你就会高度专注、兴奋不已，另外还有不知道哪里来的动力。正在恋爱中，或曾经深爱过的你一定知道这种感觉。

3. 关系能改变大脑结构

2018年在《人类神经科学前沿》期刊上，发表了一篇关于爱如何改变大脑结构的大型研究（Song et al., 2015）。虽然这是一个跨国研究，但是所有的样本都是我们中国人，所以我记得我第一次读到的时候特别心潮澎湃。研究者在位于重庆的西南大学招募了一百位大学生，其中34位正在热恋期，另外34位在近期刚刚失恋，而最后一组的32位，则是从来没有恋爱过的同学。研究发现，爱情会对大脑中与奖赏机制、动机、情绪调节和社会认知相关的多条神经网络和多个大脑组织产生结构性的变化。正在爱的人和爱过的人的大脑不一样，爱过和没爱过的人的大脑也不一样，爱得多久和失恋多久，大脑也是不一样的。神奇吧！

4. 关系能保护大脑

有研究跟踪了1189位认知功能正常的老年人长达7.5年（Seeman et al., 2001）。结果发现，那些有着更多、更高质量情感支持和陪伴的老年人相比较于那些从未结婚并与自己的社交圈中有更多人际冲突的人，大脑认知功能更好。而研究者也准确预测了这群人在七年半之后的跟进研究中的认知功能退化要远低于对照组。另有一个样本数高达16638的对于美国退休人群长达六年的跟踪研究发现，社会融合度的高低与记忆的下降度成反比（Ertel, Glymour & Berkman, 2008）。这里所谓社会融合度，指的是一个人的婚姻状态、是否参加义工活动，以及与孩子、父母和邻居之间的交流频率。研究结果发现，社会融合度低的老年人，在六年之内的记忆下降度比融合度高的人整整高了两倍之多。可见，好的社会关系是能够保护大脑，延缓认知退化的。

然后我们再来看看缺乏关系会对大脑带来什么影响。

一个荷兰的研究曾随访了三年2173名年龄在65—86岁间的老人（Holwerda et al., 2014）。在研究初始时，所有人都未出现痴呆症状。这些人当中约半数独居，20%的人表示感到孤独。在排除了其他与认知功能减退有关的因素后，研究发现孤独感，可使患痴呆症的风险增加64%。当然这并不能证明孤独可导致痴呆，但很明显孤独感是一个高危的风险因素。

之前提到的已故的约翰·卡乔波教授是我极其喜欢的一个学者。他长达20年的对于“孤独”的孜孜不倦的研究，让我们对于这个概念有了更深的认识。他曾将孤独比作冰山，深而不可即。孤独会导致我们体内的压力荷尔蒙皮质醇的上升，加剧炎症反应，进而对身体和大脑的各个系统和功能带来伤害。但是，孤独又并非简单地等同于独居或没有朋友。卡乔波教授认为，孤独感是一种更为主观的感受。如果没有深度的情感连接，哪怕亲友团人数再多，哪怕微信点赞数再多，也可能还是无法填补内心的空虚和孤独的感受。比如之前提到的荷兰的这项研究中，就有一些离异人群表示，身处不幸的婚姻中，比独身更让他们感到孤独和痛苦。

那么，我们要如何去击退孤独，用关系来优化和保护大脑呢？

人类本质上是社交动物，而大脑是一个社交器官，只有通过与他人建立有意义的联系才能最大限度地获得健康与幸福感。卡乔波教授和很多其他学者的研究告诉我们，社交关系的质量比起数量来，要远远更富有意义。所以，去对你的朋友、你的爱人敞开心扉，去和哪怕一个人建立深厚的情感关联，都会帮到你自己。

另外，卡乔波教授建议我们可以做更多“随机的善意举动”（random acts of kindness），比如对遇到的陌生人微笑，在公共交通上让座，扶有需要的人过马路，赞美一个服务生的服务，等等。除了这些小小的善举之外，最好也能尝试参与帮助他人的社会活动，比如去做义工、慈善活动等。这些行为可产生卡乔波教授所说的“帮助者高潮”（helper’s high），在缔结社交联系的同时，还能抵御孤独感的侵袭。他说道：“你需要做的，是从你自己的痛苦中走出来，去‘哺育’他人。真正的改变要从行动开始。只有在尝试之后才能知道是否可以和别人建立起真正的连接。”

爱和支持有疗愈的作用！研究显示（Heinrichs, Baumgartner, Kirschbaum & Ehlert, 2003），不管是正处于压力之下或者刚刚经受过挫折，来自他人的情感支持能让我们的心情平和度提高30%；虽然压力会导致压力荷尔蒙皮质醇上升，从而诱发炎症，但他人的情感支持能使炎症降低60%。

在这一章里，我们了解了一个重要的脑力优化的秘籍：关系。不管是爱情还是亲情，抑或是友情，不管是小爱还是大爱，都能去提升、改变和保护我们的大脑。而缺乏有质量的情感关联和社交关系，就会给我们的大脑带来很大的风险，提升罹患痴呆症的可能性。这告诉我们，要去牵手，去敞开心扉，去帮助别人，最重要的是，去爱！就像披头士的那首歌All You Need is Love，你所需要的就是爱，一点没错！

Rewiring in Action 重塑行动

赶紧去爱！就这样。

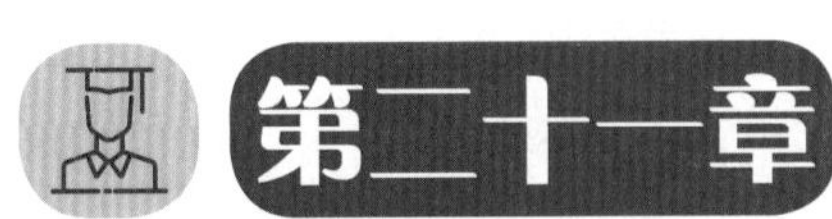

第二十一章 一招即刻打开你的潜力开关

你可能在想，即刻就能打开潜力开关的到底是什么招数呢？在揭晓答案之前，我想先给大家讲一位神奇女性的故事。她的名字叫戴安·范·戴伦（Diane Van Deren）。你或许从没听过她的名字，但她是世界上第一位成功完成300公里北极育空极地耐力跑的女性极限马拉松运动员，并在2009年的该项赛事中获得女子组冠军。

戴安1968年出生在美国。在她16个月大的时候，因为一次高烧在她的大脑中埋下了癫痫这颗不定时炸弹。到24岁的时候，戴安开始频繁发作癫痫，有时甚至多达每周3到5次。她原本是一个非常成功的专业网球运动员，但她发现跑步能从某种程度上减缓每次癫痫的发作，于是就开始练习跑步。但是因为她的癫痫实在太严重，令她自己和家庭成员都痛不欲生。所以于1997年接受了脑部手术，切除了包含一部分大脑右半球颞叶和一小部分海马体体积约猕猴桃大小的大脑。手术非常成功地控制了癫痫症状，戴安自此再也没有发作过。但是，手术也带来了意想不到的后遗症，她的记忆受到了很大的影响。比如她记不起在哪里度的蜜月，也总是忘记家人的生日。更糟糕的是，她永远记不住把车停在哪里了；坐飞机的时候一旦安检多和她说几句话，她就马上忘记自己是要上哪班飞机了。她的家里和车子仪表盘上贴满了即时贴；而每次去参加跑步比赛是要随身带着胶带帮助标记已经跑过的路段的。但是神奇的是，她作为一个马拉松运动员的生涯从此开了挂。她开始不断地登上各种极限和耐力跑赛事的冠军宝座。这可好奇坏了一堆神经科学家，他们开始各种研究和争论为什么一个少了一块大脑的人能突然如此开挂，这里面到底是什么奥秘呢？

有人认为是因为手术破坏了她大脑中的疼痛回路，所以能忍耐常人无法忍耐的极限运动中的疲劳和疼痛；而也有人提出反对意见，说没有任何证据显示癫痫手术会对疼痛耐受度产生影响；还有人认为戴安的癫痫属于非典型案例，她在手术前遭受的反反复复严重的癫痫发作有可能伤害了她双侧的大脑，由癫痫带来的脑部刺激导致大脑分泌天然的吗啡内啡肽，而双侧的损伤则使得这种自我麻醉的效果更为强烈。而唐纳德·嘉宝（Donald Gerber）医生，一位已经负责戴安术后康复六年的临床神经心理学家发现，除了她本身就是一位了不起的运动员之外，戴安超越常人的耐力最主要的原因是因为手术破坏了她的大脑对于时间的概念和记忆，也就是说，她根本记不起她是什么时候开始跑的，已经跑了多久，也无法判断还要跑多久。

乍一听，这简直匪夷所思，难道不知道什么时候开始跑，就能无限制跑下去吗？其实，戴安的家人和医生确实有这个担忧，因为对于戴安来讲，如果没有终点，她真的会一直跑下去。那么，我为什么要讲戴安的故事给你听呢？难道是为了暗示你，你想要人生开挂，只好去切掉一部分大脑吗？当然不是！戴安的故事揭示了我们人类大脑一个鲜为人知但无比劲爆的特征，而一旦我们知道了这个特征，就等于掌握了一招打开自己潜力开关的钥匙。

那么，这到底是个什么特征呢？我们发现，对于戴安来讲，脑部手术破坏的其实不仅仅是她的记忆，更破坏了她**大脑的自我保护机制**。跑过马拉松的人通常都知道一个叫“撞墙”的概念，这是来自英文中“hitting a wall”的翻译，指的是运动员在跑的过程中感觉自己体能消耗完，最难熬的那一段。其实，这种感觉不单单只是跑马拉松的人有过，我相信各种考验耐力的运动都会有那么一段让我们感觉有一种累到再也坚持不下去的感觉。我平时并不爱跑步，但是我记得上学时候每次跑800米时，我都痛不欲生，尤其是在中途遭遇“撞墙”时，每次都认定自己一定跑不到终点了。但是据统计，高达90%的马拉松运动员都会跑到终点。而我这种每次坚信自己800米跑不到终点的，竟然每次也都跑完并且及格了！那么问题来了，既然如此，为什么我们会在中途感觉“体能消耗完”，坚持不下去了呢？

19世纪晚期的意大利生理学家安杰罗·摩挲（Angelo Mosso）曾在他颇具影响力的《疲劳》（*Fatigue*）一书中写道：“疲劳一开始看上去是我们身体的一种不完美，但恰恰相反，它是一种最为惊人的完美。疲劳感比我们实际耗能要来得快是为了保护我们的机体免受因为不够敏感而可能带来的伤害。因此，肌肉的疲劳实际上说到底是一种神经系统的疲劳。”换句话说，**我们的大脑要比我们的身体先感觉到累，这个就是我们大脑的自我保护机制**。

戴安在各种极限跑耐力跑比赛时势不可当的其中一个重要原因是她的大脑不知道她什么时候开始跑的，也不知道她已经跑了多久，所以也就无法给到她疲劳的信号。那么问题来了，如果说这样能让我们不知疲劳，我们为什么要有这个看上去貌似没有必要，甚至添堵的机制呢？让我们把时空拉回到大约7万年前的非洲塞伦盖蒂大草原上，我们现代智人的祖先们如果动不动就把所有的体能用尽，那么如果突然蹦出一只大老虎，怎么还有多余的力气逃跑呢？所以，进化就给我们的祖先内置了这样一个自我保护机制，确保他们不随随便便耗尽自己的体能，就如同饥饿和疼痛这样的机制一样，为的是提升我们这个物种的存活率。

说到这里，不知道你是不是已经意识到了我们人类潜力的开关在哪里？很明显，在我们的大脑里。这个安全机制的初衷是要保护我们，但它同时也是一把“双刃剑”，因为它同样也是阻止我们发挥更大潜力的绊脚石。

英国肯特大学的运动生理学教授萨缪尔·马克拉（Samuele Marcora）提出了一个心理生物模型（psychobiological model）。他认为一个人的耐力与心理因素直接相关，而生理因素反而只是间接的影响。他说："我们每个人愿意在比赛或训练中承受多少的痛苦是有上限的。这个上限永远在我们的身体必须停下来之前就出现了。我们其实从未耗尽体内的能量。而是我们自己先决定放弃。"他做了很多这方面的实验，发现所谓的生理疲劳和衰竭，其实都是自我选择的放弃。

于是，他和英国国防部合作，将大脑训练结合到生理耐力训练中，看看有什么效果，结果出人意料地发现，通过大脑耐力训练的英国士兵比对照组士兵的生理耐受能力提升了约三倍之多（Marcora, Staiano & Merlini, 2015）！马克拉教授发现通过对士兵们的大脑进行有挑战性的认知任务训练，强化了大脑中前扣带皮层（anterior cingulate cortex）的脑区。这部分大脑能够帮助你克服想要放弃的冲动，所以它越强大，你就能坚持越久！因此，尽管在训练中未对士兵的生理耐力做任何干预，但因为这一部分的大脑通过脑力训练有了增强，所以当移除这些认知任务之后，士兵的体能，尤其是耐力，有了很大的提升。

美国海军海豹突击队（Navy Seals）是世界十大特种部队之一。在他们的日常训练中有一个出了名的"40%原则"，就是告诉这些突击队队员，你们不管感觉怎么累，远还没有到达极限，最多才用了40%的体能，所以别给我喊累！

虽然这40%并非一个确切的比率，同时也存在个体差异。但这个原则传递的是这样一个信息：在你累的时候，在你坚持不下去的时候，不要屈服于你的大脑给你的信息。

因为不仅仅是在运动中，任何需要耐力和意志力的活动，都牵涉到这个机制。我们有多少人会在工作、学习、生活中遇到困难时选择退缩和放弃？我们常常告诉自己：不行，我太累了，我做不到，我坚持不下去了。但其实我们几乎从来没有达到过极限，因为我们根本无从知道自己的极限。

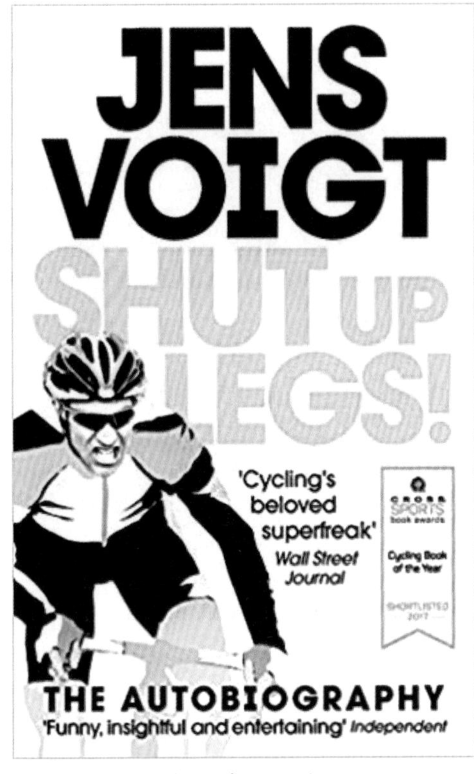

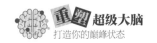

（图片来自网络）

只是你的无意识、你的情绪脑在告诉你累了、不行了。那该怎么做呢？

来看一个例子。已退役的知名德国职业自行车手延斯·福格特（Jens Voigt）曾在2014年打破国际自行车联盟一小时世界纪录，当时他已经43岁。他在赛后透露："我在最后20分钟用尽了全力。我知道我当时还是有力气的。"他有一个著名的口号叫："Shut up, legs!"（闭嘴，大腿）就是在累到坚持不下去的时候告诉自己的大腿别闹了，我不累我不疼，我能坚持下去。这句著名的"闭嘴，大腿"不但被印到了限量自行车、T恤等各种周边产品上，福格特还以同名出了一本自传。从他的例子里我们看到了自我心理暗示的强大力量。

虽然我目前举的例子都和运动员相关，但千万不要认为这个方法只适用于运动领域。另外，这一章的内容也绝非是要给你一个去逼死自己的理由：反正我能量还没用完，所以我就心安理得熬夜吧。这可就变成滥用知识和虐待自己啦！

说到这里，你一定已经知道了，**要打开你的潜力开关，其实就是有意识地去打破无意识的自我限制**。当你感觉坚持不下去的时候，记得告诉自己，这只是大脑的自我保护机制而已，而你完全可以突破自我！通过自我鼓励和暗示，用意识去覆盖无意识，用思考脑去统治情绪脑，你的大脑就会相信你！当然，想发挥更大的身体潜能，研究证明，大脑训练也少不了！

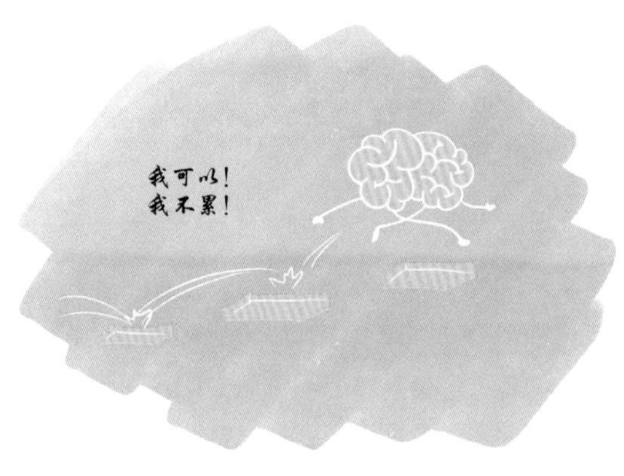

阿诺·施瓦辛格曾经说过："记住，如果你有所怀疑，如果你并不相信，那么你就会失败。你的局限是你自己设定的。"要说不给自己设限，那施瓦辛格绝对是活生生的例子。我希望我们每个人都能活成不设限，就算遇到限制时也能知道如何去打破，然后活出你的潜力，活出最精彩的属于你的人生！

Rewiring in Action 重塑行动

不给自己设限！"You create your own limits."

当你觉得撑不下去或者没有信心的时候，告诉自己，"这不是我的极限，只是我的大脑在保护我而已"。

第二十二章

调配大脑“魔法药水”

说实话，我简直不敢相信，这已经是本书的最后一个章节了！我准备废话少说，赶快抓紧时间在彩蛋篇的最后一章中，继续勤勤恳恳发彩蛋，而且发的何止一个，而是整整一座大金矿哦！

记得在2015年时，我在《神经领导力》（*NeuroLeadership*）期刊上看到了这样一篇文章，它的标题是《领导力的理想荷尔蒙水平：如何让自己成为更好的领导者》。原来当时就已经有研究发现，只要测试一下你血液中两种荷尔蒙水平的组合，就能成功预测你的领导力水平了。当时我就震惊了！

这篇文章对我的影响深远！这不仅给我的高管教练和领导力培训的职业生涯开启了一段新征程——因为我从此迷上了荷尔蒙，后续还加入了神经递质，并将这些知识运用到实践当中，尤其着重研究了领导力与神经化学元素之间的关系。除此之外，对我个人来讲，有点像哥伦布发现新大陆一样，我感觉自己发现了一个大金矿！这个大金矿就是我们每个人身体里的荷尔蒙和神经递质。

记得当时我家小朋友正在读哈利波特，我受故事中魔法药水的启发，开始研究和开发名为“领导力的魔法药水”的课程。社会神经内分泌学，一门在社会背景下研究荷尔蒙系统的学科，认为荷尔蒙水平对一个人的行为、习惯、思维方式、人格特征、领导风格等都有影响。当然，这并不意味着你就被你天生的荷尔蒙水平给框死了。实际上研究发现，不管是从短期还是长期来看，我们都能够干预和调整自己的荷尔蒙水平。而神经化学则研究神经化合物，比如各种神经递质，像你们都知道的多巴胺之类。虽说荷尔蒙和神经递质还是有很多质的区别的，但暂时不在此展开。而且本书也不讲领导力，我想在有限的篇幅里讲点好玩实用的，来帮助我们了解和应用你体内的这座大金矿。

我们人类的身体能分泌大约50种荷尔蒙，而神经递质则根据分类的不同，可以有几十到上百种不等，而且还不乏常有新品种被发现。这些身体里的化学物质，每个都扮演者不可或缺的角色。若你学会善用这个大金矿里的物质，我们就可以更容易帮助自己达成目标。

举个例子，我在平时一对一教练企业高管时，常常发现很多人虽然有很强的改变意愿，但目标通常既模糊又抽象。比如，想要提高影响力、心理抗压性，或者想成为一个更出色的领导者，诸如此类。这些愿景很美好，就是不知道怎么落地。我在做教练的过程中，通常会将这些空泛的目标具象化到肉眼看不见但客户深信真实存在的化学物质上。比如，如果客户的自信心不足，魄力不够，那么我会帮助他/她以自然方式提升睾丸素水平，因为睾丸素与自信心、魄力、领导意愿、竞争性、口才等多种特质相关。如果客户缺乏动力，有“拖延症”，那我会利用多巴胺，策略性激活其大脑中的奖赏回路，提升并保持他们的积极性和动力，从而促使他们完成任务和目标。

这里给大家隆重介绍大脑“魔法药水”中的一个重要原料，它其实既是一种荷尔蒙，也是神经递质。它自带魔法，因而有比如“拥抱荷尔蒙”“爱情荷尔蒙”“信任荷尔蒙”等美称也不足为奇。除此之外，你还记得我们在之前章节中多次提到的让你生病的“头号全民公敌”并让你发胖的“小肚腩荷尔蒙”皮质醇吗？你可还记得你的身体自带对这种压力荷尔蒙的天然解药？没错，就是**催产素**本尊了！作为我本人最钟爱的荷尔蒙，它的神奇之处恐怕一天都讲不完。

我们先从它的天然解压、促进健康的效果说起吧。**它能镇痛、消炎，并能修复身体里尤其是心血管系统因为压力受到的损伤**。你说神不神奇？魔不魔法？可惜的是，这个不管男女老少身体都能分泌的荷尔蒙，大部分人在绝大部分时间都没有主动激活而处于休眠状态。因为除非你正好在生孩子或者哺乳，否则这个激素就不会主动分泌。这对我们大部分人说起来真是有点亏！

所以，还不赶紧来学学怎么让催产素分泌，让自己更加健康呢？**很简单，拥抱！**美国神经科学家保罗·扎克（Paul Zak）因为研究催产素而被大家称为Dr Love（爱情博士/医生），因为催产素也称爱情荷尔蒙，是维持爱情长久不可或缺的激素。而对于健康，这位博士开出了一个人人都适用并且完全免费的处方，那就是每天八次拥抱，每次拥抱满20秒钟。这样，你的身体就能分泌足够的催产素来帮助你缓解一天的压力，保持身心的健康。

我曾经有这样一位客户，他是一家大型跨国公司的亚太区某部门的总监。在2017年中我开始教练他之前，他从一个东南亚国家调任至上海，已经在这儿工作了快一年。他在上海孤身一人，很少有时间回国探望家人。他寻求教练服务的主要原因是，他当时的工作压力非常大，严重影响到了他的绩效和领导力，几乎已经到了崩溃的边缘。

我采取了多种方案来帮他解压，包括探讨他工作和生活中使得皮质醇长期过高的压力源，并引导他进行了生活方式的改变，比如逐渐采用低升糖指数的饮食、保持充足的睡眠等，将皮质醇指数控制在了合理范围。最重要的是，他学会了如何按需激活催产素，来抵御皮质醇的负面影响。

通过一段时间的教练服务，他在一次跟进中跟我分享说，最近一次当工作上又出现了安全漏洞，他的团队深夜打电话汇报时，他的反应比以前平和了很多。然后他意识到，那次他接电话时，正是他的家人到上海探望他的时期，而当时他怀中正巧抱着自己一岁大的宝宝！

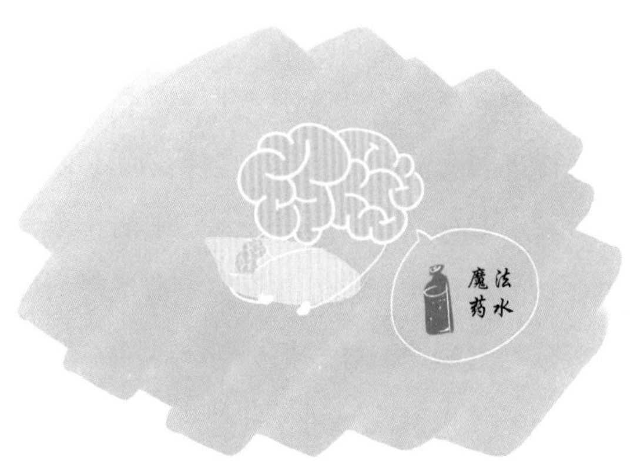

这正是拥抱发挥作用的典型例证。实际上任何社交接触，**除了拥抱之外，握手、肌肤碰触、亲吻等都是激发催产素的好办法**。当然咯，有些人跟我说他/她没人可抱。好吧，那么有条件的就抱抱人，没条件的就撸撸猫。研究发现，当我们撸猫、抱狗，甚至是和心爱的宠物四目相对时，都能让催产素水平上升。这从某一方面论证了为什么养宠物的人要比孤独的人更加健康。

当然啦，实在不行的话，**你也可以通过自我拥抱、按摩、大笑、泡澡等方法自己提升催产素**。另外，记得**在力所能及的情况下去帮助他人，做做义工和慈善吧**。这些看上去是你在付出的行为，竟然都能激发大量的催产素分泌。你看老天是不是很公平？愿意为他人付出的人被即时奖励了回报。这样的人更容易健康和快乐。从这个层面上讲，催产素其实是在提醒我们，你不是一个人，你也最好别一个人，因为人是社会动物。只有抱团和互帮互助，才能提升这个物种的存活率。

催产素不仅是非常有效的解压剂，它还有一个神奇的特性，在我们需要建立信任时就会体现出来——当我们觉得自己被信任，身体就会释放催产素；但当我们决定相信他人时，我们自身却不会释放这种神奇的荷尔蒙。这是因为从进化的角度来说，被人信任是好事，这会激活大脑奖赏机制，我们的祖先通过取得他人信任来缔结联盟，提升自己的生存概率。信任别人在进化意义上反而是高风险行为，因为这可能威胁到你自身生存。

当然，我们早已步入现代社会，不再是生活在森林蛮荒中的原始人了。信任别人已经远非关乎性命的威胁了，而是建立和强化人际关系的基础和关键。但是，想要取得对方的信任，我们必须先主动跨出第一步，冒一个险——无条件地信任他人。只有当对方感受到你的信任，他/她的身体才会释放催产素这个信任分子。只有当血液中有了这种化学物质后，他们才会反过来真正地信任你。这样我们才能建立起更为深厚的关系和感情。

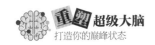

这一章分享了“魔法药水”中的一个元素：催产素。我经常从我线下工作坊的学员或者教练高管客户那里得到这样的反馈或汇报，“老师，我今天催产素爆棚，感觉很好”，或者“我打算去公园散步，降低我的皮质醇”。一旦大家认识到了自己身体和大脑中的“魔法药水”，认识到自己可以善加利用这些资源，并学会了运用这些资源的实用方法，那么我就可以确信，你已经真正被赋能，未来的挑战已经难不倒你。

Rewiring in Action 重塑行动 

激发催产素的方法有很多，找到属于你的！

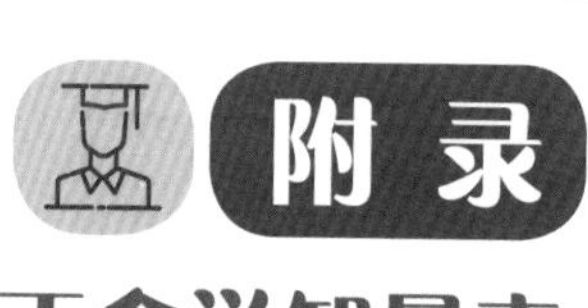

附录 正念觉知量表

备注：此量表的作者柯克·沃伦·布朗（Kirk Warren Brown）教授很无私地将这份量表放在自己的网站（http://www.kirkwarrenbrown.vcu.edu/resources）免费供大家下载，鼓励自用及学术研究，请勿擅自用于商业用途。版权归柯克·沃伦·布朗教授，中文版由作者编译。

说明：以下是一些关于日常经历的陈述，请使用1—6这六个数值来表明您最近有以下经历的频繁程度。请根据您的真实反应而不是理想反应来回答。以下各个问题间互不相关。

1	2	3
几乎总是	非常频繁	稍许频繁
4	5	6
稍许不频繁	非常不频繁	几乎从不

我会有一些情绪，但是过一段时间后才会意识到。

1　2　3　4　5　6

我会因为粗心、注意力不集中或者在想其他事情而打破或者洒出东西。

1　2　3　4　5　6

我很难集中注意力在当下所发生的事情上。

1　2　3　4　5　6

我会倾向于快速到达目的地而不注意一路上发生或经历了什么。

1　2　3　4　5　6

我会忽略一些生理上的紧张或者不适，直到它们真正引起我的注意。

1　2　3　4　5　6

在首次听到别人的名字后，我很快就会忘记。

1　2　3　4　5　6

我看上去就像是在“自动运行”，而没有太多意识到自己究竟在做什么。

1　2　3　4　5　6

我会快速完成活动，但不是真的专注于此。

1　2　3　4　5　6

我会太过专注于想要达到的目标，以至于忘却自己目前所处的位置。

1　2　3　4　5　6

我会自动地完成工作或任务，而没有意识到自己究竟在做什么。

1　2　3　4　5　6

我发现自己会一边听别人说话一边做其他事情。

1　2　3　4　5　6

我会使用“自动驾驶”到达目的地，然后才开始思考我为什么要去那里。

1　　2　　3　　4　　5　　6

我会沉浸于未来或者过去。

1　　2　　3　　4　　5　　6

我会无意识地做一些事情。

1　　2　　3　　4　　5　　6

我会无意识地吃零食。

1　　2　　3　　4　　5　　6

给这个量表打分时，请算出这15个问题的平均值，分数越高反映的正念意向越高。

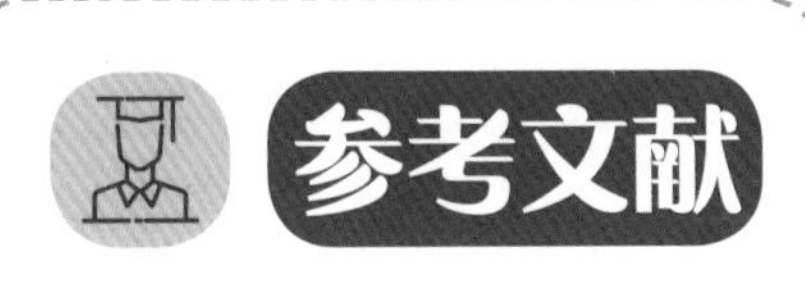

参考文献

Adan, A. (2012). Cognitive performance and dehydration. *Journal of the American College of Nutrition*, 31(2), 71–78. Retrieved from http://www.ncbi.nlm.nih.gov/pubmed/22855911.

Adlaf, E. W., Vaden, R. J., Niver, A. J., Manuel, A. F., Onyilo, V. C., Araujo, M. T., … Overstreet-Wadiche, L. (2017). Adult-born neurons modify excitatory synaptic transmission to existing neurons. *ELife, 6*. https://doi.org/10.7554/eLife.19886.

Adolphus, K., Lawton, C. L., & Dye, L. (2013). The effects of breakfast on behavior and academic performance in children and adolescents. *Frontiers in Human Neuroscience*, 7, 425. https://doi.org/10.3389/fnhum.2013.00425.

Akerlof, G. A. (1991). Procrastination and Obedience. *The American Economic Review*, 81(2), 1–19. Retrieved from http://socsci2.ucsd.edu/—aronatas/project/academic/akerlof on procrastination.pdf.

Akitsuki, Y., Nakawaga, S., Sugiura, M., & Kawashima, R. (2011). Nutritional Quality of Breakfast Affects Cognitive Function: An fMRI Study. *Neuroscience and Medicine*, 02(03), 192–197. https://doi.org/10.4236/nm.2011.23026.

Alban, D. (2019). Essential Nutrients for a Healthy Brain. Retrieved April 17, 2019, from https://bebrainfit.com/brain-nutrients/.

Andrade, J. (2010). What does doodling do? *Applied Cognitive Psychology*, 24(1), 100–106. https://doi.org/10.1002/acp.1561.

Andrási, E., Igaz, S., Molnár, Z., & Makó, S. (2000). Disturbances of magnesium concentrations in various brain areas in Alzheimer's disease. *Magnesium Research*, 13(3), 189–196. Retrieved from http://www.ncbi.nlm.nih.gov/pubmed/11008926.

Andrási, Erzsébet, Páli, N., Molnár, Z., & Kösel, S. (2005). Brain aluminum, magnesium and phosphorus contents of control and Alzheimer-diseased patients. *Journal of Alzheimer's Disease?: JAD,* 7(4), 273–284. Retrieved from http://www.ncbi.nlm.nih.gov/pubmed/16131728.

Angel, L. A., Polzella, D. J., & Elvers, G. C. (2010). BACKGROUND MUSIC AND COGNITIVE PERFORMANCE. *Perceptual and Motor Skills,* 110(3C), 1059–1064. https://doi.org/10.2466/pms.110.C.1059-1064.

Ariely, D., Kamenica, E., & Prelec, D. (2008). Man's search for meaning: The case of Legos. *Journal of Economic Behavior & Organization*, 67(3–4), 671–677. https://doi.org/10.1016/J.JEBO.2008.01.004.

Ayano, G. (2016). Common Neurotransmitters: Criteria for Neurotransmitters, Key Locations, Classifications and Functions. *American Journal of Psychiatry and Neuroscience*, 4(6), 91–95. https://doi.org/10.11648/j.apn.20160101.11.

Bao, Y., Han, J., Hu, F. B., Giovannucci, E. L., Stampfer, M. J., Willett, W. C., & Fuchs, C. S. (2013). Association of Nut Consumption with Total and Cause-Specific Mortality. *New England Journal of Medicine,* 369(21), 2001–2011. https://doi.org/10.1056/NEJMoa1307352.

Barnes, Z. (n.d.). Magnesium, the invisible deficiency that hurts health. Retrieved April 17, 2019, from 2015 website: https://www.cnn.com/2014/12/31/health/magnesium-deficiency-health/.

Berns, G. S., Blaine, K., Prietula, M. J., & Pye, B. E. (2013). Short- and long-term effects of a novel on connectivity in the brain. *Brain Connectivity*, 3(6), 590–600. https://doi.org/10.1089/brain.2013.0166.

Bianchi-Demicheli, F., Grafton, S. T., & Ortigue, S. (2006). The power of love on the human brain. *Social Neuroscience*, 1(2), 90–103. https://doi.org/10.1080/17470910600976547.

Bipolar Digest. (2017). 16 People Who Used the Power of Visualization to Achieve Success. Retrieved April 14, 2019, from http://www.bipolardigest.com/the-power-of-visualization-to-achieve-success/.

Björkhem, I., & Meaney, S. (2004). Brain Cholesterol: Long Secret Life Behind a Barrier. *Arteriosclerosis, Thrombosis, and Vascular Biology*, 24(5), 806–815. https://doi.org/10.1161/01.ATV.0000120374.59826.1b.

Blacker, K. J., Negoita, S., Ewen, J. B., & Courtney, S. M. (2017). N-back Versus Complex Span Working Memory Training. *Journal of Cognitive*

Enhancement, 1(4), 434–454. https://doi.org/10.1007/s41465-017-0044-1.

Bowen, S., & Marlatt, A. (2009). Surfing the urge: Brief mindfulness-based intervention for college student smokers. *Psychology of Addictive Behaviors*, 23(4), 666–671. https://doi.org/10.1037/a0017127.

Boyd, R. (2008). Do People Only Use 10 Percent of Their Brains? Retrieved April 13, 2019, from Scientific American website: https://www.scientificamerican.com/article/do-people-only-use-10-percent-of-their-brains/.

Boyle, P. A., Buchman, A. S., Barnes, L. L., & Bennett, D. A. (2010). Effect of a Purpose in Life on Risk of Incident Alzheimer Disease and Mild Cognitive Impairment in Community-Dwelling Older Persons. *Archives of General Psychiatry*, 67(3), 304. https://doi.org/10.1001/archgenpsychiatry.2009.208.

Brown, K. W., & Ryan, R. M. (2003). The benefits of being present: mindfulness and its role in psychological well-being. *Journal of Personality and Social Psychology*, 84(4), 822–848. Retrieved from http://www.ncbi.nlm.nih.gov/pubmed/12703651.

Brown, S. (2015). *The doodle revolution?: unlock the power to think differently*. Portfolio.

Bussey, L., Moss, L., & Moss, M. (2016). *Rosemary aroma can help older adults to remember to do things*. Retrieved from https://www.eurekalert.org/pub_releases/2016-04/bps-rac042716.php.

Cahn, B. R., & Polich, J. (2006). Meditation states and traits: EEG, ERP, and neuroimaging studies. *Psychological Bulletin*, 132(2), 180–211. https://doi.org/10.1037/0033-2909.132.2.180.

Chepesiuk, R. (2005). Decibel hell: the effects of living in a noisy world. *Environmental Health Perspectives*, 113(1), A34-41. https://doi.org/10.1289/ehp.113-a34.

Christianson, A. (2014). *The Adrenal Reset Diet: Strategically Cycle Carbs and Proteins to Lose Weight, Balance Hormones, and Move from Stressed to Thriving*. Retrieved from http://www.amazon.com/The-Adrenal-Reset-Diet-Strategically/dp/0804140537.

Cirelli, L. K., Wan, S. J., & Trainor, L. J. (2014). Fourteen-month-old infants use interpersonal synchrony as a cue to direct helpfulness. *Philosophical Transactions of the Royal Society B: Biological Sciences*, 369(1658), 20130400–20130400. https://doi.org/10.1098/rstb.2013.0400.

Cohen, D. A., Wang, W., Wyatt, J. K., Kronauer, R. E., Dijk, D.-J., Czeisler, C. A., & Klerman, E. B. (2010). Uncovering Residual Effects of Chronic Sleep Loss on Human Performance. *Science Translational Medicine*, 2(14), 14ra3-14ra3. https://doi.org/10.1126/scitranslmed.3000458.

Commenges, D., Scotet, V., Renaud, S., Jacqmin-Gadda, H., Barberger-Gateau, P., & Dartigues, J.-F. (2000). Intake of flavonoids and risk of dementia. *European Journal of Epidemiology*, 16(4), 357–363. https://doi.org/10.1023/A:1007614613771.

Correia, P. R., Scorza, F. A., Gomes da Silva, S., Pansani, A., Toscano-Silva, M., de Almeida, A. C., & Arida, R. M. (2011). Increased basal plasma brain-derived neurotrophic factor levels in sprint runners. *Neuroscience Bulletin*, 27(5), 325–329. https://doi.org/10.1007/s12264-011-1531-5.

Courchesne-Loyer, A., Fortier, M., Tremblay-Mercier, J., Chouinard-Watkins, R., Roy, M., Nugent, S., … Cunnane, S. C. (2013). Stimulation of mild, sustained ketonemia by medium-chain triacylglycerols in healthy humans: Estimated potential contribution to brain energy metabolism. *Nutrition*, 29(4), 635–640. https://doi.org/10.1016/j.nut.2012.09.009.

Cowan, N., Beschin, N., & Della Sala, S. (2004). Verbal recall in amnesiacs under conditions of diminished retroactive interference. *Brain*, 127(4), 825–834. https://doi.org/10.1093/brain/awh107.

Cranston, S., & Keller, S. (2013). Increasing the “meaning quotient” of work. Retrieved April 27, 2019, from McKinsey Quarterly website: https://www.mckinsey.com/business-functions/organization/our-insights/increasing-the-meaning-quotient-of-work.

Creswell, J. D., Way, B. M., Eisenberger, N. I., & Lieberman, M. D. (2007). Neural Correlates of Dispositional Mindfulness During Affect Labeling. *Psychosomatic Medicine,* 69(6), 560–565. https://doi.org/10.1097/PSY.0b013e3180f6171f.

Csikszentmihalyi, M., Abuhamdeh, S., & Nakamura, J. (2005). Flow. In A. J. Elliot & C. S. Dweck (Eds.), *Handbook of competence and motivation* (pp. 598–608). New York: Guilford Publications.

Curry, A. (2013). Archaeology: The milk revolution. *Nature*, 500(7460), 20–22. https://doi.org/10.1038/500020a.

Curtin, M. (2019). Neuroscience Says Listening to This Song Reduces Anxiety by Up to 65 Percent. Retrieved April 22, 2019, from https://www.inc.com/melaniecurtin/neuroscience-says-listening-to-this-one-song-reduces-anxiety-by-up-to-65-percent.html.

Dehghan, M., Mente, A., Zhang, X., Swaminathan, S., Li, W., Mohan, V., … Mapanga, R. (2017). Associations of fats and carbohydrate intake with cardiovascular disease and mortality in 18 countries from five continents (PURE): a prospective cohort study. *Lancet (London, England)*, 390(10107), 2050–2062. https://doi.org/10.1016/S0140-6736(17)32252-3.

DeLoach, A. G., Carter, J. P., & Braasch, J. (2015). Tuning the cognitive environment: Sound masking with “natural” sounds in open-plan offices. *The Journal of the Acoustical Society of America*, 137(4), 2291–2291. https://doi.org/10.1121/1.4920363.

Doidge, N. (2007). *The brain that changes itself: stories of personal triumph from the frontiers of brain science*. Viking.

Doidge, N. (2015). *The Brain's Way of Healing: Remarkable Discoveries and Recoveries from the Frontiers of Neuroplasticity*.

Duhigg, C. (2012). *The power of habit: why we do what we do in life and business*. Random House.

Dumas, D., & Dunbar, K. N. (2016). The Creative Stereotype Effect. *PLOS ONE*, 11(2), e0142567. https://doi.org/10.1371/journal.pone.0142567.

EDF. (n.d.). Eco-friendly & healthy best choices | Seafood Selector. Retrieved April 29, 2019, from http://seafood.edf.org/guide/best/healthy.

Emmons, R. A., & McCullough, M. E. (2003). Counting blessings versus burdens: an experimental investigation of gratitude and subjective well-being in daily life. *Journal of Personality and Social Psychology*, 84(2), 377–389. Retrieved from http://www.ncbi.nlm.nih.gov/pubmed/12585811.

Engvig, A., Fjell, A. M., Westlye, L. T., Moberget, T., Sundseth, Larsen, V. A., & Walhovd, K. B. (2010). Effects of memory training on cortical thickness in the elderly. *NeuroImage*, 52(4), 1667–1676. https://doi.org/10.1016/j.neuroimage.2010.05.041.

Erickson, K. I., Voss, M. W., Prakash, R. S., Basak, C., Szabo, A., Chaddock, L., … Kramer, A. F. (2011). Exercise training increases size of hippocampus and improves memory. *Proceedings of the National Academy of Sciences of the United States of America*, 108(7), 3017–3022. https://doi.org/10.1073/pnas.1015950108.

Ericson, J. (2013). 75% of Americans May Suffer From Chronic Dehydration,

According to Doctors. Retrieved April 18, 2019, from https://www.medicaldaily.com/75-americans-may-suffer-chronic-dehydration-according-doctors-247393.

Ertel, K. A., Glymour, M. M., & Berkman, L. F. (2008). Effects of Social Integration on Preserving Memory Function in a Nationally Representative US Elderly Population. *American Journal of Public Health*, 98(7), 1215–1220. https://doi.org/10.2105/AJPH.2007.113654.

EWG. (n.d.). EWG's 2019 Shopper's Guide to Pesticides in Produce | Clean Fifteen. Retrieved May 1, 2019, from https://www.ewg.org/foodnews/clean-fifteen.php.

Fernandez, M. L. (2006). Dietary cholesterol provided by eggs and plasma lipoproteins in healthy populations. *Current Opinion in Clinical Nutrition and Metabolic Care*, 9(1), 8–12. https://doi.org/10.1097/01.mco.0000171152.51034.bf.

Firoz, M., & Graber, M. (2001). Bioavailability of US commercial magnesium preparations. *Magnesium Research*, 14(4), 257–262. Retrieved from http://www.ncbi.nlm.nih.gov/pubmed/11794633.

Fong, C. J., Zaleski, D. J., & Leach, J. K. (2015). The challenge–skill balance and antecedents of flow: A meta-analytic investigation. *The Journal of Positive Psychology*, 10(5), 425–446. https://doi.org/10.1080/17439760.2014.967799.

Fox, J. G., & Embrey, E. D. (1972). Music — an aid to productivity. *Applied Ergonomics*, 3(4), 202–205. https://doi.org/10.1016/0003-6870(72)90101-9.

Fox, K. C. R., Nijeboer, S., Dixon, M. L., Floman, J. L., Ellamil, M., Rumak, S. P., … Christoff, K. (2014). Is meditation associated with altered brain structure? A systematic review and meta-analysis of morphometric neuroimaging in meditation practitioners. *Neuroscience & Biobehavioral Reviews*, 43, 48–73. https://doi.org/10.1016/j.neubiorev.2014.03.016.

Gaille, B. (2017). 19 Lazy Procrastination Statistics. Retrieved April 25, 2019, from https://brandongaille.com/17-lazy-procrastination-statistics/.

Ganio, M. S., Armstrong, L. E., Casa, D. J., McDermott, B. P., Lee, E. C., Yamamoto, L. M., … Lieberman, H. R. (2011). Mild dehydration impairs cognitive performance and mood of men. *British Journal of Nutrition*, 106(10), 1535–1543. https://doi.org/10.1017/S0007114511002005.

Gaser, C., & Schlaug, G. (2003). Brain structures differ between musicians and non-musicians. *The Journal of Neuroscience?: The Official Journal of the Society for Neuroscience*, 23(27), 9240–9245. https://doi.org/10.1523/

JNEUROSCI.23-27-09240.2003.

Gawain, S. (2002). *Creative visualization?: use the power of your imagination to create what you want in your life*. Nataraj Pub./New World Library.

Genç, E., Fraenz, C., Schlüter, C., Friedrich, P., Hossiep, R., Voelkle, M. C., … Jung, R. E. (2018). Diffusion markers of dendritic density and arborization in gray matter predict differences in intelligence. *Nature Communications*, 9(1), 1905. https://doi.org/10.1038/s41467-018-04268-8.

Ginde, A. A., Liu, M. C., & Camargo, C. A. (2009). Demographic Differences and Trends of Vitamin D Insufficiency in the US Population, 1988-2004. *Archives of Internal Medicine*, 169(6), 626. https://doi.org/10.1001/archinternmed.2008.604.

Goldstein, P., Weissman-Fogel, I., Dumas, G., & Shamay-Tsoory, S. G. (2018). Brain-to-brain coupling during handholding is associated with pain reduction. *Proceedings of the National Academy of Sciences*, 115(11), E2528–E2537. https://doi.org/10.1073/pnas.1703643115.

Goldstein, P., Weissman-Fogel, I., & Shamay-Tsoory, S. G. (2017). The role of touch in regulating inter-partner physiological coupling during empathy for pain. *Scientific Reports*, 7(1), 3252. https://doi.org/10.1038/s41598-017-03627-7.

Gomez-Pinilla, F., & Kostenkova, K. (2008). The influence of diet and physical activity on brain repair and neurosurgical outcome. *Surgical Neurology*, 70(4), 333–335; discussion 335-6. https://doi.org/10.1016/j.surneu.2008.05.023.

Goriounova, N. A., Heyer, D. B., Wilbers, R., Verhoog, M. B., Giugliano, M., Verbist, C., … Mansvelder, H. D. (2018). Large and fast human pyramidal neurons associate with intelligence. *ELife*, 7. https://doi.org/10.7554/eLife.41714.

Gothe, N., Pontifex, M. B., Hillman, C., & McAuley, E. (2013). The acute effects of yoga on executive function. *Journal of Physical Activity & Health*, 10(4), 488–495. Retrieved from http://www.ncbi.nlm.nih.gov/pubmed/22820158.

Greenberg, J. A., Bell, S. J., & Ausdal, W. van (2008). Omega-3 Fatty Acid supplementation during pregnancy. *Reviews in Obstetrics & Gynecology,* 1(4), 162–169. Retrieved from http://www.ncbi.nlm.nih.gov/pubmed/19173020.

Haake, A. (2016). How can music boost your performance? Retrieved April 22, 2019, from https://www.totaljobs.com/insidejob/how-can-music-boost-your-performance/.

Haapakangas, A., Helenius, R., Keskinen, E., & Hongisto, V. (2008). Perceived acoustic environment, work performance and well-being-survey results from Finnish offices. *Performance: 9th International Congress on Noise as a Public Health Problem (ICBEN) 2008 Foxwoods, CT*. Retrieved from http://www.icben.org/2008/PDFs/Haapakangas_et_al_Finnish_offices.pdf.

Hamilton, D. R. (2012). How to Think Yourself SLIM. Retrieved April 14, 2019, from http://drdavidhamilton.com/how-to-think-yourself-slim/.

Hardy, B. (2018). To Have What You Want, You Must Give-Up What's Holding You Back. Retrieved April 14, 2019, from https://medium.com/the-mission/to-have-what-you-want-you-must-give-up-whats-holding-you-back-65275f844a5a.

Healthline (2019). Fruit Juice Is Just as Unhealthy as a Sugary Drink. Retrieved April 21, 2019, from https://www.healthline.com/nutrition/fruit-juice-is-just-as-bad-as-soda.

Heinrichs, M., Baumgartner, T., Kirschbaum, C., & Ehlert, U. (2003). Social support and oxytocin interact to suppress cortisol and subjective responses to psychosocial stress. *Biological Psychiatry*, 54(12), 1389–1398. Retrieved from http://www.ncbi.nlm.nih.gov/pubmed/14675803.

Higdon, J, Drake, V J, Delage, B, R. R. (2015). Magnesium. Retrieved April 17, 2019, from Oregon State University website: http://lpi.oregonstate.edu/mic/vitamins/pantothenic-acid#reference30.

Hogan, C. L., Mata, J., & Carstensen, L. L. (2013). Exercise holds immediate benefits for affect and cognition in younger and older adults. *Psychology and Aging*, 28(2), 587–594. https://doi.org/10.1037/a0032634.

Holth, J. K., Fritschi, S. K., Wang, C., Pedersen, N. P., Cirrito, J. R., Mahan, T. E., … Holtzman, D. M. (2019). The sleep-wake cycle regulates brain interstitial fluid tau in mice and CSF tau in humans. *Science (New York, N.Y.)*, 363(6429), 880–884. https://doi.org/10.1126/science.aav2546.

Holwerda, T. J., Deeg, D. J. H., Beekman, A. T. F., van Tilburg, T. G., Stek, M. L., Jonker, C., & Schoevers, R. A. (2014). Feelings of loneliness, but not social isolation, predict dementia onset: results from the Amsterdam Study of the Elderly (AMSTEL). *Journal of Neurology, Neurosurgery, and Psychiatry*, 85(2), 135–142. https://doi.org/10.1136/jnnp-2012-302755.

Hölzel, B. K., Carmody, J., Vangel, M., Congleton, C., Yerramsetti, S. M., Gard, T., & Lazar, S. W. (2011). Mindfulness practice leads to increases in regional brain gray matter density. *Psychiatry Research: Neuroimaging*, 191(1), 36–43. https://doi.org/10.1016/j.pscychresns.2010.08.006.

Honey, G. D., Fu, C. H. Y., Kim, J., Brammer, M. J., Croudace, T. J., Suckling, J., … Bullmore, E. T. (2002). Effects of verbal working memory load on corticocortical connectivity modeled by path analysis of functional magnetic resonance imaging data. *NeuroImage*, 17(2), 573–582. Retrieved from http://www.ncbi.nlm.nih.gov/pubmed/12377135.

Hoomans, J. (2015). 35,000 Decisions: The Great Choices of Strategic Leaders. Retrieved April 13, 2019, from Leading Edge Journal website: https://go.roberts.edu/leadingedge/the-great-choices-of-strategic-leaders.

Huang, R.-H., & Shih, Y.-N. (2011). Effects of background music on concentration of workers. *Work (Reading, Mass.)*, 38(4), 383–387. https://doi.org/10.3233/WOR-2011-1141.

Hubbling, A., Reilly-Spong, M., Kreitzer, M. J., & Gross, C. R. (2014). How mindfulness changed my sleep: focus groups with chronic insomnia patients. *BMC Complementary and Alternative Medicine*, 14, 50. https://doi.org/10.1186/1472-6882-14-50.

Hughes, T. (2016). Women spend six months deciding what to wear | Daily Mail Online. Retrieved April 22, 2019, from https://www.dailymail.co.uk/news/article-3626566/Women-spend-six-months-deciding-wear-Study-finds-women-spend-17-minutes-day-trying-choose-outfit.html.

Humphries, P., Pretorius, E., & Naudé, H. (2008). Direct and indirect cellular effects of aspartame on the brain. *European Journal of Clinical Nutrition*, 62(4), 451–462. https://doi.org/10.1038/sj.ejcn.1602866.

Hurley, D. (2014). Smarter: *the new science of building brain power*. Plume.

IBM. (2010). IBM 2010 Global CEO Study: Creativity Selected as Most Crucial Factor for Future Success. Retrieved May 1, 2019, from https://www-03.ibm.com/press/us/en/pressrelease/31670.wss.

Jacob, C., Guéguen, N., & Boulbry, G. (2010). Effects of songs with prosocial lyrics on tipping behavior in a restaurant. *International Journal of Hospitality Management,* 29(4), 761–763. https://doi.org/10.1016/J.IJHM.2010.02.004.

Janssen, C. P., Gould, S. J. J., Li, S. Y. W., Brumby, D. P., & Cox, A. L. (2015). Integrating knowledge of multitasking and interruptions across different perspectives and research methods. *International Journal of Human-Computer Studies*, 79, 1–5. https://doi.org/10.1016/j.ijhcs.2015.03.002.

Jo, C. (2018). Can Eating Sugar Cause Dementia? A Plain-English Explanation

| Home Care Assistance. Retrieved April 21, 2019, from https://homecareassistance.com/blog/sugar-dementia-damage-brain-health.

Joseph, J. A., Shukitt-Hale, B., & Willis, L. M. (2009). Grape Juice, Berries, and Walnuts Affect Brain Aging and Behavior. *The Journal of Nutrition*, 139(9), 1813S-1817S. https://doi.org/10.3945/jn.109.108266.

Jung-Beeman, M., Collier, A., Kounios, J., & Beeman, M. (2008). How insight happens: Learning from the brain. *NeuroLeadershipJOURNAL*, 1, 26–33. Retrieved from https://www.scholars.northwestern.edu/en/publications/how-insight-happens-learning-from-the-brain.

Just, M. A., Keller, T. A., & Cynkar, J. (2008). A Decrease in Brain Activation Associated with Driving When Listening to Someone Speak. *Brain Research*, 1205, 70. https://doi.org/10.1016/J.BRAINRES.2007.12.075.

Kauffman, S. B. (2015). Hansgrohe study: The brightest ideas begin in the shower. Retrieved May 1, 2019, from https://www.pmmag.com/articles/96968-hansgrohe-study-the-brightest-ideas-begin-in-the-shower.

Kempton, M. J., Ettinger, U., Foster, R., Williams, S. C. R., Calvert, G. A., Hampshire, A., … Smith, M. S. (2011). Dehydration affects brain structure and function in healthy adolescents. *Human Brain Mapping*, 32(1), 71–79. https://doi.org/10.1002/hbm.20999.

King, J. C., Appel, L. J., Bronner, Y. L., Caballero, B., Camargo Jr., C. A., Clydesdale, F. M., … Weaver, Connie M. (2004). *Dietary Guidelines Advisory Committee Meeting Summary*. Retrieved from https://health.gov/dietaryguidelines/dga2005/minutes01_2829_2004.htm.

Kinsey, A. W., Eddy, W. R., Madzima, T. A., Panton, L. B., Arciero, P. J., Kim, J.-S., & Ormsbee, M. J. (2014). Influence of night-time protein and carbohydrate intake on appetite and cardiometabolic risk in sedentary overweight and obese women. *British Journal of Nutrition,* 112(03), 320–327. https://doi.org/10.1017/S0007114514001068.

Klimova, B., Valis, M., & Kuca, K. (2017). Bilingualism as a strategy to delay the onset of Alzheimer's disease. *Clinical Interventions in Aging*, 12, 1731–1737. https://doi.org/10.2147/CIA.S145397.

Koch, C. (2015). Does Brain Size Matter? *Scientific American Mind*, 27(1), 22–25. https://doi.org/10.1038/scientificamericanmind0116-22.

Kotler, S. (2014). *The rise of superman: decoding the science of ultimate human performance*. New Harvest.

Kraus, C., Ganger, S., Losak, J., Hahn, A., Savli, M., Kranz, G. S., … Lanzenberger, R. (2014). Gray matter and intrinsic network changes in the posterior cingulate cortex after selective serotonin reuptake inhibitor intake. *NeuroImage*, 84, 236–244. https://doi.org/10.1016/j.neuroimage.2013.08.036.

Laarakker, M. C., Raai, J. R. van, van Lith, H. A., & Ohl, F. (2010). The role of the alpha 2A-adrenoceptor in mouse stress-coping behaviour. *Psychoneuroendocrinology*, 35(4), 490–502. https://doi.org/10.1016/j.psyneuen.2009.08.014.

Leahy, R. L. (2005). *The worry cure?: seven steps to stop worry from stopping you*. Harmony Books.

Lebwohl, B., Cao, Y., Zong, G., Hu, F. B., Green, P. H. R., Neugut, A. I., … Chan, A. T. (2017). Long term gluten consumption in adults without celiac disease and risk of coronary heart disease: prospective cohort study. BMJ (*Clinical Research Ed.*), 357, j1892. https://doi.org/10.1136/bmj.j1892.

Lehmberg, L. J., & Fung, C. V. (2010). Benefits of Music Participation for Senior Citizens: A Review of the Literature. *In Music Education Research International* (Vol. 4). Retrieved from http://cmer.arts.usf.edu/content/articlefiles/3122-MERI04pp.19-30.pdf.

Lesiuk, T. (2005). The effect of music listening on work performance. *Psychology of Music*, 33(2), 173–191. https://doi.org/10.1177/0305735605050650.

Leuner, B., Glasper, E. R., & Gould, E. (2010). Sexual Experience Promotes Adult Neurogenesis in the Hippocampus Despite an Initial Elevation in Stress Hormones. *PLoS ONE*, 5(7), e11597. https://doi.org/10.1371/journal.pone.0011597.

Levin, M. (2011). *RESEARCH BRIEF: BREAKFAST FOR LEARNING*. Retrieved from www.frac.org.

Levy, R., Levitan, D., & Susswein, A. J. (2016). New learning while consolidating memory during sleep is actively blocked by a protein synthesis dependent process. *ELife*, 5. https://doi.org/10.7554/eLife.17769.

Limb, C. J., & Braun, A. R. (2008). Neural Substrates of Spontaneous Musical Performance: An fMRI Study of Jazz Improvisation. *PLoS ONE*, 3(2), e1679. https://doi.org/10.1371/journal.pone.0001679.

Lindseth, G. N., Coolahan, S. E., Petros, T. V, & Lindseth, P. D. (2014). Neurobehavioral effects of aspartame consumption. *Research in Nursing & Health*, 37(3), 185–193. https://doi.org/10.1002/nur.21595.

Liu, S., Chow, H. M., Xu, Y., Erkkinen, M. G., Swett, K. E., Eagle, M. W., … Braun, A. R. (2012). Neural Correlates of Lyrical Improvisation: An fMRI Study of Freestyle Rap. *Scientific Reports*, 2(1), 834. https://doi.org/10.1038/srep00834.

Loh, K. K., & Kanai, R. (2014). Higher Media Multi-Tasking Activity Is Associated with Smaller Gray-Matter Density in the Anterior Cingulate Cortex. *PLoS ONE*, 9(9), e106698. https://doi.org/10.1371/journal.pone.0106698.

Lohr, J. (2015). Can visualizing your body doing something, such as moving your arm, help you complete the action? What part of the brain is involved? *Scientific American Mind*, 26(3), 72–72. https://doi.org/10.1038/scientificamericanmind0515-72a.

Lowette, K., Roosen, L., Tack, J., & Vanden Berghe, P. (2015). Effects of high-fructose diets on central appetite signaling and cognitive function. *Frontiers in Nutrition*, 2, 5. https://doi.org/10.3389/fnut.2015.00005.

M. Bullard, L., S. Browning, E., P. Clark, V., A. Coffman, B., M. Garcia, C., E. Jung, R., … P. Weisend, M. (2011). Transcranial direct current stimulation's effect on novice versus experienced learning. *Experimental Brain Research*, 213(1), 9–14. Retrieved from http://www.mendeley.com/catalog/transcranial-direct-current-stimulations-effect-novice-versus-experienced-learning/.

Maclay, W. S., Guttmann, E., & Mayer-Gross, W. (1938). Spontaneous Drawings as an Approach to some Problems of Psychopathology: (Section of Psychiatry). *Proceedings of the Royal Society of Medicine*, 31(11), 1337–1350. Retrieved from http://www.pubmedcentral.nih.gov/articlerender.fcgi?artid=2076785&tool=pmcentrez&rendertype=abstract.

Magnusson, K. R., Hauck, L., Jeffrey, B. M., Elias, V., Humphrey, A., Nath, R., … Bermudez, L. E. (2015). Relationships between diet-related changes in the gut microbiome and cognitive flexibility. *Neuroscience*, 300, 128–140. https://doi.org/10.1016/J.NEUROSCIENCE.2015.05.016.

Maguire, E. A., Woollett, K., & Spiers, H. J. (2006). London taxi drivers and bus drivers: A structural MRI and neuropsychological analysis. *Hippocampus*, 16(12), 1091–1101. https://doi.org/10.1002/hipo.20233.

Mammarella, N., Fairfield, B., & Cornoldi, C. (2007). Does music enhance cognitive performance in healthy older adults? The Vivaldi effect. *Aging Clinical and Experimental Research*, 19(5), 394–399. Retrieved from http://www.ncbi.nlm.nih.gov/pubmed/18007118.

Marano, H. E. (n.d.). The Risks of Low-Fat Diets | Psychology Today. Retrieved April 17, 2019, from 2003 website: https://www.psychologytoday.com/us/articles/200304/the-risks-low-fat-diets.

Marcora, S. M., Staiano, W., & Merlini, M. (2015). A Randomized Controlled Trial of Brain Endurance Training (BET) to Reduce Fatigue During Endurance Exercise. *Medicine & Science in Sports & Exercise*, 47, 198. https://doi.org/10.1249/01.mss.0000476967.03579.44.

Mark, G., Gudith, D., & Klocke, U. (2008). The cost of interrupted work: more speed and stress. *Proceeding of the Twenty-Sixth Annual CHI Conference on Human Factors in Computing Systems-CHI'08*, 107. https://doi.org/10.1145/1357054.1357072.

McBride, J. (n.d.). B12 Deficiency May Be More Widespread Than Thought?: USDA ARS. Retrieved April 17, 2019, from 2000 website: https://www.ars.usda.gov/news-events/news/research-news/2000/b12-deficiency-may-be-more-widespread-than-thought/.

McMillan, R. L., Kaufman, S. B., & Singer, J. L. (2013). Ode to positive constructive daydreaming. *Frontiers in Psychology,* 4, 626. https://doi.org/10.3389/fpsyg.2013.00626.

McNab, F., Varrone, A., Farde, L., Jucaite, A., Bystritsky, P., Forssberg, H., & Klingberg, T. (2009). Changes in Cortical Dopamine D1 Receptor Binding Associated with Cognitive Training. Science, 323(5915), 800–802. https://doi.org/10.1126/science.1166102.

McPadden, K. (2015). Science: You Now Have a Shorter Attention Span Than a Goldfish. Retrieved April 22, 2019, from http://time.com/3858309/attention-spans-goldfish/.

Mednick, S. C., & Ehrman, M. (2006). Take a nap!: *change your life*. Workman Pub.

Merabet, L. B., Hamilton, R., Schlaug, G., Swisher, J. D., Kiriakopoulos, E. T., Pitskel, N. B., … Pascual-Leone, A. (2008). Rapid and Reversible Recruitment of Early Visual Cortex for Touch. *PLoS ONE*, 3(8), e3046. https://doi.org/10.1371/journal.pone.0003046.

Mielke, M. M., Zandi, P. P., Shao, H., Waern, S., Guo, X., … Gustafson, D. R. (2010). The 32-year relationship between cholesterol and dementia from midlife to late life. *Neurology*, 75(21), 1888–1895. https://doi.org/10.1212/

WNL.0b013e3181feb2bf.

Mielke, M. M., Zandi, P. P., Sjogren, M., Gustafson, D., Ostling, S., Steen, B., & Skoog, I. (2005). High total cholesterol levels in late life associated with a reduced risk of dementia. *Neurology*, 64(10), 1689–1695. https://doi.org/10.1212/01.WNL.0000161870.78572.A5.

Miller, G. A. (1955). The Magical Number Seven, Plus or Minus Two Some Limits on Our Capacity for Processing Information. *Psychological Review*, 101(2), 343–352. Retrieved from http://spider.apa.org/ftdocs/rev/1994/april/rev1012343.html.

Molendijk, M. L., Haffmans, J. P. M., Bus, B. A. A., Spinhoven, P., Penninx, B. W. J. H., Prickaerts, J., … Elzinga, B. M. (2012). Serum BDNF Concentrations Show Strong Seasonal Variation and Correlations with the Amount of Ambient Sunlight. *PLoS ONE*, 7(11), e48046. https://doi.org/10.1371/journal.pone.0048046.

Molloy, K., Griffiths, T. D., Chait, M., & Lavie, N. (2015). Inattentional Deafness: Visual Load Leads to Time-Specific Suppression of Auditory Evoked Responses. *Journal of Neuroscience*, 35(49), 16046–16054. https://doi.org/10.1523/JNEUROSCI.2931-15.2015.

Morewedge, C. K., Huh, Y. E., & Vosgerau, J. (2010). Thought for food: imagined consumption reduces actual consumption. *Science (New York, N.Y.)*, 330(6010), 1530–1533. https://doi.org/10.1126/science.1195701.

Morgan, K., Johnson, A. J., & Miles, C. (2014). Chewing gum moderates the vigilance decrement. *British Journal of Psychology*, 105(2), 214–225. https://doi.org/10.1111/bjop.12025.

Moss, M., Jones, R., Moss, L., Cutter, R., & Wesnes, K. (2016). Acute consumption of Peppermint and Chamomile teas produce contrasting effects on cognition and mood in healthy young adults. Plant Science Today, 3(3), 327–336. https://doi.org/10.14719/pst.2016.3.3.246.

Münte, T. F., Altenmüller, E., & Jäncke, L. (2002). The musician's brain as a model of neuroplasticity. *Nature Reviews Neuroscience*, 3(6), 473–478. https://doi.org/10.1038/nrn843.

Norris, C. J., Creem, D., Hendler, R., & Kober, H. (2018). Brief Mindfulness Meditation Improves Attention in Novices: Evidence From ERPs and Moderation by Neuroticism. *Frontiers in Human Neuroscience*, 12, 315. https://doi.org/10.3389/fnhum.2018.00315.

Norsworthy, C. (2019). In the zone: Why the world's most successful entrepreneurs are embracing "flow." Retrieved April 27, 2019, from https://www.smartcompany.com.au/people-human-resources/productivity/successful-entrepreneurs-flow/.

Nutritiondata. (n.d.). Avocados, raw, all commercial varieties Nutrition Facts & Calories. Retrieved May 1, 2019, from https://nutritiondata.self.com/facts/fruits-and-fruit-juices/1843/2.

O'Brien, J., Okereke, O., Devore, E., Rosner, B., Breteler, M., & Grodstein, F. (2014). Long-term intake of nuts in relation to cognitive function in older women. *The Journal of Nutrition, Health & Aging*, 18(5), 496–502. https://doi.org/10.1007/s12603-014-0014-6.

Ophir, E., Nass, C., & Wagner, A. D. (2009). Cognitive control in media multitaskers. *Proceedings of the National Academy of Sciences of the United States of America*, 106(37), 15583–15587. https://doi.org/10.1073/pnas.0903620106.

Oppezzo, M., & Schwartz, D. L. (2014). Give Your Ideas Some Legs: The Positive Effect of Walking on Creative Thinking. *Journal of Experimental Psychology: Learning, Memory, and Cognition,* 40(4), 1142–1152. https://doi.org/10.1037/a0036577.

Pascual-Leone, A., Nguyet, D., Cohen, L. G., Brasil-Neto, J. P., Cammarota, A., & Hallett, M. (1995). Modulation of muscle responses evoked by transcranial magnetic stimulation during the acquisition of new fine motor skills. *Journal of Neurophysiology,* 74(3), 1037–1045. https://doi.org/10.1152/jn.1995.74.3.1037.

Pawson, C., Gardner, M., Edmonds, C., Doherty, S., Martin, L., & Soares, R. (2013). Drink availability is associated with enhanced examination performance in adults. *Psychology Teaching Review*, 19(1). Retrieved from http://eprints.uwe.ac.uk/24271/.

Pellerin, Ch. (2017). DARPA Funds Brain-Stimulation Research to Speed Learning. Retrieved April 27, 2019, from https://dod.defense.gov/News/Article/Article/1164793/darpa-funds-brain-stimulation-research-to-speed-up-learning/.

Pereira, A. C., Huddleston, D. E., Brickman, A. M., Sosunov, A. A., Hen, R., McKhann, G. M., … Small, S. A. (2007). An in vivo correlate of exercise-induced neurogenesis in the adult dentate gyrus. *Proceedings of the National Academy of Sciences*, 104(13), 5638–5643. https://doi.org/10.1073/pnas.0611721104.

Perry, J. (2012). *The art of procrastination?: a guide to effective dawdling, lollygagging, and postponing*. Workman Publishing Company.

Power, R. A., Steinberg, S., Bjornsdottir, G., Rietveld, C. A., Abdellaoui, A., Nivard, M. M., … Stefansson, K. (2015). Polygenic risk scores for schizophrenia and bipolar disorder predict creativity. *Nature Neuroscience*, 18(7), 953–955. https://doi.org/10.1038/nn.4040.

Pribis, P., Bailey, R. N., Russell, A. A., Kilsby, M. A., Hernandez, M., Craig, W. J., … Sabatè, J. (2012). Effects of walnut consumption on cognitive performance in young adults. *British Journal of Nutrition*, 107(09), 1393–1401. https://doi.org/10.1017/S0007114511004302.

Pychyl, T. A. (2010). *The procrastinator's digest?: a concise guide to solving the procrastination puzzle*. Howling Pines Publishers.

Quito, A. (2018). The science behind Sans Forgetica: A hard-to-read font promises to help boost your memory. Retrieved May 1, 2019, from https://qz.com/1417818/hard-to-read-fonts-can-help-boost-your-memory/.

Raichle, M. E., MacLeod, A. M., Snyder, A. Z., Powers, W. J., Gusnard, D. A., & Shulman, G. L. (2001). A default mode of brain function. *Proceedings of the National Academy of Sciences of the United States of America*, 98(2), 676–682. https://doi.org/10.1073/pnas.98.2.676.

Ratey, J. J., & Hagerman, E. (2008). *Spark: the revolutionary new science of exercise and the brain*. Little, Brown.

Rauscher, F. H., Shaw, G. L., & Ky, K. N. (1993). Music and spatial task performance. *Nature*, 365(6447), 611. https://doi.org/10.1038/365611a0.

Reiser, M., Büsch, D., & Munzert, J. (2011). Strength gains by motor imagery with different ratios of physical to mental practice. *Frontiers in Psychology*, 2, 194. https://doi.org/10.3389/fpsyg.2011.00194.

Richards, R. (2006). Frank Barron and the Study of Creativity: A Voice That Lives on. *Journal of Humanistic Psychology*, 46(3), 352–370. https://doi.org/10.1177/0022167806287579.

Roberts, R. O., Roberts, L. A., Geda, Y. E., Cha, R. H., Pankratz, V. S., O'Connor, H. M., … Petersen, R. C. (2012). Relative Intake of Macronutrients Impacts Risk of Mild Cognitive Impairment or Dementia. *Journal of Alzheimer's Disease*, 32(2), 329–339. https://doi.org/10.3233/JAD-2012-120862.

Rogers, P. J., Kainth, A., & Smit, H. J. (2001). A drink of water can improve or impair mental performance depending on small differences in thirst. Appetite, 36(1),

57–58. https://doi.org/10.1006/appe.2000.0374.

Ross, A. (1994). CLASSICAL VIEW; Listening To Prozac . . . Er, Mozart - The New York Times. Retrieved April 13, 2019, from The New York Times website: papers3://publication/uuid/687CE1AA-9D9F-4381-8C1F-C4C90256B2DE.

Ruthsatz, J., & Urbach, J. B. (2012). Child prodigy: A novel cognitive profile places elevated general intelligence, exceptional working memory and attention to detail at the root of prodigiousness. *Intelligence*, 40(5), 419–426. https://doi.org/10.1016/j.intell.2012.06.002.

Samani, A., & Heath, M. (2018). Executive-related oculomotor control is improved following a 10-min single-bout of aerobic exercise: Evidence from the antisaccade task. *Neuropsychologia*, 108, 73–81. https://doi.org/10.1016/j.neuropsychologia.2017.11.029.

Samel, A., Vejvoda, M., & Maass, H. (2004). Sleep deficit and stress hormones in helicopter pilots on 7-day duty for emergency medical services. *Aviation, Space, and Environmental Medicine*, 75(11), 935–940. Retrieved from http://www.ncbi.nlm.nih.gov/pubmed/15558991.

Sánchez-Villegas, A., Verberne, L., De Irala, J., Ruíz-Canela, M., Toledo, E., Serra-Majem, L., & Martínez-González, M. A. (2011). Dietary fat intake and the risk of depression: the SUN Project. PloS One, 6(1), e16268. https://doi.org/10.1371/journal.pone.0016268.

Schaefer, E. J., Bongard, V., Beiser, A. S., Lamon-Fava, S., Robins, S. J., Au, R., … Wolf, P. A. (2006). Plasma Phosphatidylcholine Docosahexaenoic Acid Content and Risk of Dementia and Alzheimer Disease. *Archives of Neurology*, 63(11), 1545. https://doi.org/10.1001/archneur.63.11.1545.

Schawbel, D. (2017). Steven Kotler And Jamie Wheal: What You Can Learn From Top Performers. Retrieved April 27, 2019, from https://www.forbes.com/sites/danschawbel/2017/03/23/steven-kotler-and-jamie-wheal-what-you-can-learn-from-top-performers/#5a89bae31d00.

Schellengerg, E. G., Nakata, T., Hunter, P. G., & Tamoto, S. (2007). Exposure to music and cognitive performance: tests of children and adults. *Psychology of Music*, 35(1), 5–19. Retrieved from http://pom.sagepub.com.

Scholz, J., Klein, M. C., Behrens, T. E. J., & Johansen-Berg, H. (2009). Training induces changes in white-matter architecture. *Nature Neuroscience*, 12(11), 1370–1371. https://doi.org/10.1038/nn.2412.

Seeman, T. E., Lusignolo, T. M., Albert, M., & Berkman, L. (2001). Social relationships, social support, and patterns of cognitive aging in healthy, high-functioning older adults: MacArthur studies of successful aging. *Health Psychology: Official Journal of the Division of Health Psychology, American Psychological Association*, 20(4), 243–255. Retrieved from http://www.ncbi.nlm.nih.gov/pubmed/11515736.

Seligman, M. E. P., Steen, T. A., Park, N., & Peterson, C. (2005). Positive Psychology Progress: Empirical Validation of Interventions. *American Psychologist*, 60(5), 410–421. https://doi.org/10.1037/0003-066X.60.5.410.

Sexton, C. E., Storsve, A. B., Walhovd, K. B., Johansen-Berg, H., & Fjell, A. M. (2014). Poor sleep quality is associated with increased cortical atrophy in community-dwelling adults. Neurology, 83(11), 967–973. https://doi.org/10.1212/WNL.0000000000000774.

Shipon, W. W. (2007). *Gratitude: Effects on Perspectives and Blood Pressure of Inner-city African Hypertensive Patients*. Temple University.

Shiv, B. (2012). Baba Shiv: What Is the Path To Increased Innovation? Retrieved May 1, 2019, from https://www.gsb.stanford.edu/insights/baba-shiv-what-path-increased-innovation.

Simon, H. A., & Chase, W. G. (1973). Skill in Chess. *American Scientist*, 61(4), 394–403. Retrieved from https://pdfs.semanticscholar.org/b314/2a0fc0df597c8395525d15e0108ed7080619.pdf.

Small, G. W., Moody, T. D., Siddarth, P., & Bookheimer, S. Y. (2009). Your Brain on Google: Patterns of Cerebral Activation during Internet Searching. *The American Journal of Geriatric Psychiatry*, 17(2), 116–126. https://doi.org/10.1097/JGP.0b013e3181953a02.

Sohu. (n.d.). 喝水不足，你更容易患上5种病！最后一个很危险. Retrieved April 18, 2019, from 2007 website: https://m.sohu.com/n/499654731/.

Song, H., Zou, Z., Kou, J., Liu, Y., Yang, L., Zilverstand, A., … Zhang, X. (2015). Love-related changes in the brain: a resting-state functional magnetic resonance imaging study. *Frontiers in Human Neuroscience*, 9, 71. https://doi.org/10.3389/fnhum.2015.00071.

Sorrells, S. F., Paredes, M. F., Cebrian-Silla, A., Sandoval, K., Qi, D., Kelley, K. W., … Alvarez-Buylla, A. (2018). Human hippocampal neurogenesis drops sharply in children to undetectable levels in adults. *Nature*, 555(7696), 377–381. https://doi.

org/10.1038/nature25975.

Spalding, K. L., Bergmann, O., Alkass, K., Bernard, S., Salehpour, M., Huttner, H. B., … Frisén, J. (2013). Dynamics of hippocampal neurogenesis in adult humans. *Cell*, 153(6), 1219–1227. https://doi.org/10.1016/j.cell.2013.05.002.

Sprouse-Blum, A. S., Smith, G., Sugai, D., & Parsa, F. D. (2010). Understanding endorphins and their importance in pain management. *Hawaii Medical Journal,* 69(3), 70–71. Retrieved from http://www.ncbi.nlm.nih.gov/pubmed/20397507.

Steelcase (2015). The Privacy Crisis - Multi Tasking & Employee Privacy - Steelcase. Retrieved April 25, 2019, from https://www.steelcase.com/research/articles/privacy-crisis/.

Stephan, B. C. M., Wells, J. C. K., Brayne, C., Albanese, E., & Siervo, M. (2010). Increased Fructose Intake as a Risk Factor For Dementia. *The Journals of Gerontology Series A: Biological Sciences and Medical Sciences, 65A*(8), 809–814. https://doi.org/10.1093/gerona/glq079.

Suzuki, W., & Fitzpatrick, B. (2015). *Healthy brain, happy life?: a personal program to activate your brain and do everything better.*

Swart, T. (2016). Like it or not, your brain needs 7-9 hours of sleep | MIT Sloan Executive Education. Retrieved April 14, 2019, from https://executive.mit.edu/blog/sleeping-your-way-to-the-top#.XLNNYJgzZdg.

Swart, T., Chisholm, K., & Brown, P. (2015). *Neuroscience for Leadership: Harnessing the Brain Gain Advantage.*

Tang, Y.-Y., Lu, Q., Fan, M., Yang, Y., & Posner, M. I. (2012). Mechanisms of white matter changes induced by meditation. *Proceedings of the National Academy of Sciences*, 109(26), 10570–10574. https://doi.org/10.1073/pnas.1207817109.

Tang, Y.-Y., Ma, Y., Wang, J., Fan, Y., Feng, S., Lu, Q., … Posner, M. I. (2007). Short-term meditation training improves attention and self-regulation. *Proceedings of the National Academy of Sciences*, 104(43), 17152–17156. https://doi.org/10.1073/pnas.0707678104.

The Michael J. Fox Foundation. (2013). New survey finds Americans care about brain health, but misperceptions abound | Parkinson's Disease. Retrieved April 13, 2019, from https://www.michaeljfox.org/foundation/publication-detail.html?id=484&category=7.

The Telegragh. (2009). Women spend nearly one year deciding what to wear - Telegraph. Retrieved April 22, 2019, from https://www.telegraph.co.uk/news/

uknews/5783991/Women-spend-nearly-one-year-deciding-what-to-wear.html.

Van Dongen, H. P. A., Maislin, G., Mullington, J. M., & Dinges, D. F. (2003). The cumulative cost of additional wakefulness: dose-response effects on neurobehavioral functions and sleep physiology from chronic sleep restriction and total sleep deprivation. *Sleep*, 26(2), 117–126. Retrieved from http://www.ncbi.nlm.nih.gov/pubmed/12683469.

Verghese, J., Lipton, R. B., Katz, M. J., Hall, C. B., Derby, C. A., Kuslansky, G., … Buschke, H. (2003). Leisure Activities and the Risk of Dementia in the Elderly. *New England Journal of Medicine, 348*(25), 2508–2516. https://doi.org/10.1056/NEJMoa022252.

Vijayalakshmi, K., Sridhar, S., & Khanwani, P. (2010). Estimation of effects of alpha music on EEG components by time and frequency domain analysis. *International Conference on Computer and Communication Engineering (ICCCE'10)*, 1–5. https://doi.org/10.1109/ICCCE.2010.5556761.

Vural, H., Demirin, H., Kara, Y., Eren, I., & Delibas, N. (2010). Alterations of plasma magnesium, copper, zinc, iron and selenium concentrations and some related erythrocyte antioxidant enzyme activities in patients with Alzheimer's disease. *Journal of Trace Elements in Medicine and Biology*, 24(3), 169–173. https://doi.org/10.1016/j.jtemb.2010.02.002.

Walker, M. P. (2017). *Why we sleep?: unlocking the power of sleep and dreams*. Retrieved from https://www.simonandschuster.com/books/Why-We-Sleep/Matthew-Walker/9781501144325.

Watson, J. M., & Strayer, D. L. (2010). Supertaskers: Profiles in extraordinary multitasking ability. *Psychonomic Bulletin & Review*, 17(4), 479–485. https://doi.org/10.3758/PBR.17.4.479.

Weinberg, L., Hasni, A., Shinohara, M., & Duarte, A. (2014). A single bout of resistance exercise can enhance episodic memory performance. *Acta Psychologica*, 153, 13–19. https://doi.org/10.1016/j.actpsy.2014.06.011.

Wilkinson, L., Scholey, A., & Wesnes, K. (2002). Chewing gum selectively improves aspects of memory in healthy volunteers. *Appetite*, 38(3), 235–236. https://doi.org/10.1006/appe.2002.0473.

Williams, J. M. G., Teasdale, J. D., & Segal, Z. V. (2007). *The mindful way through depression?: freeing yourself from chronic unhappiness*.

Wilson, J. L. (2014). Clinical perspective on stress, cortisol and adrenal fatigue. *Advances in Integrative Medicine*, 1(2), 93–96. https://doi.org/10.1016/j.aimed.2014.05.002.

Xie, L., Kang, H., Xu, Q., Chen, M. J., Liao, Y., Thiyagarajan, M., … Nedergaard, M. (2013). Sleep Drives Metabolite Clearance from the Adult Brain. *Science*, 342(6156), 373–377. https://doi.org/10.1126/science.1241224.

Yang, G., Lai, C. S. W., Cichon, J., Ma, L., Li, W., & Gan, W.-B. (2014). Sleep promotes branch-specific formation of dendritic spines after learning. *Science*, 344(6188), 1173–1178. https://doi.org/10.1126/science.1249098.

Yue, G., & Cole, K. J. (1992). Strength increases from the motor program: comparison of training with maximal voluntary and imagined muscle contractions. *Journal of Neurophysiology*, 67(5), 1114–1123. https://doi.org/10.1152/jn.1992.67.5.1114.

Zahr, N. M., Kaufman, K. L., & Harper, C. G. (2011). Clinical and pathological features of alcohol-related brain damage. *Nature Reviews Neurology*, 7(5), 284–294. https://doi.org/10.1038/nrneurol.2011.42.

Zeisel, S. H., & da Costa, K.-A. (2009). Choline: an essential nutrient for public health. *Nutrition Review*s, 67(11), 615–623. https://doi.org/10.1111/j.1753-4887.2009.00246.x.

Zhang, J., Zhu, Y., Zhan, G., Fenik, P., Panossian, L., Wang, M. M., … Veasey, S. (2014). Extended Wakefulness: Compromised Metabolics in and Degeneration of Locus Ceruleus Neurons. *Journal of Neuroscience*, 34(12), 4418–4431. https://doi.org/10.1523/JNEUROSCI.5025-12.2014.

Zhang, W., Wang, X., & Feng, T. (2016). Identifying the Neural Substrates of Procrastination: a Resting-State fMRI Study. *Scientific Reports*, 6(1), 33203. https://doi.org/10.1038/srep33203.

上海消保委. (2017). 2017年现制茶饮料(奶茶)比较试验结果汇总表. Retrieved from http://www.315.sh.cn/UploadImage/edit/files/2017年现制茶饮料(奶茶)比较试验结果汇总表(2).pdf.

新浪科技. (2018). 《三体》作者刘慈欣正式担任IDG资本“首席畅想官”. Retrieved May 1, 2019, from http://tech.sina.com.cn/it/2018-07-13/doc-ihfhfwmu4983611.shtml.

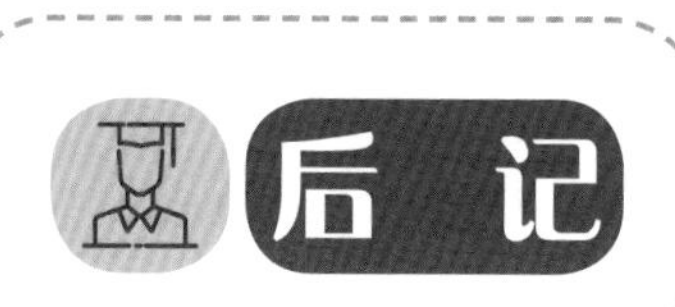

后记

这本书的内容合起来就像是一本大脑重塑的工具书，列举了不计其数的重塑大脑的方法。我希望你只要选择哪怕一到两个方法，坚持下去，一定会看到改变。当然，也一定要记得给自己和自己的大脑一点耐心，改变和重塑很难一蹴而就，就像身体的肌肉也不是一次就练成的，大脑也一样。所以，像小孩子学走路一样，一小步一小步来，但是每走好一步就给自己掌声和鼓励，这就是在给自己多巴胺。你已经知道，这是重塑大脑不可或缺的神经递质。

不管你是因为已经是我线上课程的粉丝而来读这本书，还是因为这本书才开始了解重塑大脑的概念，我都要衷心祝福你，你比别人早一步了解了大脑的奥秘，所以重塑也就比别人早，比别人快。这就是我认为的在如今VUCA世界中强大的竞争优势。

对于本书的出版，我要感谢太多的人。

感谢中国社会科学院的王灵桂老师，中国社会科学出版社及编辑喻苗老师对我的信任和对本书出版的大力支持。

感谢睿问She Power的Daisy，以及她的团队为这个课程的上线所做出的每一份努力。因为有你们的信任和支持，才有了这本书的雏形。

感谢我的挚友Ella Zhang在普及神经科学这条道路上的指引和陪伴！感恩你给了我很多极富价值的建议，最后能让这本书以我心目中的样子呈现出来。

感谢J Studio艺术工作室的徐晶婵老师为本书所作的插画！你和朱老师在我36岁“高龄”的时候启蒙了我这位油画初学者，新建了我绘画这条神经通路！这也将成为我下半辈子热爱的事情之一。

感谢我的家人，尤其是我的小舅舅和小舅妈一路上给我的支持、鼓励和帮助，使得这本书能得以顺利出版。

感谢我的女儿Mia！妈妈常常会因为工作而减少陪伴你的时间，但你总是像天使一样给我无条件的爱和包容。你说未来你的梦想是做一个神经科学家，妈妈很惊喜。但妈妈对你唯一的期待就是，不管你成为什么，快乐地活出你自己就可以。

我也要感谢一下神经科学，感谢你找到我，感谢你想方设法让我对你欲罢不能，最后只好为你献身！

最后，我想感谢我这门线上课程的每一个订阅者，以及每一个正在阅读本书的你。感谢你们的支持，给到我继续下去的动力。我相信这不会是我最后一个线上课程，也不会是我最后一本书。相反，这只是开始。

我衷心希望能够在未来更多线上、线下的课程或工作坊、训练营中见到你。感谢你！我们后会有期！

最重要的是，千万别忘了继续重塑你那超级神奇的大脑，不要给自己设限，不断登上你的人生巅峰！